El espejo del yoga

Richard Freeman

El espejo del yoga

El despertar de la inteligencia del cuerpo y de la mente

Richard Freeman

ELHILOÐARIADNA
Colección Ananta

editorial Kairós

Título original: *The Mirror of Yoga*
Según acuerdo con Shambahala Publications Inc..
4720 Walnut Street, Boulder, CO 80301, U.S.A.

Numancia 117-121, 08029 Barcelona, España
www.editorialkairos.com

Primera edición: Noviembre 2018
ISBN: 978-84-9988-654-1
Depósito legal: B 20.352-2018
Impresión y encuadernación: Índice. Barcelona

Diseño de colección: **Daniela Coduto, María Soledad Costantini**
Diseño de interior y de tapa: **Daniela Coduto**
Corrección: **Recursos Editoriales**
Coordinadora editorial: **Claudia Deleau**

Dedicado con amor al recuerdo
de Śrī K. Pattabhi Jois, Guruji
1915-2009

Índice

Introducción 11

1. Etapas de la práctica y las formas clásicas del yoga 17

2. El cuerpo y la mente como campos de experiencia 43

3. El proceso del haṭha yoga: la unión del sol y de la luna 67

4. Las raíces de la práctica 99

5. Buddhi y el contexto 129

6. La *Bhagavad Gītā* y la expansión del amor 153

7. Tantra y la tierra radiante 191

8. El *Yoga Sūtra* 213

9. Atravesando el fundamentalismo 259

Agradecimientos 301

Guía de pronunciación del sánscrito 303

Introducción

El yoga comienza desde la escucha. Cuando escuchamos, creamos más espacio para que el mundo sea como es. Permitimos que los demás sean quienes son, y damos permiso a nuestros cuerpos y nuestras mentes para que se puedan manifestar plenamente. El yoga comienza en el momento presente. Muchos textos clásicos, como el *Yoga Sūtra* de Patañjali, se inician con la palabra *atha*, la cual significa "ahora", y se refiere a este mismo concepto. En el contexto del *Yoga Sūtra*, el uso de la palabra *atha* significa que hemos llegado a un cierto punto en nuestras vidas en el que nos encontramos preparados (al fin) para despertarnos de nuestra existencia condicionada. Este despertar también afecta nuestro comportamiento, nuestro pensamiento y nuestra forma de interactuar con el mundo. Sugiere que finalmente estamos listos para enfrentar la realidad y descubrir la esencia que habita en las profundidades de nuestro cuerpo y el centro de nuestro ser. Es así que una práctica del yoga se puede nutrir desde esta experiencia de la raíz misma de la vida, anclada en el momento presente. La forma en la que Patañjali emplea la palabra *ahora* implica que seguramente hemos intentado cosas diversas en nuestra búsqueda del despertar y de la felicidad. Es probable que hayamos experimentado distintas vías del placer y que quizás hayamos explorado una variedad de enseñanzas y disciplinas filosóficas, hasta prácticas religiosas, para darle sentido a la vida. Pero aun así, falta algo. Cuando todos nuestros intentos de crear y descubrir el sentido no llegan a la altura de la tarea, nos encontramos en nuestra situación actual. Es *en este momento* que la práctica realmente se inicia. Aquí y ahora.

El yoga nos libera. Nos libera del miedo de no saber quiénes somos, de presentarle al mundo una cara que no representa verdaderamente quienes creemos ser, y de sostener creencias que en el fondo no podemos corroborar. Esta es la liberación que descubrimos en el yoga cuando volvemos al momento presente: a nuestra mente innata y a un estado de completa felicidad. Es poco probable que una búsqueda consciente de esta libertad nos atraiga hacia el yoga, sino que el yoga nos resulta atractivo porque nos imaginamos que nos hará felices; existen muchas ideas acerca de la naturaleza de la felicidad que nos invitan a la práctica. Podemos emprender nuestra práctica con el fin de mejorar el cuerpo y para volvernos más saludables, fuertes, flexibles, atractivos o vibrantes. Podemos ubicar el yoga en un plano más superficial, como una solución sencilla para nuestro aburrimiento o como una forma útil de conocer a gente nueva. Luego, un día en una clase de yoga podemos experimentar, de repente, cómo la mente se encuentra espontáneamente en un estado de calma y serenidad. En la búsqueda de ese reconocimiento natural del equilibrio, esta sensación nos atrae de nuevo hacia la práctica. Los detalles del porqué descubrimos el yoga pueden corresponder a una multiplicidad de situaciones o formas, y todas son honorables puntos de partida para la práctica, porque cada puerta que se abre sobre un camino nuevo se muestra como un sendero hacia la matriz profunda de la esencia del yoga. Cada entrada revela que, al fin y al cabo, hemos venido en busca de la experiencia mística: una sensación atemporal de completa felicidad y libertad.

Sea cual sea la razón que nos aproxime al yoga, es fundamental que empecemos desde el lugar en el que nos encontramos realmente, y esto requiere, por lo menos, un momento de absoluta honestidad.

Es necesario que dejemos caer todas nuestras fachadas; que dejemos de aparentar saber cosas que en realidad no sabemos; y que saquemos las capas de los velos de la negación y del engaño con los que hemos encubierto la condición verdadera de nuestras circunstancias, nuestra mente y nuestro corazón. No importa cuál sea tu motivación para empezar la práctica. Aunque el motivo parezca vergonzosamente neurótico o narcisista, si puedes ver la realidad de ese impulso, entonces has encontrado el lugar correcto para iniciar tu propia práctica. En el momento de fundirte en esta experiencia, el suelo que se encuentra debajo de tus pies representa la única herramienta para iniciar una práctica genuina del yoga. Cuando puedes ver y aceptar las cosas como son, no importa cuán distorsionadas sean tus ideas sobre lo que el yoga es o puede hacer para ti, todo comienza a volverse bastante interesante. Como has llegado al origen de todas las cosas –al manantial, al árbol del yoga que otorga deseos–, llevarás contigo más de lo que jamás te imaginaste.

En el transcurso de este libro, exploraremos las profundidades misteriosas del yoga que yacen debajo de la gran variedad de prácticas y creencias que generalmente conceptualizamos como una unidad. Investigaremos varias filosofías tradicionales que se utilizan en el yoga como herramientas, y miraremos de cerca los múltiples ejercicios mentales que integran la práctica del yoga. Con este libro esperamos invitar a la inteligencia, la imaginación y al corazón a abrirse hacia la experiencia directa; libres de la filosofía y la técnica, podemos simplemente ser, enteros y felices.

El espejo del yoga

I

Etapas de la práctica y las formas clásicas del yoga

Hay muchos estilos diferentes de práctica del yoga que se presentan en metodologías diversas y linajes distintos. Aunque no hay una filosofía o metodología única del yoga, *existe* una red subyacente de similitud que conecta sus múltiples abordajes. En este libro, exploraremos precisamente ese entretejido profundo de interconexión, la matriz dentro del patrón que llamamos el yoga. Al examinar e iluminar las diferentes expresiones de las prácticas, filosofías y metodologías, y al descubrir el patrón que las une desde sus raíces, se revela la esencia del yoga. Mediante este proceso podemos ser quienes somos auténticamente.

Reconocido por sus espectaculares posturas físicas, el *haṭha* yoga es, en realidad, un sistema creado para trabajar con el cuerpo y la respiración para así investigar de forma meditativa los sutiles sentimientos, respuestas y reflejos que existen en relación al condicionamiento de la mente. Se cree que la clave para profundizar en la esencia verdadera de la mente depende de nuestra capacidad para discernir acerca de la naturaleza sutil de las percepciones físicas y su vínculo con los patrones internos de la respiración. *Haṭha* significa "sol" (*ha*) y "luna" (*tha*), y este término se puede utilizar para describir cualquier práctica del yoga que una patrones opuestos dentro del sistema nervioso, con el fin de abrir el centro del cuerpo y exponerlo a nuestra observación. Un componente central del haṭha es *āsana*, o la práctica de posturas del yoga en las que trabajamos el cuerpo: lo giramos, lo estiramos y exploramos sus sutilezas. *Prāṇāyāma* es otro componente en el que estiramos, desplegamos, refinamos y observamos la respiración con nitidez. En estas prácticas físicas del haṭha yoga, trabajamos con el cuerpo de la misma forma en que amasamos la materia prima para hacer pan; de esta manera, una inconsciente masa amorfa de carne y hueso se transforma en algo repleto de vitalidad. A través de este trabajo, descubrimos que tanto la mente como el cuerpo comienzan a despertarse. Luego, se unen entre sí y se funden con nuestra experiencia cotidiana. Cuando nuestra práctica perdura en el tiempo, gradualmente descubrimos que podemos exprimir el cuerpo para sacarle todo el jugo del discernimiento y de la consciencia que mora en sus profundidades.

Otra variante se llama *jñāna* yoga, la cual se enfoca en la inteligencia y en nuestra capacidad de indagar profundamente acerca de la naturaleza de las cosas. *Jñāna* significa "conocer", o "sabiduría". Comprende una investigación sumamente refinada sobre cómo funciona el saber, en conjunto con el mecanismo de la percepción y los sentimientos. Este es el yoga que nos permite ver la esencia de nuestra mente y de la realidad. En jñāna yoga, cultivamos la capacidad de discernir muy precisamente entre aquello que es verdadero, eterno, dichoso y aquello que es totalmente transitorio, superficial y hasta ilusorio. Se puede abarcar el jñāna yoga de muchas maneras; algunas enseñan una iluminación inmediata, como un salto de comprensión que revela el sentido de la vida. En esta variante, experimentas un destello de discernimiento acerca del significado de la realidad, y a partir de ese momento, la mente inicia el proceso de despertarse de manera tal que la vida se vuelve un despliegue continuo de discernimiento. La experiencia de este tipo de jñāna yoga se parece al momento en el que uno entiende un buen chiste, y surge una sensación de comprensión, alivio y discernimiento. De repente, lo captamos, "¡Ajá!". Otras escuelas del jñāna yoga enseñan un despertar más gradual. Este método implica un camino más riguroso, un estudio completo de todo, como un medio para reconocer patrones fundacionales de la mente y de la percepción para así facilitar la revelación del ser: como la naturaleza verdadera del universo. Otras escuelas del jñāna yoga enseñan un despertar tanto instantáneo como paulatino, basado en cómo la mente estructura las preguntas primarias acerca del tiempo, la existencia, el ser y la consciencia. Cualquier abordaje del jñāna yoga debe eventualmente revertir la corriente de su inteligencia más refinada hacia su propia fuente para desarmar el falso ego y el orgullo que un practicante puede manifestar de su comprensión parcial.

Algunos conocen el *Aṣṭāṅga* yoga exclusivamente como una serie de posturas acompañadas por patrones específicos de la respiración y la mirada. Sin embargo, este término se refiere al sistema amplio del yoga que crea el contexto para las prácticas de postura y respiración. *Aṣṭāṅga* significa "ocho ramas"; esto implica que existen varios abordajes diferentes e interrelacionados, dentro de esta misma escuela, que se utilizan para desarrollar la capacidad de enfocar la mente con la agudeza de un rayo láser. Este foco se usa para explorar todo tipo de fenómenos físicos y mentales que surgen para revelar su vínculo íntimo con el trasfondo, a cambio de aparecer separados o eternos. Esta revelación o discernimiento conduce al practicante del aṣṭāṅga hacia estados cada vez más profundos de comprensión en relación a la naturaleza de su mente y del mundo. Este camino eventualmente lleva a la liberación de la existencia condicionada. El aṣṭāṅga yoga se contruye sobre la estructura ética que se crea en primer lugar y a partir de la cual las otras ramas pueden florecer. El sostén que ofrecen las primeras dos ramas, los *yamas* y los *niyamas*, provee una red de bondad dinámica y una capacidad de respuesta en relación a nosotros mismos y a nuestros vínculos con los demás. Como parte de esta estructura, las próximas dos ramas, las prácticas físicas de āsana (posturas) y prāṇāyāma (prácticas respiratorias), comienzan a abrir el cuerpo, la respiración y los campos sensoriales. Este proceso libera al practicante de la superposición de conceptos y recuerdos; también abre el camino para que las ramas meditativas puedan funcionar fácilmente y sin el peligro de perdernos en el pensamiento, alejados del cuerpo por las abstracciones. En la quinta rama, *pratyāhāra*, la mente se entrena para observar los campos sensoriales sin identificarse con ciertos objetos y sin separarlos de su trasfondo. De esta manera, la atención ya no se pierde en los campos sensoriales. En la sexta rama, *dhāraṇā*, la atención se enfoca en una única área. *Dhyāna*, la séptima rama, ocurre cuando la concentración fluye sin conflicto o tensión. En la octava rama, *samādhi*, se detiene el hábito mental de dividir lo percibido en objeto y sujeto. Esto habilita la visión libre y despejada de lo que sea que se observe, encauzando el discernimiento hacia su naturaleza intrínseca. La ventaja de los múltiples abordajes del aṣṭāṅga yoga que se realizan a través de sus ramas diversas asegura que los practicantes no dejen afuera ningún aspecto de sus vidas internas o externas. Esta red de contención cultiva en cada practicante la capacidad de estar enraizado, en lugar de dejarse llevar por las ideas o la fantasía.

Bhakti, el yoga del amor y de la devoción, es otra forma del yoga en la que se cultiva y se examina la emoción profunda y la importancia primordial de los vínculos en relación a los demás y a Dios.

Mediante este enfoque, cualquier egoísmo que pueda surgir de una percepción errónea de uno mismo o del otro gradualmente se evapora con la práctica. A través de la práctica del bhakti, las emociones se experimentan como componentes esenciales de la devoción y nos conducen hacia sensaciones extáticas. Algunas escuelas del bhakti promueven un concepto del amado como una figura divina, mientras que otras prefieren una mirada más abierta sobre la naturaleza definitiva de Dios, de uno mismo y de los demás. La práctica muchas veces incluye el canto de mantras y la visualización, lo que nos ofrece una experiencia visceral de la conexión al otro, a Dios y a la esencia dichosa de todas las cosas. Un estado mental que se abre para experimentar lo que sea que se presente como una conexión al amado (o como el amado mismo) quita las capas superpuestas de emoción, pensamiento, preconcepto y otras funciones de la mente que normalmente distraen y distorsionan la realidad.

En el mundo entero, las escuelas del tantra han captado la atención e interés de muchos practicantes; esto sucede en gran medida porque se asocian (de forma errónea) únicamente con ciertos aspectos que abarcan la sexualidad. Pero el yoga tántrico comprende infinitamente más. En realidad, la palabra *tantra* significa un hilo o un entretejido y, en el contexto del yoga, esto se refiere a la idea de tejer una red de inteligencia que habita, atraviesa y excede el cuerpo y la mente. Algunos consideran que el yoga tántrico es una subcategoría del haṭha yoga, y otros dicen que el haṭha yoga representa una colección específica de técnicas dentro de la práctica del tantra. En efecto, el tantra y el haṭha yoga se organizan mutuamente alrededor del principio de que todo es sagrado. Muchas prácticas del yoga están diseñadas para destapar el canal central del cuerpo (habitualmente cerrado) que se llama la *suṣumnā nāḍī*, que se extiende del centro del suelo pélvico hacia arriba para atravesar la coronilla. Esta vía se considera el canal de consciencia más sagrado del cuerpo. En el tantra, un sistema que se enfoca particularmente en la naturaleza sagrada de todas las cosas, el eje central del cuerpo está concebido como el medio por el que se puede observar con atención todas las variantes de la experiencia para luego reorganizar y equilibrar cómo se procesa aquello que vivimos. Dentro de las prácticas, el uso tántrico del sonido y la forma posee el potencial para abrir el eje central como una corriente de atención precisa y un gran sentir. Cuando la concentración entra a la suṣumnā nāḍī, la mente automáticamente comienza a plegarse sobre sí misma, para así descansar en las profundidades extáticas del discernimiento que habilita la atención absoluta. Por fuera, el tantra es la práctica de descubrir que el mundo cotidiano (y todo lo que ocurre allí) son absolutamente sagrados. Dentro del tantra, existen varias prácticas que ritualizan nuestras percepciones sensoriales, así como nuestras actividades diarias en el mundo. Esta dinámica nos permite entrar en el reino interno de la suṣumnā nāḍī y nos ancla en la realidad tal cual es.

Otro abordaje del yoga, uno que nos libera de una inclinación excesivamente esotérica y exclusiva, es el karma yoga: el yoga del trabajo o de la acción. Como la naturaleza del cuerpo y de la mente reside en el movimiento (salvo en los estados más profundos del trance de samādhi), descubrimos que al santificar ese movimiento –nuestras acciones y trabajo– la mente se puede liberar del apego asociado al resultado o a los frutos de nuestra acción. Esto representa una forma potente de eliminar el ego del trabajo diario y necesario. El karma yoga posibilita la práctica para todo tipo de personas, incluso hasta para quienes quizás no gocen del tiempo o la oportunidad para estudiar los senderos de la contemplación espiritual. Este camino nos permite concentrarnos en nuestro trabajo para transformarlo en una expresión artística y una fuente de satisfacción en sí mismo.

Cuando entregamos nuestro trabajo como una ofrenda a otros seres o a Dios, aumenta nuestra capacidad de percibir al otro. Esta actitud, a su vez, disminuye nuestras tendencias narcisistas y facilita nuestro acceso a todos los distintos abordajes del yoga. Este es posiblemente el aspecto más importante del karma yoga.

Alrededor del año 600 a. C., Gautama (Sakyamuni) Buddha dio a luz una visión brillante del yoga que hoy se conoce como el budismo. Gautama Buddha enseñó las prácticas y las filosofías del yoga tradicional, pero rechazó la autoridad de la religión védica que en ese momento predominaba en las escuelas existentes. A través de la enseñanza de que no existe un ser permanente, o *ātman*, el Buddha revolucionó el lenguaje filosófico y religioso que se usaba para hablar del yoga en ese momento. También afirmó que la creencia en un ser separado conduce al egoísmo, al apego y al sufrimiento. La meditación o la práctica profunda del yoga habilitan una experiencia directa de esta verdad. Dentro del yoga tradicional, uno de los términos principales para denominar la verdad y la consciencia es *ātman*. La declaración del aparente opuesto creó un gran revuelo filosófico y político. Esta disyuntiva desató siglos de debate entre practicantes y filósofos acerca de qué significan los términos *ātman* y *anātman*.[1] Las escuelas del yoga y del budismo se han espejado de una forma beneficiosa, estimulando su crecimiento al señalar los puntos ciegos de cada una e impulsándose a practicar en lugar de

1. En sánscrito, se utiliza el prefijo *a* para convertir un término en negativo. Un ejemplo conocido es el término de la no violencia, o *ahimsa* (en cambio, *himsa* significa violencia, o hacer daño). Aquí el autor se refiere a la creencia hinduísta del ātman a diferencia de la filosofía budista que basa su cosmovisión en anātman. [N. de la T.]

limitarse a una doctrina estática. El abordaje del Buddha también ayudó a que el yoga fuera más accesible para muchas personas que fueron excluidas de la práctica, debido a la estructura estricta del sistema de castas en la sociedad india.

Existen muchas escuelas derivadas de estas corrientes primarias del yoga. Es importante recordar que todas las escuelas clásicas y sus parientes están interrelacionadas; utilizan las metodologías de las demás en proporciones diversas porque ninguna escuela puede describir correctamente el proceso inmediato y vasto que define el yoga. Siempre la paradoja y la dificultad impiden el intento de explicar toda la verdad, la base metafísica del ser, la naturaleza o Dios. Es como si el ojo intentara observarse a sí mismo. Cualquier punto de vista o sistema puede ver y explicar las cosas bien, pero de la misma manera cada uno tiene su punto ciego. Hace falta una mirada ajena, fuera del sistema, para iluminar estas instancias de ceguera. Como alumnos e instructores del yoga, tenemos la tendencia a cultivar tanto un apego a nuestra escuela y metodología como un prejuicio hacia otras. En la mayoría de las circunstancias, es natural que nos identifiquemos con el club al que pertenecemos porque esta actitud nos brinda una suerte de seguridad. La mente también posee una tendencia inherente a sentir que nuestro sistema es mejor que otros. Esto ocurre aun cuando practicamos y estudiamos yoga. Consecuentemente, no es inusual quedarse en los niveles superficiales de la escuela que consideramos la nuestra. Al hacer esto, nos engañamos y caemos en un estado de pseudosatisfacción, escondidos dentro de una comprensión simplista que nos ayuda a evitar la práctica verdadera que hace falta alcanzar para el conocimiento profundo. Quedarse en la superficie es seguro y cómodo, porque zambullirnos en las profundidades requiere que cuestionemos la estructura de nuestra propia escuela de pertenencia.

Las diferencias específicas entre las escuelas tradicionales del yoga son menos importantes que el hecho de que la mayoría están diseñadas para llevar al practicante eventualmente a una experiencia directa de la realidad. El éxito de estas escuelas depende de la inteligencia, la devoción y la capacidad de los alumnos y los maestros individuales para interpretar y adaptar las enseñanzas y prácticas correctamente. Las escuelas tradicionales más poderosas, aquellas que cuentan con linajes largos que han sufrido sacudidas y refinamientos a lo largo de muchas generaciones, representan el epítome de la indagación humana de la realidad. Estas escuelas están profundamente arraigadas en las culturas antiguas de la India. Con más de cinco mil años de evolución, algunas se han unido en el correr del tiempo, mientras que otras se han desarrollado mediante la separación de distintas tradiciones. La historia auténtica de cada escuela es compleja y única. En el caso de varias, nunca sabremos de verdad quiénes fueron los fundadores, los reformistas y los innovadores. Sin embargo, sí sabemos que toda escuela que busca mantenerse viva y relevante dentro del clima actual debe seguir evolucionando. Pero debemos estar alertas, porque un idiota se puede adornar con una tradición excelente, profunda y vital como si fuera una decoración para el ego. Mientras tanto, el estudiante sincero, curioso y tolerante de un linaje fracturado puede brindar un espíritu y un discernimiento frescos acerca de esta tradición que resultan beneficiosos para todos los demás.

Los *Vedas* son los himnos antiguos que se entrelazan con una variedad de religiones, costumbres y mitos de la India. Durante, por lo menos, cinco milenios, estos bellos y largos himnos se han memorizado para luego ser pasados como legado de una familia de sacerdotes brahmanes védicos a otra y, hasta hace poco, permanecieron dentro de una tradición estrictamente oral. Con el tiempo, los Vedas evolucionaron para crear una intersección de culturas antiguas, el misticismo, el chamanismo y la religión. Misteriosos, complejos, brillantes y, de alguna forma, poéticamente inescrutables, los Vedas son considerados una revelación atemporal de la verdad y sus seguidores los tratan, a veces, como una autoridad absoluta. Algunas escuelas del yoga afirman que sus interpretaciones son revelaciones directas de los Vedas y, por ende, las únicas enseñanzas válidas. Sin embargo, la naturaleza misteriosa de los himnos siempre deja su significado abierto a la interpretación, y esta misma cualidad ha sido de gran ayuda en la evolución de la práctica y filosofía del yoga. Varias de las primeras corrientes de la práctica del yoga contribuyeron a la formación de los Vedas y recibieron su influencia, aunque otras escuelas sostuvieron que el yoga evolucionó para ir más allá del ortodoxo mundo limitado y, al fin y al cabo, materialista de los Vedas.

A continuación de los Vedas, los primeros *Upaniṣads* (y otras escrituras) aparecieron alrededor del año 800 a. C, en el plano histórico. Este nuevo movimiento inició una nueva era de indagación filosófica directa y la investigación sistemática e intencional de la práctica del yoga y sus experiencias. Luego, con el tiempo llegaron los poemas épicos, como el *Mahābhārata* y el *Rāmāyaṇa*, los *Purānas* o las historias, los *sūtras* de distintas escuelas, los *tantras*, los textos del haṭha yoga, la creación continua de nuevos Upaniṣads, el canon budista. Estos escritos representan solo algunas de las miles de escrituras que siguieron a los Vedas y que se relacionan de forma directa o indirecta al yoga. Todas las principales escuelas del yoga están ligadas a textos clásicos, y muchas tradiciones comparten algunas de las mismas escrituras. Estos textos están escritos generalmente en sánscrito o algunos de sus derivados, como pālī. Ocasionalmente, los textos se escribían en un dialecto local, y por lo tanto eran más accesibles para los alumnos de esa época y de ese área.

La mayoría, aunque no todos, de los textos clásicos fueron escritos en sánscrito y este idioma ha adquirido un estatus especial. La palabra *sánscrito* significa "perfecto", "pulido" o "construido" y, como lenguaje, se ha refinado de esta manera desde su uso inicial en los primeros himnos védicos. El sánscrito se ha confeccionado para revelar el sonido refinado y la resonancia que forman mantras fácilmente. El método para unir una palabra con la siguiente permite extender la base resonante y meditativa que atrae la atención del practicante como un imán. De hecho, la experiencia de entonar mantras se considera la experiencia de un estado yóguico. Tal como ocurría con las enseñanzas de muchas culturas antiguas, los himnos sánscritos se compusieron en verso o con métrica y rima para que los practicantes pudieran memorizar y cantarlos fácilmente, asegurando así el pasaje de las enseñanzas de una generación a la otra. Hasta el día de hoy, la memorización y la entonación de textos en sánscrito son consideradas prácticas sagradas en la India. De la misma manera, esta lengua sigue enriqueciendo la conexión cultural con la filosofía antigua del yoga; cuando se contempla un texto mediante la recitación, naturalmente se siembran las semillas del discernimiento, las cuales florecen en la experiencia directa del mensaje de la escritura. Las tradiciones del yoga clásico son el resultado de las reflexiones de centenares de miles de personas que han observado durante generaciones cómo operan sus mentes, mientras investigan su experiencia de la realidad. Un aspecto maravilloso de las enseñanzas de una tradición milenaria se ve en el enriquecimiento natural de ciertas ideas que nacen del proceso. Con tanta práctica, experimentación, reflexión y comunicación, los individuos y las escuelas enteras evolucionan. Con el tiempo, surge orgánicamente el intercambio verdadero entre los practicantes de las distintas escuelas. Esta conversación dinámica refina la técnica, el lenguaje y la amplitud del conocimiento. La exposición a personas fuera del grupo expone, renueva y clarifica ciertos patrones comunes o universales de una práctica y sus enseñanzas de base.

Este libro no propone que te conviertas en un ecléctico prematuro. No busca confundirte con la gran variedad de filosofías, tradiciones y prácticas del yoga que puedes encontrar. Tampoco está pensado para transformarte en un pseudoiluminado. En cambio, proponemos ralentizar nuestro mecanismo de percepción lo suficiente para que podamos profundizar en el tema, en lugar de deslizarnos sobre la superficie, pasando de un lado a otro, de una escuela a otra. Apuntamos a explorar el núcleo de las enseñanzas. Para ir al fondo de la experiencia, descubrimos que la joya dentro del corazón de cada escuela válida nos invita a enfrentarnos a nosotros mismos, así como nos enfrentamos a la realidad. Hay una historia maravillosa sobre un hombre que se pone a cavar un pozo. Comienza su trabajo cavando hacia abajo y después de progresar uno o dos metros –cosa que cuesta bastante trabajo–, no encuentra agua. Entonces sale del pequeño pozo que ha hecho, se desplaza cinco metros hacia el costado y se pone a cavar otro agujero. Pero, después de cavar uno o dos metros hacia abajo, se rinde, se va cinco metros hacia otro lado, y se pone de nuevo a cavar. Esto sigue interminablemente y el hombre nunca encuentra agua. Ocurre lo mismo con el ego inquieto que emprende el yoga en busca de adornarse para lograr una autoimagen superior, pero en simultáneo evita las grandes verdades de la vida. Cuando la escuela o la práctica se vuelven difíciles –una instancia que resulta ser el punto de contacto con la realidad– es en este momento de crisis que realmente tienes que abandonar tus pretensiones para cavar más hondo en la experiencia. Pero, lamentablemente, muchas veces es justo en esta encrucijada cuando abandonamos la práctica. Buscamos un instructor "mejor" o una escuela "más interesante", en lugar de comprometernos con nuestra primera elección para investigar el trabajo interno que representan el propósito de la escuela y sus enseñanzas a nivel primordial. Por supuesto, si el instructor (o la escuela) no ha hecho su propio trabajo de comprometerse con la práctica en este mismo punto de dificultad, entonces puede ser el momento correcto de buscar a otro maestro. Esta capacidad de discernir, que nos señala cuándo nos toca profundizar y cuándo ya es hora de partir, es parte de lo que una buena práctica del yoga propone.

La mayoría de las tradiciones del yoga están diseñadas para cavar un pozo profundo desde el sitio preciso de nuestras circunstancias particulares y únicas. Al cavar hondo, nos topamos con una experiencia directa de lo que está ocurriendo en este momento, aquí y ahora. A través de ese proceso, comenzamos a despertar para ser testigos de la naturaleza verdadera de la consciencia pura y del mecanismo de la mente. Degustamos el sabor de la liberación total, del acto de soltar. Al abandonar el impulso de buscar compulsivamente la libertad, nos quitamos las ataduras de la identificación con las formas transitorias del mundo. Ya no nos asociamos con el cuerpo y con la imagen propia, y esta soltura nos ayuda a apreciar de una forma totalmente fresca a nosotros mismos y al mundo. Cualquier tradición que cautiva nuestra mente o cualquier forma del yoga (sea antigua, medieval o híbrida) que nos ayuda a cavar profundamente en la naturaleza de la experiencia directa, ese es nuestro punto de partida. Si nos permite realizar el trabajo verdadero y la indagación auténtica dentro de nuestras circunstancias particulares, entonces debe ser la tradición a seguir con entusiasmo. Al mismo tiempo, hay que estar atento a cómo la función del ego puede convertir cualquier práctica, tradición o punto de partida en una vía de escape, una distracción o hasta una agenda política. Una práctica sincera del yoga nos puede salvar de caer en esta trampa.

Es útil examinar el metapatrón que ocurre alrededor de cualquiera de estas tradiciones cuando finalmente nos animamos a poner manos a la obra y cavar el pozo. Un metapatrón es aquello que conecta una forma o patrón con su contexto y luego entrelaza ese contexto con otra capa de contexto. Una parte inherente a la naturaleza universal de los patrones es la realidad de que no existe ningún patrón final o absoluto. En nuestro proceso normal de percepción, todo lo que percibimos (objetos específicos, sentimientos, sensaciones o pensamientos) representa un patrón, en lugar de una cosa sólida y permanente. Nuestro perro querido, el dolor que sentimos al perder a un amigo, nuestra definición acerca de quiénes somos como instructor o pariente, hasta el dolor físico que sentimos en el cuello: todas estas formas resultan ser partes de nuestros propios patrones de percepción. Con una mirada escudriñadora, podemos ver que por debajo de las formas que percibimos, existen otras formas que no son inmediatamente visibles. Aquello que identificamos como una forma completa, una que conocemos o comprendemos, es en realidad una expresión de las capas complejas que constituyen la totalidad subyacente. Nuestro perro es un animal domesticado con cierto nivel de evolución, una raza específica o una mezcla específica de razas; es un amigo, un ser milagroso y un protector. Todas estas descripciones representan diferentes planos que se unen en nuestra mente para crear el patrón de "mi perro". No importa cuál es la experiencia que estamos viviendo, muchas veces la forma oculta su trasfondo y aparece como algo separado del resto. Pero, gracias a la observación continua y la contemplación prolongada de cualquier forma que percibimos, con el tiempo podemos ver más allá de la forma y reconocer el contexto que alberga. Tarde o temprano, podemos ver que la forma específica es un compuesto único de los patrones que constituyen su trasfondo.

Por ejemplo, cuando observamos que el agua en el océano cambia de volumen, podemos identificar este patrón como una ola. Sabemos que la ola no está separada del océano, pero el océano y la ola permanecerán en nuestra mente como dos entidades separadas hasta que logremos ampliar nuestra perspectiva. Si permitimos que la mente se suavice un poco para disolver los límites arbitrarios de las definiciones que separan "ola" de "océano", así podemos ver claramente la unión de lo que percibimos inicialmente como dos formas separadas. Podemos experimentar espontáneamente y directamente desde el fondo de nuestro ser un destello de discernimiento en el instante en que reconocemos la unión de aquellas dos formas "separadas". En la transformación de formas específicas, se puede ver la cuna primordial en la que se apoyan todos los aspectos internos y externos del universo y, por ende, tener una experiencia directa del tejido interconectado del todo. Formas específicas superficiales (por ejemplo, la ola) representan los patrones que la mente crea como un medio para comprender sus percepciones rápida y eficientemente. Pero, cuando soltamos nuestras formas contingentes y experimentamos el metapatrón interconectado que envuelve y penetra esas mismas formas, se suspenden nuestras teorías y formulaciones (hasta las que abarcan el patrón de base) y se disuelven, convirtiéndose en una inteligencia amplia y despierta. Cuando logramos conectar de esta manera con el momento presente, se revela la esencia de nuestro ser.

Cuando practicamos el yoga, exploramos esta noción del metapatrón que abarca y atraviesa todo aquello que percibimos. Muchas tradiciones filosóficas han contemplado la cualidad interconectada de la vida, y el estudio de los textos clásicos que siguen esta corriente enriquece nuestro entendimiento de esta idea. El carácter físico de muchas prácticas tradicionales del yoga nos ofrece una experiencia visceral y poco común de los infinitos puntos de contacto entre todos los aspectos de la vida. En āsana, esta experiencia puede ser particularmente clara y profunda, porque refleja directamente el contacto íntimo entre forma e idea que ocurre en el cuerpo. Resulta que el cuerpo humano, *tu* cuerpo, es el campo ideal para la comprensión y la vivencia de este metapatrón: aquello que podríamos describir como una matriz de interconexión o una matriz del yoga.

En la vida normal y cotidiana, nuestra atención se proyecta hacia el mundo externo para que podamos comprender lo que percibimos y, por ende, navegar nuestra experiencia con destreza. Generalmente, cuando observamos el cuerpo, lo vemos a través de esos mismos filtros y teorías. Lo podemos ver como una bolsa repleta de huesos y sangre, o como el continuo de una dolorosa frustración sofocante que se utiliza para justificar todas las opiniones miserables que tenemos de los demás y de nosotros mismos. Nuestra mirada se podría enfocar en una sola parte del cuerpo: la imagen de nuestra cara, la barriga, los muslos, el sistema nervioso, la musculatura; el resto lo dejamos afuera. Mediante una práctica continua del yoga, eventualmente el objeto de nuestra meditación pasa a ser todas las ideas que podemos inventar acerca de lo que constituye el cuerpo y de quiénes somos nosotros. Cuando logramos permanecer en contacto con nuestra observación y cavar un pozo cada vez más profundo, empezamos a ver más allá de las formas de percepción que hemos creado. Ver la cualidad ilusoria de nuestras teorías *acerca* del cuerpo nos conduce a una experiencia real del centro de nuestro cuerpo. Somos capaces de ver más allá de los patrones y emociones profundos que constituyen nuestra consciencia subjetiva, y también vemos la naturaleza transparente de aquellas partes nuestras que hemos convertido en objetos y que hemos identificado con el cuerpo en sí. Vemos que los conceptos de la piel, los huesos, los órganos y todo aquello que consideramos parte del cuerpo físico son solamente un conjunto de las formas que hemos identificado, en un acuerdo cultural mutuo, para comprender la manifestación del patrón particular de la materia que llamamos "humano". A raíz de esta práctica, descubrimos que la riqueza del cuerpo humano excede soberanamente cualquier teoría que podríamos formular al respecto. En la práctica de meditación, experimentamos el cuerpo como una matriz abierta de consciencia a través de la cual las teorías, los pensamientos y las sensaciones van y vienen.

Este es quizás el aspecto más refinado y maravilloso de la tradición del yoga: aprendemos a concebir el universo desde nuestro cuerpo. Hacemos esto cuando lentificamos todo el proceso, como para decir "Espera un momento. Miremos con ojos frescos y escuchemos con los oídos abiertos para renovar la atención de todos nuestros sentidos y contemplar el misterio de la vida que se presenta a través del cuerpo, dentro del cuerpo y como el cuerpo.". De esta manera, podemos suspender temporalmente todos los juicios y conclusiones que sostenemos acerca del cuerpo. Una y otra vez, examinamos de nuevo todas nuestras teorías y patrones acerca de cómo experimentamos aquello que reconocemos como el cuerpo. Mediante esta suspensión, recibimos el apoyo de la matriz fundacional y primordialmente inescrutable de la inteligencia ilimitada. Nuestros sentimientos, pensamientos y emociones demuestran el entretejido de la experiencia inmediata con el mundo vasto de patrones subyacentes. Este proceso de discernimiento ocurre espontáneamente cuando nos permitimos percibir de forma plena lo que sea que experimentemos en el momento, sin apegarnos a esta percepción y, al mismo tiempo, sin rechazarlo. Cuando nos volvemos más hábiles en nuestra práctica del yoga, aprendemos a percibir con profundidad pero sin crear un "cuento" que nosotros (y los demás) tienen que sostener como verdadero o falso, bueno o malo, seguro o inseguro. Con el tiempo, no caemos en la trampa de nuestras narrativas personales y tampoco nos aferramos a su desenlace: no las favorecemos ni las rechazamos. Aprendemos a cultivar una consciencia de nuestras percepciones como fenómenos vitales y reales, pero, más importante, reconocemos que nuestras propias vías de percepción representan la puerta de entrada hacia la matriz que nos conecta con todo lo demás.

Matriz significa "vientre materno". Viene de la palabra *madre* y sugiere que hay un nido que conecta y sostiene todo lo que existe. Cualquiera sea tu práctica, no importa lo que piensas o experimentas, todo esto está amparado por la matriz que se llama yoga. La matriz en sí no ejerce motivación o deseo, pero habilita la evolución plena de cada *componente* de la vida para que todo pueda encontrar su pareja y complemento, realizándose como corresponde. De la misma forma que una madre cuida y nutre a su propio hijo, la matriz permite que todo pueda crecer, prosperar y florecer; también permite que todo pueda morirse y desparecer. Así, todas las cosas se descubren y también realizan su vínculo y su contacto con todo lo que hay. Desde cualquier punto en el que iniciamos una práctica del yoga (y efectivamente debemos comenzar desde el lugar en el que realmente nos encontramos), esta matriz empieza a abrirse en nuestra dirección y descubrimos que podemos profundizar aun más en nuestra experiencia inmediata, como cuando cavamos un pozo. Vemos que cada posición filosófica y cada práctica resultan ser parte de todas las otras perspectivas filosóficas y de todas las otras variantes de práctica. Experimentamos personalmente que cada gesto se ampara en el entretejido complejo del patrón de la matriz del yoga. Allí, ninguna práctica o teoría predomina y se revela la presencia pura y radiante de la esencia de la matriz.

Cuando experimentamos este proceso de discernimiento, no solamente vemos la interconexión de todo sino también el carácter transitorio de aquello que se presenta. Con el tiempo, esta visión incluye nuestros propios cuerpos y los de nuestros seres queridos. La comprensión visceral de la naturaleza transitoria de todo resulta aterradora para la estructura del ego. Es normal que enfrentarse con esta realidad produzca instintos de apego, desasosiego y negación. Pero, si observamos nuestras emociones intensas con una mirada meditativa, así como los estados ominosos y teorías apocalípticas que las siguen, hasta esta tormenta interna parece abrirse para revelar su contexto. De esta forma, se puede ver la naturaleza verdadera de una mente abierta: una base de amor incondicional y apoyo absoluto. Esta consciencia nos habilita la paz interna, aun frente a la transitoriedad de la vida, y también cultiva en nosotros el impulso amoroso hacia los demás, a pesar del hecho de que quizás no los conozcamos a la perfección. Puede que no podamos comprender o controlar a los demás; puede que ni siquiera nos agraden; pero aun así podemos sentir un amor incondicional hacia ellos. De la misma manera, una comprensión profunda de la interconexión de todas las cosas permite que aceptemos el mundo en toda su complejidad y multiplicidad, sin interponer nuestro ego en toda situación para analizarla interminablemente. Resulta que el universo entero, tal como se nos presenta en este mismo momento, es una entidad dichosa cuya esencia es consciencia pura.

Esto puede parecer un poco idealista y hasta inalcanzable, pero en realidad es bastante claro; ocurre automáticamente al observar con profundidad *lo que sea* que surja. A través de nuestra práctica del yoga aprendemos a cultivar esta habilidad observacional y vemos lo que se nos presenta en el primer plano. Si seguimos implementando esta técnica, la práctica se transforma en algo que penetra en cada aspecto de nuestra vida. Perfeccionamos la habilidad de enfocar la mente en cualquier patrón de percepción que elija contemplar: cualquier pensamiento, sentimiento, sensación o emoción se convierte en el objeto de meditación. Si prestamos atención a la corriente de lo que está ocurriendo en este mismo momento (podría ser un patrón que normalmente consideramos como algo miserable, neurótico o exultante), permitimos que la mente descanse *allí* hasta que descubrimos un portal que nos ayuda a comprender su estructura primordial. A través de este abordaje meditativo, se revela el contexto de aquello que sea que estamos observando. De esta forma, percibimos con bastante facilidad que una red interconectada de consciencia pura se ha manifestado como lo que sea que estamos observando. Se vuelve claro que un punto que parecía tan separado (dentro del campo de nuestra atención) en realidad toca una cantidad infinita de puntos en su trasfondo inmediato y que este mismo plano (que también se podría percibir como algo separado) se funde en el campo que lo rodea, y así sigue el mismo proceso sucesivamente. Cuando la práctica postural del yoga está bien hecha, experimentamos esta realidad dentro del cuerpo, en las profundidades de lo físico. Esta comprensión visceralmente arraigada de la interconexión entre todo estimula a la mente a fundirse cada vez más en las múltiples capas del contexto. Esta dinámica permite que nuestras percepciones y sensaciones puedan resultar sagradas, inexplicables y maravillosas.

Cuando somos capaces de apreciar el contenido de la mente de esta manera, más allá de medir sus perfecciones o imperfecciones, hemos logrado suspender temporalmente el hábito de reducir nuestra experiencia inmediata a las teorías sobre ella. Así como ocurre cuando miramos la punta de un iceberg e intuimos que es un pedazo inmenso de hielo cuya parte inferior está escondida, también podemos discernir cómo la matriz profunda del yoga permanece continuamente nueva y sagrada. Las prácticas y la apariencia del mundo inmediato, tal como se nos presentan, revelan la pequeña punta de nuestras percepciones. También podemos darnos cuenta de que ninguna de estas perspectivas (ni la punta del iceberg ni su parte inferior) es mejor que la otra, de la misma forma que ninguna puede existir sin la otra. A través de una práctica constante del yoga, aprendemos gradualmente a movernos con destreza entre distintos puntos de vista: desde los más específicos a los más universales de nuestra experiencia. Esta fluidez de perspectiva nos otorga una riqueza y profundidad para nuestra comprensión que excede la capacidad de cualquier punto de vista aislado. La posibilidad de ver las cosas desde una perspectiva global y específica suena más difícil de lo que resulta ser. Imagina un bosque repleto de árboles. Cuando te paras al lado de cualquier árbol en particular, tienes una vista única del bosque entero. La esencia del bosque reside en el hecho de que los arboles esconden su totalidad internamente. Nunca puedes ver el bosque completo cuando lo habitas. Puedes volar por encima del bosque y verlo como un mar verde de textura, pero aun esta perspectiva es incompleta porque no se pueden percibir ciertos detalles de lugares específicos del bosque desde una mirada tan lejana. Entonces, de una manera, cada punto de vista del bosque te ofrece una degustación sabrosa del "bosque" que resulta más real que la visión que obtienes desde arriba (al ver toda la arboleda). La esencia del gusto del "bosque" es el misterio. El bosque nos resulta tan tranquilizante y apasionante cuando lo habitamos porque la mayoría de sus puntos de vista están ocultos, son enigmas. Aun así, el único punto de vista que tienes inspira el asombro. Como si estuviéramos resguardados dentro del bosque, una buena práctica del yoga revela una sensación de seguridad que surge del discernimiento de que todo aquello que observamos pertenece a nuestras circunstancias particulares, pero a la vez, está totalmente conectado a la estructura universal de todo aquello que nos parece ajeno.

En la mitología india, se dice que el dios Indra tiene una red de ilusión (*maya*) que lanza sobre los seres, con el fin de liberarlos o enjaularlos. Se ha descrito esta red como la red enjoyada de Indra, porque cada punto de unión en el entramado cuenta con una joya preciosa. La metáfora de esta red revela que la ilusión y el discernimiento representan dos lados del mismo fenómeno. Cuando predominan la ignorancia y el egoísmo, la red demuestra (desde la falsedad) que todo está separado. En nuestros intentos de salir de la red, intentamos atrapar los objetos que captan nuestros sentidos, pero este esfuerzo solamente nos atrapa más, ya que estos objetos solamente *aparentan* estar separados de su entorno. Si eres afortunado y puedes asimilar las enseñanzas acerca de la naturaleza de la realidad y la ilusión, puedes examinar la red con mayor discernimiento. Si este es el caso, una vez que estás envuelto en la red y te topas con una coyuntura en el entramado, puedes mirar todas las facetas de la joya que encuentras allí. Si prestas atención, verás reflejadas en esa gema todas las otras coyunturas y los miles de joyas dentro de la red. Cada punto de intersección y cada joya de la red contienen el patrón en su totalidad. Esta visión ilumina la comprensión de que se puede descubrir la verdad de toda experiencia y de toda la existencia desde cualquier punto de vista particular. Al mismo tiempo que puedes ver que la visión de las formas separadas es una ilusión, también puedes comprender que es innecesario escaparte de tu lugar o de tu punto de vista dentro de la red. En vez de escaparte, puedes ver más alla de tus ilusiones. De la misma forma, la práctica del yoga revela una red enjoyada de percepción dentro de tu propia experiencia. Durante la práctica, donde sea que se apoye tu mente, si eliges esa percepción como el objeto de tu meditación (como una joya dentro de la red), tu consciencia se transforma automáticamente en un punto germinal del discernimiento; esta perspectiva refleja las formas más profundas de consciencia y compasión contenidas por la red entera de tu experiencia inmediata. A través de la observación de tus propios sentidos puedes ver con total nitidez que cada punto contiene tanto la totalidad como su trasfondo. Si meditas sobre lo que sea que se presenta de esta manera, una sensación de inmenso placer y satisfacción empezará a inundar tu consciencia y descubrirás que de repente tu vida se ha convertido en una experiencia abierta, mágica, fresca y autorenovable. Tu percepción de la sensación más simple o cotidiana te puede llevar hacia profundidades ilimitadas y es aquí donde realmente se revela el corazón del yoga.

Fundirse de esta manera en el corazón del yoga es un acto de honestidad. Es el arte de la humildad, de la reverencia y la apreciación genuinas del proceso de la vida tal como es. El yoga se revela cuando permitimos el despliegue de nuestros sentidos, inteligencia y cuerpos para que estos mismos se liberen de cualquier imagen propia, meta o motivación. Mediante este proceso de apertura y expansión, nos encontramos envueltos en una libertad poco común en la que experimentamos la luminosidad de cada joya de nuestra atención. Vemos cómo esta luz se potencia mientras juega con las otras gemas dentro de nuestra consciencia. En cuanto más meditamos sobre este patrón interconectado, el misterio de sus puntos de contacto y profundidad se vuelven más accesibles y amigables. Esta cercanía nos ayuda a relajarnos y a soltar un poco, sabiendo que nos sostiene un entramado extremadamente antiguo de una tradición que se renueva todo el tiempo. Nos podemos recostar en esta cuna de la matriz que es el yoga, permitiendo que la realidad se despliegue sin cargarla con nuestros preconceptos o el peso de nuestros deseos. Libre de obstáculos, nuestra experiencia se abre de forma ilimitada.

La red enjoyada de Indra (i)

La red enjoyada de Indra representa un modelo de experimentación del universo desde una inteligencia refinada. En cada intersección de la red, aparece una joya y cada faceta de la joya refleja todas las demás joyas en la red. En este universo, cada punto contiene el centro, y el universo entero está en cada punto. Desde esta mirada, ya no se puede sostener la ilusión del ser separado y entonces abandonamos el intento de escapar. Al ver que cada "cosa" es un compuesto del fondo, donde sea que la mente se apoye, ese mismo lugar se vuelve un destino supremo. No existe un espacio dentro o fuera de la red; de la misma manera que no puede haber un solo centro o un punto de vista predominante. Cada centro y cada punto de vista contiene todos los demás centros y puntos de vista.

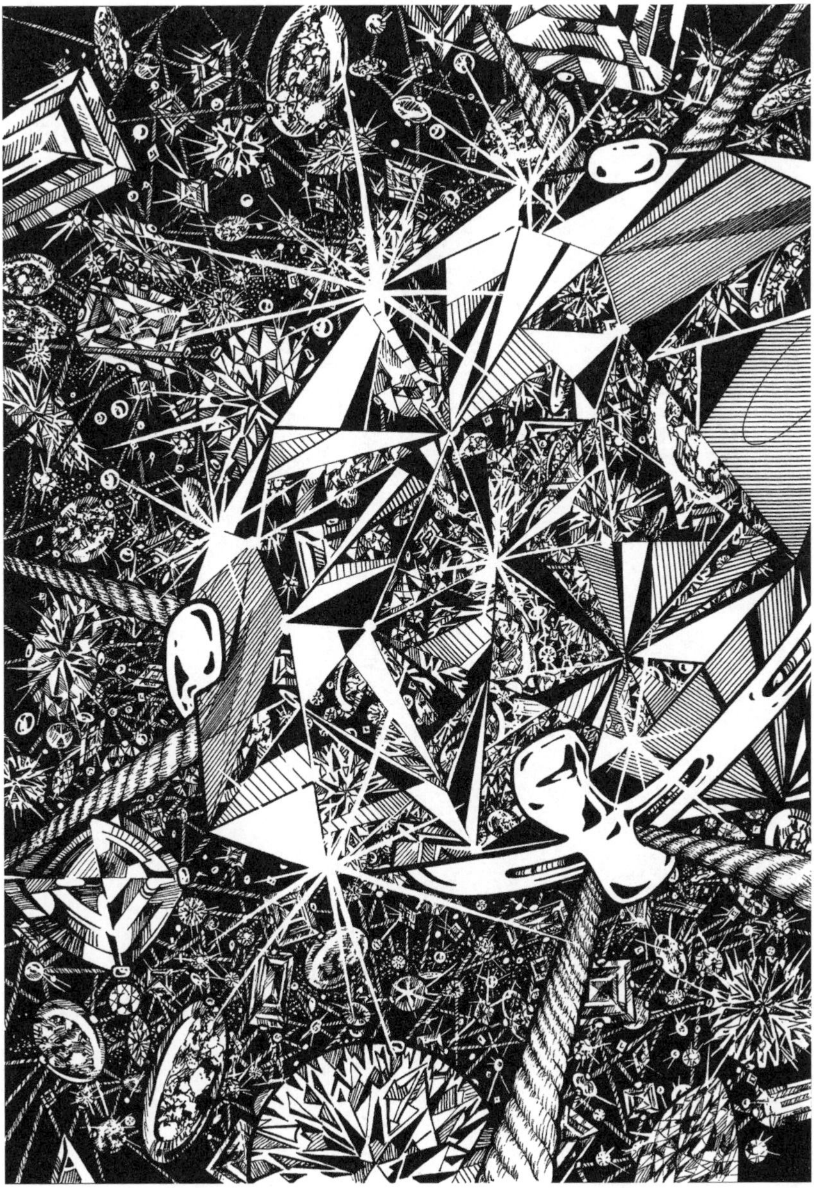

2

El cuerpo y la mente como campos de experiencia

maṇi bhrātphaṇā sahasravighṛtaviśvaṁ
bharāmaṇḍalāyānantāya nāgarājāya namaḥ

Saludos al rey de los Nagas,
al infinito, al portador del *maṇḍala*,
quien encauza el universo con miles de cabezas encapuchadas,
cada una engarzada con joyas ardientes y refulgentes.

Se dice que la serpiente mitológica, el rey Nāgarāja, quien es el objeto del mantra que hace de epígrafe para este capítulo, tiene una cola y una cantidad infinita de cabezas. En la cosmovisión hindú, se considera que esta serpiente es la energía de fondo y el sostén de todo aquello que se manifiesta en la creación. La tierra por debajo de tu casa y sus cimientos, el suelo por debajo de tu mesa, el vaso de agua que estás tomando, etc. (y puedes seguir buscando hasta encontrar algo que no esté al servicio de otra cosa), todas estas cosas son aspectos de esta serpiente. El rey de las serpientes podría ser cualquier cosa que hace de sostén o que ofrece un servicio y que parece existir desinteresadamente en función de algún otro. El aliento interno y consciente, dentro del cual descansa la mente de un yogui habilidoso, se considera un aspecto de esa misma energía expansiva de la serpiente. En cuanto a la práctica del yoga, se puede considerar que aquellas cosas que sostienen y asisten al cuerpo del practicante también se experimentan como Nāgarāja. La tradición te invita a considerar tu espacio de práctica, tu esterilla, el bloque o la cinta que usas, o el almohadón donde te sientas, como manifestaciones de la serpiente divina. Con esa perspectiva, el canto para Nāgarāja se utiliza para santificar el espacio y el suelo donde se practicará āsana.

Muchas veces iniciamos una práctica del yoga con el canto de mantras. Si contemplamos el significado de las palabras de un canto específico, esta actividad puede establecer el tono correcto para la práctica entera. Además, el acto físico de entonar puede despertar los procesos internos del yoga al unir fluidamente la inhalación y la exhalación. La vibración del canto también estimula la consciencia interna mientras los sonidos rebotan automáticamente desde el paladar y en la boca, resonando dentro del cráneo y a lo largo del cuerpo. Estas sensaciones vibratorias se consideran un aspecto fundamental de la práctica del canto. Muchos cantos, por ende, comienzan o terminan con el sonido de "*oṁ*", el cual reverbera fácilmente mientras se funde con el tono relajante del "mmm". El sonido del "oṁ" viaja hacia adelante y luego hacia atrás y a través de la boca, desplazándose por todo el paladar para pasar por el espectro completo de las posibilidades de los sonidos vocales. Mientras fluye desde los labios hacia atrás en la boca, pasa por detrás del paladar suave, donde la vibración termina naturalmente en la bóveda posterior y superior de los senos frontales, por debajo de la glándula pituitaria. El punto final de la vibración se llama el *bindu*, que se traduce como "gotita". La oclusión gradual del sonido "mmm" se llama *anusvāra*; esta palabra se traduce como "extensión de la fluidez". En el pensamiento indio, el bindu del anusvāra se considera el origen de un néctar delicioso que puede gotear hacia abajo (cuando lo estimulamos) y saturar todas nuestras percepciones y experiencias. El sentimiento físico de conectar con el anusvāra es muy parecido a lo que sentimos al cierre de una muy buena práctica del yoga. Cuando cantamos, descubrimos que la resonancia final del anusvāra automáticamente nos invita a experimentar la bondad y la compasión, y descubrimos que este mismo punto de cierre del canto también se considera el punto de partida de una práctica del yoga. La sensación de conexión a este origen del néctar es similar a lo que podrías experimentar cuando pruebas alguna comida maravillosa o cuando experimentas algo que resuena en tus profundidades y con tu propia apreciación estética. En estas situaciones, es bastante normal casi desvanecerse con este "mmmmmm", como ocurre cuando estamos muy satisfechos estéticamente. El canto crea resonancia y sensaciones profundas en todo el cuerpo. Estas sensaciones facilitan el sentimiento inicial de reverencia y libertad interna que experimentamos cuando percibimos el metapatrón interconectado que une nuestra vivencia inmediata al campo que la rodea. Si nos dejamos fundir con las sensaciones que el canto puede despertar en el cuerpo, podemos iniciar nuestras prácticas del yoga y meditación dentro de un contexto de inteligencia y bondad. Desde esta satisfacción inicial, nuestros deseos y necesidades comienzan a disolverse y cada objeto de atención se convierte en un punto de partida para nuestra práctica.

Si somos honestos, muchas veces emprendemos nuestro estudio del yoga con el deseo de aliviar nuestro sufrimiento o de encontrar la felicidad o simplemente porque buscamos un poco de placer. Puede que lleguemos a la práctica para relajarnos o porque nuestra espalda está fuera de alineación, nos duele la rodilla, estamos frustrados o porque necesitamos una nueva distracción. Al seguir, sin embargo, nuestras razones para volver al yoga empiezan a cambiar. Descubrimos que, efectivamente, la práctica resuelve nuestros problemas iniciales, aquellos deseos que nos trajeron a la esterilla en primer lugar. Pero luego sucede que los problemas, deseos y aspiraciones más profundos parecen estar ligados en una cadena de preferencias. "Bueno, primero me voy a ocupar de eso, y luego llegaré a aquello, y por último...", y así seguimos hasta darnos cuenta de que, aunque utilicemos nuestro cuerpo para experimentar el yoga, el propósito de la práctica no es el de curar nuestros males o satisfacer nuestros deseos; tampoco se trata de la relajación o la estimulación. A pesar de que el yoga puede retrasar temporalmente el inicio de la decadencia inevitable del cuerpo, el propósito del yoga no es la sanación física, de la misma manera que no trata de hacernos más bellos o de eliminar el cuerpo una vez que hemos concebido al cuerpo como una bolsa perecedera de piel y de sensaciones. Al contrario, el yoga es un camino que nos lleva a remover la raíz de todo tipo de miseria. Este proceso ocurre mediante una experiencia directa de la atención profunda, clara y abierta. Al fin y al cabo, descubrimos que hemos sido atraídos desde el primer momento por la dicha de esta experiencia liberadora que habita las profundidades de todos nuestros deseos. *Esta* es la fuerza que nos trae hacia la práctica.

En la tradición del yoga, el cuerpo se considera como el medio para nuestra práctica, nuestro instrumento de percepción y el laboratorio en el que percibimos la realidad. Conocemos el mundo a través de nuestros cuerpos. Nuestra condición como seres encarnados es extraordinaria. Desde nuestra experiencia individual, tenemos una visión muy limitada del mundo como una totalidad. Cada uno de nosotros está ubicado en un punto geográfico específico en este momento particular histórico; estamos recibiendo y procesando información desde nuestros ojos, oídos, piel, nariz y boca. Podemos pensar que somos testigos de una gran cantidad de información, pero en realidad nos toca una perspectiva diminuta dentro del ámbito vasto del mundo en toda su complejidad. Disponemos de la información que recopilamos para que tenga sentido, confeccionando conclusiones, elaborando teorías e imaginando todo tipo de cosas en un intento por comprender el mundo, formular ideas acerca de quiénes somos nosotros y los demás y postular cómo estos aspectos del universo están relacionados. Todo esto ocurre naturalmente (y, en general, de manera inconsciente) dentro del cuerpo de cada uno de nosotros en todo momento, como parte de nuestra experiencia corporal. A través de las prácticas del haṭha yoga, āsana y prāṇāyāma, las cuales se enfocan en la unión de las corrientes de patrones opositores dentro del cuerpo, empezamos a reconocer este cuerpo fenomenológico como la base de toda nuestra experiencia. Esta mera masa mortal es el campo de toda nuestra experiencia de este mundo. Desde una sensación sutil a una proyección espacial, mentalmente proyectamos y experimentamos eventos, seres y mundos (tanto lejanos como cercanos) pasados, presentes y futuros. Mientras posicionamos y movemos el cuerpo de una forma inteligente en posturas del yoga, los sentimientos, sensaciones, pensamientos y emociones que surgen se convierten en la estructura misma de nuestra práctica; sus patrones y detalles transitorios e intrincados conducen nuestra atención hacia una profunda meditación natural. En el *Tejo Bindu Upaniṣad*, hay un verso famoso que afirma que una verdadera postura del yoga ocurre cuando la meditación fluye de forma incesante y espontánea, sugiriendo que los āsanas del yoga invitan al cuerpo y a la mente a integrarse. Una práctica de āsana no tortura el cuerpo físicamente, y tampoco distrae la mente. En cambio, el āsana posibilita un refinamiento cada vez más profundo cuando se abarca internamente. Una cualidad consciente y concentrada de la atención se implementa para crear una forma dinámica y alineada. El mismo foco de la mente se utiliza para observar las sutilezas que surgen en todo el cuerpo. Un cierto nivel de meditación crea las condiciones para la postura, y una postura refinada agradece el gesto con el regalo de una meditación fluida. Se produce un rico jugo mediante la práctica rigurosa de alternar entre los patrones opuestos de percepción, técnica y evaluación, al exprimir estos opuestos entre sí. Ocurre algo parecido cuando exprimes una naranja y sale un líquido de color vibrante, una bebida saludable, un aroma exquisito y una deliciosa asimilación estética; el āsana también nos ofrece un "jugo" maduro y multifacético de experiencia. Dentro del contexto de una práctica del haṭha yoga, este es el jugo poderoso o el elixir de la sabiduría (el discernimiento acerca de la verdadera naturaleza del cuerpo) que exprimimos desde el cuerpo físico.

El proceso de exprimir la planta divina del *soma* para el antiguo rito del sacrificio védico ofrece un paralelo interesante de esta experiencia que ofrece una buena práctica del yoga. En sánscrito, la palabra *soma* refiere a un elixir o néctar. (Casualmente, en griego, la palabra *soma* significa "cuerpo".) El elixir soma era una droga con un fuerte efecto psicoactivo o alucinógeno. Después de cortar, limpiar y exprimir la planta para sacar el jugo, todo según un rito preciso, los sacerdotes védicos disfrutarían de la bebida. Los efectos deben haber sido extraordinarios. Capítulos enteros de los himnos védicos, y en particular el noveno capítulo del *Ṛg Veda*, elogian el poder y el éxtasis que resultan de ingerir los jugos de la planta. Hoy, no se sabe a ciencia cierta la identidad de la planta sagrada; es decir, no podemos identificar cuál de las plantas u hongos psicoactivos se usaban como soma, aunque sabemos que crecía en zonas de gran elevación.

En los himnos védicos y en gran parte de la mitología india, el soma se considera un néctar. Todos los dioses, diosas y sabios alababan y buscaban el soma. Después de tomar el soma (dentro de una práctica ritual), uno cantaría himnos védicos, exquisitos y repletos de imágenes psicodélicas, siempre caracterizados por una gran forma poética de rima y métrica. Estas composiciones se recitaban en un sánscrito védico fascinante, profundo y resonante. Se considera, desde la ortodoxia, que cantar estos himnos es una forma de practicar el yoga en sí porque el acto de cantar deja al cantante estimulado, concentrado y alerta mentalmente. El acto de cantar y de enfocarse en las imágenes profundas que aparecían a raíz de la profundidad verdadera de las ideas presentadas en los himnos (en conjunto con el impacto del elixir), les otorgaría a los sacerdotes un grado considerable de discernimiento acerca del significado de los textos.

En el proceso del yoga, abarcamos el cuerpo de la misma forma en la que los sacerdotes védicos utilizaban la planta sagrada que producía el néctar del soma. Mediante los āsanas, literalmente torcemos el cuerpo y lo exprimimos para producir el néctar o el soma del yoga, el cual nos sumerge directamente en una experiencia de la esencia real de nuestras mentes (y, en última instancia), la del universo. No es tan difícil observar el proceso superficial de la mente; está activo en todo momento y se manifiesta en la forma de nuestras conclusiones, símbolos, teorías, y en nuestras formas de comprender y manejar el mundo. Pero, si queremos extraer el jugo y encontrar la verdad, el significado y la felicidad, tenemos que hacer un esfuerzo mayor, cavar más profundamente y encontrar el proceso oculto de la mente que yace lejos de la superficie, envuelto y enredado en el núcleo de nuestro cuerpo. El despliegue de esta conexión más profunda del cuerpo-mente es precisamente lo que ocurre cuando practicamos āsana en el yoga.

Otro aspecto físico importante de la práctica del yoga es prāṇāyāma, los ejercicios de respiración que extienden los patrones del aliento y luego desatan los nudos que restringen la respiración interna, el *prāṇa*. El concepto del prāṇa comprende mucho más que simplemente el aire que respiramos. Es una inteligencia que toma sensaciones de todo el cuerpo y las organiza en patrones para luego presentar esos patrones de sensación y sentimiento a nuestra consciencia. Mediante la práctica de enfocar la atención en esta forma de la respiración que conocemos como el prāṇa, observamos que las sensaciones que surgen en el cuerpo son solamente un fenómeno vibratorio o el prāṇa en sí. Seguimos los polos de la respiración y observamos la transición entre la inhalación y la exhalación y cómo el proceso se vuelve a iniciar. De esta forma nos volvemos cada vez más conscientes de los movimientos de los patrones del prāṇa en el cuerpo. En primera instancia la respiración, y luego los sentimientos y sensaciones se convierten en el objeto de nuestra meditación. Por ende, si tu práctica del yoga consiste exclusivamente en la meditación sentada, el canto de mantras, āsana o prāṇāyāma, descubrirás que el cuerpo es el medio a través del cual encontrarás avenidas interconectadas de consciencia que conducen a una experiencia directa del discernimiento. Este destello puede surgir mediante cualquier forma de la práctica, aunque sea instantáneo. Quizás ocurra al final del canto del sonido oṁ o mientras se hunden nuestros pies en la tierra al practicar una postura del yoga, o al saborear el final de una exhalación en prāṇāyāma. Cuando realizamos estas prácticas, en cualquier momento podemos experimentar una sensación de resonancia dentro del núcleo del cuerpo que facilita la disolución de la mente en el campo que la rodea. Este proceso nos lleva a una experiencia directa del aquí y ahora. Por lo tanto, las prácticas físicas del yoga nos ofrecen algo para observar que resulta inmediatamente accesible, tangible, de espectro amplio, y aparentemente interminable. Pero, más importante, esta experiencia está arraigada en el momento presente y, por lo tanto, es innegablemente transitoria. Apoyarnos en lo que sea que se presente, mientras permanecemos firmemente enraizados en el cuerpo, nos lleva a una experiencia de gran discernimiento. Por este motivo, las tradiciones del yoga atesoran y respetan las prácticas que involucran el cuerpo. Una vez que entramos a la matriz del yoga de esta forma, a través del cuerpo, la mente se satisface porque degustamos la experiencia directa de la naturaleza de la realidad. Mientras seguimos practicando, tocando en cada instancia este punto vital de partida, aprendemos a confiar con mayor facilidad en el proceso de fundirnos en el momento presente. Cuando la mente se siente más a gusto y desarrolla mejor la capacidad de abandonar su necesidad de identificar todas las formas que percibimos como permanentes, entonces empezamos a intuir y a sentir realmente que donde sea que la mente se instale (en un concepto, un sentimiento o una emoción), ese punto particular refleja todo el fondo. De la misma manera que una joya dentro de la red de Indra refleja la totalidad de la red interconectada, así también cualquier punto en el que se detiene la mente se ve como un reflejo de todo el cuerpo, de toda la mente, de toda la creación. Esta observación nos invita, una vez más, a iniciar todo el proceso desde nuestras circunstancias actuales y precisas.

Muchas prácticas iniciales del yoga revelan este proceso profundo, y no es inusual que alguien que acaba de comenzar a practicar tenga una visión profunda acerca de la realidad durante una de sus primeras clases. Luego, por supuesto, este destello de discernimiento termina tan rápidamente como llegó y volvemos a la clase durante años, anhelando que esa misma sensación maravillosa vuelva a presentarse. Pero, como tantas veces ocurre en el yoga (y en la vida, por supuesto), experimentar el momento presente no es algo que haces.

Es algo que simplemente sucede. "Haces" las prácticas para estar suficientemente despierto para poder recibir el discernimiento cuando aparece. Por ende, una y otra vez comenzamos las prácticas desde el lugar exacto en el que nos encontramos. Por ejemplo, *samasthitiḥ* es una postura del yoga en la que simplemente te paras con los pies juntos para conectar con el eje central del cuerpo. Puede que ni parezca una postura del yoga a los ojos de un observador ajeno, pero samasthitiḥ, en realidad, es una postura muy difícil de realizar correctamente. *Sama* significa "igual" y *sthitiḥ* significa "pararse". En esta postura, eventualmente logramos pararnos con equilibrio verdadero, repartiendo el peso de forma equitativa entre ambos lados, desde las partes posteriores a las anteriores. El centro de gravedad desciende, como si siguiera la línea de la plomada[2] justo entre los bordes frontales de los talones. Las raíces de los dedos de los pies se abren, los ojos encuentran una mirada estable y suave para que la atención se pueda mantener firme y equilibrada alrededor del eje central vertical. Es bastante parecido a pararse encima de un mástil, una práctica real (aunque no recomendada) del yoga. Para mantener samasthitiḥ, tienes que prestar excelente atención a lo que estás haciendo. El campo de tu concentración debe ser inteligente y flexible, porque cuando estás en la postura, naturalmente empezarás a tambalear sobre la línea de la plomada. Automáticamente emprenderás ciertos patrones de movimiento muscular para compensar estos pequeños desequilibrios y así volver al centro. La mayoría del tiempo, compensamos

2. Una plomada es una herramienta de medición que se utiliza para determinar la verticalidad de una estructura. Consiste de una cuerda larga con un peso que cuelga del polo inferior. Aquí, el autor emplea este término para describir la verticalidad de la alineación interna y del eje central del cuerpo. [N. de la T.].

excesivamente; nos movemos en una dirección y luego corregimos hacia el otro lado, con un movimiento opuesto que requiere otra corrección opositora, y así sigue el proceso. Terminamos oscilando alrededor del eje central de la misma forma que una planta de legumbres se inclina hacia un lado y luego al otro, trepándose en espiral por un hilo, mientras crece. Las posturas del yoga proveen un campo para nuestra atención para que podamos reconocer y responder inteligentemente a los patrones que se presentan. En samasthitiḥ, podemos observar nuestra tendencia a corregir nuestro movimiento excesivamente o la incapacidad de nuestra mente de enfocarse en la postura, o la tendencia de nuestra respiración de acortar o desconectarse. Los detalles específicos de nuestra observación son menos importantes que el hecho de mantener nuestro foco. Nuestra tarea real es la de observar (corregir, observar de nuevo) y utilizar la técnica y su acción opositora para luego soltar todo con el fin de simplemente estar presentes para recibir lo que sea que se presente. Todo esto ocurre sin las distracciones de sacar conclusiones, proyectar, aceptar y rechazar. Al observar nuestro cuerpo como el campo de nuestra práctica, gradualmente empezamos a ver los procesos y patrones interrelacionados dentro de la mente, el cuerpo y la respiración. Este foco nos permite caer en un estado muy profundo de meditación. La práctica física –ya sea algo sencillo como samasthitiḥ, una postura más compleja como una extensión avanzada hacia atrás o un ejercicio detallado de respiración– es una oportunidad que provee una experiencia en la cual podemos reconocer el cuerpo como una verdadera joya dentro de la red vasta de la experiencia del mundo. Las prácticas físicas se vuelven nuestros propios medios para observar el proceso de cómo nuestra propia inteligencia interactúa con el mundo. Al distraerse, se va flotando en una dirección antes de volver, encorvándose en el otro sentido, dando vueltas, aproximándose cada vez más hacia el ideal de la unión entre los patrones opuestos que constituyen el campo de nuestra atención. Esta forma de la inteligencia permanece en el mero centro de todas las distintas tradiciones del yoga y está reflejada como un proceso fundamental del cuerpo y del proceso básico de la vida misma.

La mente también ofrece un espacio vasto de experiencia donde el foco de la atención se puede apoyar como parte del proceso de discernir acerca de la naturaleza del ser en su estado más puro. Pero, como tenemos que observar nuestros propios pensamientos con nuestra propia mente, puede ser muy desafiante observar este campo particular de experiencia. La función de la mente abarca la representación, la organización, la creación de símbolos, la ubicación del sentido en ciertas palabras y categorías. Una vez cumplidas estas tareas iniciales, la mente vuelve a disponer de todo y a organizarlo. De hecho, la mente adora ordenar todo aquello que considera notable, por dentro y por fuera de las categorías que crea, para que todo "cobre sentido". Sin tener en cuenta el contenido de nuestros pensamientos, dudas, miedos, teorías, o las imágenes de la realidad que fluyen dentro de la corriente interminable de material disponible, la tarea de observar el campo de nuestra propia mente con objetividad puede ser muy ardua. Nos toca observar los patrones, el campo y las conjeturas mentales con el mismo instrumento que creó estos patrones. Esta mente suele no tener consciencia del trasfondo de supuestos que utiliza como materia prima. Es como si el ojo quisiera verse a sí mismo. El ego nace de este enigma y lo adora; florece de este proceso de la mente. Esto ocurre porque el ego es el producto de la confusión o el enredo de la consciencia pura (que uno podría considerar metafóricamente como el cielo despejado) con el contenido de la consciencia (una nube o cualquier cosa que aparece en el cielo). El ego se conoce como el *cit-acit granthi*. *Granthi* significa "nudo" y *cit* describe "consciencia o atención pura". *Acit* significa "aquello que es inconsciente" o la materia prima que se presenta en el momento actual y que podemos percibir. Se crean nudos en nuestras mentes cuando confundimos la consciencia pura con los productos de la mente. La fuente de esta confusión es el ego. En la tradición del yoga, el ego se construye desde una visión ilusoria que nos considera separados del resto del tejido del universo. En un nivel más personal, el ego nace cuando nos consideramos algo que ha sido desgarrado de la estructura de nuestro cuerpo o de las percepciones de nuestra mente, o cuando nos percibimos como separados del resto de la creación.

El ego se manifiesta cuando la mente identifica que nuestra propia experiencia tiene un centro o un ser que es único y ajeno del objeto que estamos experimentando, pero el ego se considera como el sujeto principal. Este ser que construimos mentalmente se toma como el estándar de valor real y de la felicidad de nuestro ser. Descubrimos que el ego esquivo se alimenta desde una necesidad de la certeza. Es así que, incluso en una práctica bien intencionada del yoga, el ego se puede presentar fácilmente si transformamos cualquier aspecto de la práctica en una fórmula que conocemos. El ego quiere hacer esto desesperadamente porque su función primordial trata de reducir todo, incluso la tradición entera del yoga, a una fórmula que puede captar y comprender definitivamente para poder decir "¡Lo sé! Y por lo tanto no hace falta que me haga responsable. Ya está todo dicho y hecho. ¿Ahora qué sigue?". El ego busca reducir la verdad. Incluso quiere reducir a Dios para convertirlo en un sencillo ídolo, para poder limitarlo, y decir "¡Ya está! ¡Entendí!". De esta manera, el ego puede reinar con soberanía por encima de toda la creación. Esto es, por supuesto, una extensión perversa del proceso saludable y beneficioso de lo que el ego realmente es: un punto de referencia desde el cual se puede iniciar la observación para así mantener la salud del cuerpo y la mente en relación con su ambiente. Pero, en un pestañeo, el ego distorsionado se alista para ser el rey del cuerpo, la mente, todos los demás, y eventualmente, toda la creación; esta última ambición es el fin absoluto de todo ego descontrolado. La historia humana nos demuestra, una y otra vez, que esto puede ser problemático.

Entonces, en nuestra práctica del yoga tenemos que hacer una ofrenda continua de compasión hacia la inteligencia de nuestro propio ego. Debemos practicar de una forma que nos habilite el discernimiento acerca de la unión del cuerpo y la mente, de la inhalación y la exhalación, la torsión principal y la torsión opositora, para poder experimentar la fusión de nuestra forma con aquello que percibimos naturalmente como el fondo: vemos que nuestro ser está separado del resto. Nuestro ego existe porque lo podemos separar del fondo, y nuestra práctica se vuelve una ofrenda constante del nudo sagrado del ego para que pueda volver a su raíz dentro del cuerpo y la mente, para que el ego pueda relajarse, tranquilizarse y permitir que nuestra inteligencia innata se asome. Así, se empieza a desarmar el nudo que ata al ser a lo que no es el ser, el lazo que confunde la consciencia pura con el inconsciente. Pero es muy difícil mantener este aspecto complejo y huidizo de la práctica, porque la mente y el ego siempre están listos para meterse con entusiasmo y organizar, caracterizar y "saber" todo para seguir. Por ejemplo, el cuerpo resulta infinitamente más complejo y rico que los mapas y teorías que la mente y el ego dibujan para representarlo. Nuestras teorías y los patrones que reconocemos como el cuerpo nos ayudan hasta un cierto punto. Pero al fin y al cabo, las tenemos que soltar para que no se conviertan en nudos en los que nos enredaremos mientras interactuamos física y mentalmente con el mundo. Es importante comprender y clasificar, pero es de igual importancia soltar cada una de estas herramientas de organización en el momento justo. De la misma manera que sabemos que un mapa que observamos no es el territorio real que representa, así también sabemos que la obra de nuestro ego y la mente no es la suma de todo. Los mapas son extremadamente útiles y sin ellos podríamos perdernos, pero ningún mapa puede describir la totalidad del territorio. Imagina que fueras capaz de crear el mapa perfecto. Si tuvieras un mapa así, comprenderías todo: todas las rutas, las calles, las colinas, los valles. De hecho, el mapa perfecto no sería solamente de las calles sino también de la topografía, y sería tan detallado y misterioso como las configuraciones de los granos de arena del territorio mismo. Tendrías el mapa más perfecto del mundo, pero no podrías plegarlo para llevarlo en la guantera del auto. Sería bastante difícil de utilizar. Este es el problema inherente a los mapas. Son maravillosos y útiles pero ningún mapa es el territorio que representa. De la misma forma, el yoga no es una búsqueda de la omnipotencia, como el ego quiere hacernos creer. De lo contrario, nos libera de la misión interminable y para siempre incompleta que el ego emprende en busca de la omnipotencia. Paradójicamente, el sendero que nos lleva hacia esta libertad se radica en la capacidad de trazar un camino teórico hacia el conocimiento, el poder y la interconexión con nuestro entorno. Tenemos que estar dispuestos a borrar este bosquejo para luego crear otro mapa, cultivando niveles cada vez más sutiles de conocimiento.

La esencia de toda práctica (āsana, prāṇāyāma, meditación o el estudio filosófico) consiste en el acto de crear un marco que contiene la forma para luego rearmarlo. Es un proceso dialéctico que nos permite experimentar la naturaleza universal o el metapatrón de lo que sea que observamos desde la práctica. Al dar un paso hacia atrás, podemos ver que la práctica nos deja observar lo que se presenta y nos ofrece la capacidad de soltar el marco a través del cual estamos mirando. De esta manera, la práctica nos lleva a profundizar (si es que la seguimos) en una observación cada vez más detallada de la naturaleza del objeto. Esa esencia básica es una plenitud interconectada, una apertura que revela la naturaleza de la consciencia pura en sí. En última instancia, esto es lo que hacen todas las prácticas del yoga: nos abren el centro del cuerpo y el corazón, las raíces de nuestro ombligo, y el mecanismo interno de nuestra mente. Este proceso nos conduce hacia el misterio escondido en nuestras profundidades, al verdadero soma interior, aquello que ilumina la naturaleza verdadera del ser. Esta percepción es el producto de dibujar un círculo para luego borrarlo, de enmarcar un objeto para poder observarlo antes de dar un paso para atrás y volver a crear el marco. Todo esto es similar al proceso de reflexionar sobre un problema, pero esta metodología es más penetrante y concentrada. En algún momento, abandonamos el intento de crear cualquier tipo de marco, y el objeto mismo simplemente proyecta su propia luz, libre ya de cualquier cobertura conceptual u otras prácticas. Cuando practicamos yoga, rápidamente nos topamos con una paradoja: nuestro mantra, nuestro concepto de Dios, nuestro espacio sagrado, nuestro sistema completo, nuestra devoción unidireccional o nuestra concentración en cualquier punto, ninguno de estos sistemas se puede contener a sí mismo. El método, el objeto, el marco son todos útiles para la concentración; pero son contingentes, herramientas temporarias de conveniencia. Estas estructuras no se pueden enmarcar a ellas mismas y por ende se convierten en obstáculos, como pequeños egos o ídolos que debemos descubrir como tales. Imagina que tu casa estuviera plagada de bolsas de plástico (símbolos de un exceso de conceptos, categorías, y técnicas). Entonces, un día decides levantarlas y meterlas todas en una gran bolsa de plástico. Pero todavía te queda una bolsa de plástico. ¿Qué haces al respecto? La próxima vez que te encuentras metiendo bolsas de plástico dentro de una gran bolsa de plástico, te puedes preguntar: "¿Esta es la bolsa de plástico de todas las bolsas de plástico? ¿Cómo la meto dentro de sí misma? ¿Se puede autocontener?".

Encontramos este tipo de paradoja de autorreferencia cuando nos aferramos a cualquier fórmula única desde la mente o si nos limitamos a una técnica única dentro de nuestra práctica (al permitir que el ego desarrolle un vínculo especial con la técnica que sea). La paradoja se presenta porque eventualmente descubrimos la naturaleza incompleta de nuestra idea o abordaje. Mientras tanto, otro punto de vista se asoma desde el trasfondo. Cuando se presenta una paradoja se crean las condiciones ideales para el discernimiento, y toparse con una es considerado un augurio muy auspicioso, aunque no siempre tan cómodo. Mediante una práctica constante del yoga, puedes descubrir eventualmente que un misterio yace debajo de la práctica y que se anuncia en tu consciencia a través de un dilema. Sin embargo, ocurre con demasiada frecuencia que es en este momento (cuando nos chocamos con una paradoja) que nos retiramos de la práctica. Desviamos nuestra atención de los sentimientos, los pensamientos o las sensaciones que surgen a raíz de un dilema, o buscamos otra práctica en la que no tendremos que enfrentar la maravilla de la paradoja. Surgen patrones para distanciarnos o apegarnos a ciertos aspectos de la práctica del yoga, y habitualmente reflejan hábitos similares que aparecen en otras facetas de nuestras vidas: la forma en la que evitamos o nos apegamos a los demás, la comida, nuestro trabajo, el dinero, la sociedad, la política, ciertas filosofías y hasta nuestro gusto estético. Uno de los valores de una práctica del yoga es que nos enseña la capacidad de observar los patrones fundacionales de pensamiento, sentimiento y sensación que surgen en el cuerpo mediante la práctica. Gradualmente, esta habilidad perceptiva opera en otras áreas de nuestra vida y nos volvemos expertos en simplemente observar las cosas mientras cambian. Con el tiempo, podemos observar, sin reaccionar, nuestros patrones profundos de negación y de apego que generan confusión y sufrimiento en todo lo que hacemos: sin aferrarnos a estos hábitos y sin rechazarlos. Lentamente, la práctica del yoga expone estos patrones de raíz que yacen debajo del tejido complejo de nuestra existencia. Por ende, la práctica impacta en todo lo que hacemos y en cómo nos relacionamos con nuestro entorno.

Cuando reflexionamos sobre el mundo o los demás, lo hacemos desde sensaciones que surgen en el cuerpo. Esto no es una obviedad inmediata, pero si te sumerges en tus pensamientos de forma meditativa, resulta claro. Imagina el centro del cuerpo como un conjunto de diapositivas para una presentación y que las diapositivas no son solamente como imágenes de nuestra forma de ver las cosas, sino que manifiestan de qué manera hablamos, nos movemos y nos comportamos. A través del poder de nuestra atención o consciencia, proyectamos sobre el mundo las diapositivas de los múltiples patrones profundos de nuestra percepción. La capacidad para descubrir este principio proyectivo, el cual está impregnado por nuestra tendencia a sentir apego o repulsión por distintas sensaciones físicas, es una valiosa herramienta para comprender que el mundo es un tesoro que recibimos. Sin embargo, percibimos este tesoro a través del método personal de organización de nuestras "diapositivas". Por ejemplo, si has observado a músicos en acción, habrás notado que la mayoría tiene patrones particulares de sostener el cuerpo al entrar profundamente en la música. Estos hábitos corporales los ayudan a concentrarse profundamente en el sonido. Algunos sacan la lengua hacia el costado, otros se muerden el labio, hacen muecas extrañas o empiezan a golpear un pie contra el suelo con intensidad. Estas expresiones físicas externas fijan un patrón corporal de sensación para así sostener el foco de la mente del músico. Todos hacemos esto en la vida cotidiana, aunque de una forma menos notable: al deambular por la calle cuando estamos nerviosos, hablar en voz alta cuando nos sentimos audaces, cerrar el pecho cuando el trabajo nos sobrepasa o apretar la mandíbula cuando discutimos con otro.

Cuando practicamos el yoga, cultivamos la capacidad de enfocar la mente para que, mientras nos disponemos en varias posturas físicas, empecemos a notar los patrones habituales de cómo sostenemos el cuerpo desde adentro, de la misma forma que podríamos observar los patrones que manifiestan los músicos cuando tocan sus instrumentos. Digamos, por ejemplo, que estás realizando una torsión en tu práctica del yoga. Al adentrarte en la postura, tu atención se profundiza y observas los procesos que ocurren en tu cuerpo y mente. También puedes empezar a explorar los diferentes movimientos que haces habitualmente y las teorías que sostienes con respecto a la composición de una postura en particular. Revuelves estos pensamientos, sentimientos y sensaciones hacia un lado y de nuevo hacia el otro, de la misma manera que podrías batir mantequilla de la forma tradicional, introduciendo estos conceptos mentalmente en la postura para luego sacarlos y volver a mezclar todo. Mediante el proceso de permanecer en la postura, experimentas sensaciones desconocidas, patrones que revelan un condicionamiento que habita el cuerpo desde lo profundo. Puedes experimentar sensaciones de apego o de repulsión en relación a lo que sea que surja. Estos patrones y sensaciones habituales se llaman *saṁskāras*. "*Sam*" significa recolectar y "*kara*" refiere a actividades y hechos (en este caso, las cosas que se realizan o ciertos patrones). Los saṁskāras son los patrones de base que se recolectan para formar patrones universales que luego se almacenan en las profundidades del cuerpo. La estructura de nuestro ego está ligada íntimamente a estas configuraciones inconscientes y cualquier práctica digna del yoga nos lleva directo al corazón de nuestros saṁskāras; nos hunde en los bolsillos más hondos de nuestros hábitos. Cuando nos enfrentamos a nuestros saṁskāras, la mayoría de nosotros siente el impulso de mirar hacia el otro lado: "¡Cualquier cosa menos esto!". Queremos correr lo más rápido posible en la dirección opuesta para no lidiar con nuestros patrones habituales de percepción y reacción, ya que estas respuestas crónicas son tanto familiares como cómodas.

De alguna forma, nuestros saṁskāras son muy funcionales porque nos permiten procesar y reaccionar a nuestras percepciones sin la exigencia de implementar la energía y la atención real que requieren la observación y la evaluación de un fenómeno nuevo que se presenta. Somos animales de costumbres y cada uno de nosotros tiene su forma de observar el mundo y a nosotros mismos: formas que seguramente se asentaron hace tiempo. Estos patrones de percepción son el resultado de aferrarnos a ciertas cosas que creemos que necesitamos o que deseamos. De la misma manera, se basan en el acto de rechazar aquellas cosas que consideramos inútiles o dañinas. Muchas veces, se radica una suerte de ansiedad en las profundidades del cuerpo que luego se asoma a la superficie de nuestra experiencia consciente; eso se debe a nuestros preconceptos acerca de lo que está bien o mal, correcto o incorrecto, necesario o innecesario. Esta ansiedad emerge porque se presenta una visión genuina de lo que realmente está pasando en el momento presente, pero está teñida por nuestras formas rutinarias de percepción (nuestros saṁskāras). Por lo tanto, una gran parte de nuestra vida se dedica a evitar esta corriente subterránea de ansiedad que aparece cuando superponemos una máscara de felicidad o tragedia por encima de lo que experimentamos en un nivel más profundo, el momento presente. Con práctica, aprendemos a observar estos instantes fugaces de ansiedad antes de que los hábitos engañosos de la mente los tapen. El contenido de nuestra observación puede ser maravilloso, luminoso o feliz, o podría ser absolutamente miserable, pero sin embargo logramos permanecer allí presentes para mirarlo con una mente y un corazón abiertos. Esta es la base absoluta de la práctica. Es el arte de entrenarnos para observar la presentación de la mente, del *vṛtti*, de lo que sea que aparezca y pasee por nuestra atención consciente.

Al pulir esta habilidad de percepción en nuestras prácticas de āsana, prāṇāyāma y meditación, eventualmente descubriremos que estas prácticas son infinitamente más ricas de lo que quizás hemos sospechado. Comprendemos que el poder de la observación clara es mucho más importante que realizar una profunda extensión hacia atrás, de aguantar la respiración durante cinco minutos o cantar de memoria un texto antiguo en su versión completa. Notaremos que con práctica adquirimos cada vez más destreza en observar el contenido de la mente antes de proyectar su patrón externamente hacia nuestros cuerpos y el mundo. Más importante aun es el acto de observar los vṛttis mientras se manifiestan. De esta manera, somos testigos de lo que está surgiendo realmente, a pesar de los saṁskāras que nublan nuestra percepción. Inmersos en este tipo de observación "en el momento" (una técnica esencial en cualquier práctica del yoga), lentamente comenzamos a atravesar las formas más profundamente arraigadas e íntimas de condicionamiento que nos mantienen atascados en las circunstancias dañinas, inefectivas e infelices de nuestra vida. Ocurre este hallazgo cuando comprendemos que nuestras formas condicionadas de percibir el mundo no son solamente hábitos de la memoria (como si nos acecharan los sueños) sino que también son patrones físicos dentro del cuerpo que han echado raíces en nuestra piel y en las capas más profundas de los patrones musculares en nuestro cuerpo. Cuando experimentamos de forma directa la conexión íntima entre nuestra mente y nuestro cuerpo físico, nos podemos relajar y reentrenar el cuerpo. Este abordaje nos ayuda a recibir lo que sea que se presente, en lugar de reaccionar de una forma rutinaria y correr el riesgo de perder la esencia del momento presente. El acto de observar el vṛtti mientras aparece (la presentación inmediata que ocurre en la mente) y, a la vez, la capacidad de resistir la tentación de aceptarlo o rechazarlo crea un efecto profundo sobre los patrones impregnados en el cuerpo. Al iluminar cualquier aspecto de lo que percibimos con la luz ininterrumpida de nuestra atención, nuestros saṁskāras gradualmente se van desarmando y ya no identificamos inconscientemente cualquier sentimiento que almacenamos en las profundidades de nuestro cuerpo: una acción que habitualmente ha servido como un catalizador para ese sentimiento, en conjunto con la presentación de la mente. Este proceso desenreda nuestra experiencia de una forma que resulta emocionante y dichosa. Nos ayuda a soltar todas las tensiones antiguas, las ansiedades y las experiencias incompletas que se han acumulado a lo largo de nuestra vida.

El proceso funciona porque, al observar algo, le brindamos espacio. Esto significa que temporalmente suspendemos nuestro deseo incesante de conocerlo, empaquetarlo o compararlo con otras cosas. Momentáneamente, desprendemos lo que sea que estamos percibiendo de la etiqueta que le solemos poner automática o habitualmente con el afán de seguir de largo y evitar experimentar su presencia plena. Cuando creamos espacio alrededor de algo (una idea, un ser, un hecho), practicamos la fisiología de la bondad y ofrecemos la estructura de la compasión. Este es un gesto de respeto hacia el objeto que sea y que honra el entorno desde el cual el objeto surge. Cuando prestamos atención de esta manera a lo que se presenta, generamos algo que se llama *tapas* o “calor”. Este calor no es necesariamente físico; es un ardor metafórico, un despertar hacia aquello que realmente está sucediendo dentro de la mente o de las percepciones. Cuando la gente experimenta tapas por primera vez, muchas veces aparece una sensación de incomodidad, un deseo de esquivar la profunda autenticidad de la situación. Es como si los bordes de la vida fueran consumidos por un incendio. Pero si logramos perseverar en nuestra práctica de observación, si no salimos corriendo cuando llegamos al punto en el que tapas aparece inicialmente, entonces podemos discernir con mucha claridad que todas las cosas sí cambian. Más allá de comprender esto conceptualmente, podemos experimentar el impacto que ejerce este principio de transformación dentro del cuerpo. Lo sentimos en nuestras sensaciones físicas más profundas, en el mero centro del cuerpo. Cuando percibimos el cambio de esta forma y luego actuamos conscientemente en relación a las circunstancias que se presentan, podemos soltar nuestros saṁskāras sin rechazarlos, más bien apreciando su esencia. Así, aprendemos a interactuar de una forma más integrada y completa con aquello que surge. No importa si se trata de un patrón antiguo de pensamiento o sensación o si aparece una percepción totalmente nueva. Por otro lado, cuando nuestras acciones son inconscientes, motivadas por nuestros saṁskāras, buscamos atrapar ciegamente las cosas a nuestro alrededor y actuamos de manera impulsiva o inapropiada, agravando o ampliando nuestros problemas.

Cuando practicamos el yoga de la observación y prestamos mucha atención a algún objeto (el que sea), se produce un residuo de lucidez y alivio que se nota en la respiración y que se siente en el cuerpo. Es similar a las sensaciones que experimentas cuando has luchado para comprender algo y luego de repente lo "captas"; o reconoces el sentimiento que te atraviesa cuando te has engañando con respecto a algún tema y finalmente confiesas la verdad. La sensación que aparece es de un gran alivio, apertura, frescura y dicha. Podemos experimentar este proceso cuando prestamos atención plenamente a las cosas mientras surgen. Por ende, las percibimos directamente, en lugar de distorsionar nuestra facultad de la observación o al imaginar que las cosas son como deseamos que sean. La observación simple y clara nos permite atravesar las capas de nuestra programación, nuestro preconcepto y la percepción rutinaria. Cuando se suspenden nuestros saṁskāras, en lugar de sentir ansiedad debido a la tensión entre nuestras proyecciones y la verdad, podemos experimentar una sensación de alivio profundo dentro del cuerpo: el sentimiento glorioso del residuo de la verdad. Es, en realidad, bastante sencillo de comprender. Mientras progresamos en nuestra práctica del yoga, podemos observar que a veces somos capaces de observar con detenimiento, sin sentir el poder de nuestros patrones habituales. De la misma manera, nos damos cuenta de los momentos en los que nos toman por completo nuestros viejos hábitos mentales y corporales. Gradualmente, entrenamos tanto al cuerpo como a la mente para mantenerse despiertos y, poco a poco, desarmamos el circuito cerrado de los hábitos que nos opacan y nos atascan en la rutina de nuestro propio sufrimiento. Cultivamos la capacidad de observar claramente en lugar de implementar una mano dura para aplastar los impulsos que manejan nuestros saṁskāras. Es totalmente normal generar respuestas automáticas a los estímulos mientras aparecen. Por lo tanto, nuestro trabajo y nuestra práctica se dedican a cultivar la capacidad de no reaccionar, proyectar o superponer nuestras ideas preconcebidas. Nuestro propio cuerpo, el cual está inmediatamente accesible en todo momento, se convierte en un laboratorio de nuestra atención: un campo para explorar la verdad de nuestra propia existencia para que, simbólicamente hablando, el cuerpo se convierta en un templo de la más amplia consciencia.

3

El proceso del haṭha yoga: la unión del sol y de la luna

suṣmnāyai kuṇḍalinyai sudhāyai
candrajanmane
manonmanyai namastubhyaṁ mahāśaktyai
cidātmane

Saludos a la Suṣumnā, a la Kuṇḍalini,
y al néctar que nace de la luna.
Saludos a ti, la mente Unmani,
a la gran śakti, al Ser inmaculado
de la consciencia sin contenido.
—*Haṭha Yoga Pradīpikā*, IV. 64

El epígrafe al comienzo de este capítulo es una serie de saludos que nombra primero a la suṣumnā nāḍī, aquel canal ubicado a lo largo del eje central del cuerpo y que es considerado como el gurú. El verso luego ofrece saludos a la *kuṇḍalinī*, la energía de la consciencia pura que duerme con forma enroscada y que atraviesa este canal central cuando se despierta. A continuación, se ofrecen saludos a la *sudhā*, o el néctar, que fluye de la luna ubicada en el fondo del *sahasrāra* o el chakra del loto de mil pétalos que se encuentra en la coronilla de la cabeza. Este canto ofrece saludos al ser que esfuma la mente, facilitando la liberación de las construcciones mentales. Por último, se ofrecen saludos a la *mahāśakti*, el gran poder del universo y quien representa la inteligencia pura del ser o la esencia del ser. Contemplar el despertar de la suṣumnā nāḍī en estos términos define todo el propósito de la práctica del haṭha yoga.

Cuando practicamos yoga, el cuerpo se despierta. Enfocamos la mente en los diferentes campos de sensibilidad, y este proceso despierta el centro del cuerpo, el cual nos permite experimentar sensaciones intensas. Esta es la conexión cuerpo-mente. Cuando reflexionamos sobre algo en un nivel profundo, creamos un patrón físico, o una combinación de sensaciones dentro del cuerpo, que nos ayuda a sostener ese pensamiento. Mediante este proceso, asociamos ciertas cosas del mundo externo con sensaciones específicas y sentimientos de base que residen en las profundidades del cuerpo. Esta dinámica resulta un poco arbitraria: conectamos los componentes externos e internos en nuestra mente subconsciente y fijamos la asociación. Esta respuesta tiene una cualidad pavloviana; después de vivir durante mucho tiempo fuera de la casa donde nos criamos, entramos en la cocina de nuestra madre y empezamos a babear. Puede suceder que el cuerpo pierda su brillo y sensibilidad debido a los conceptos, abstracciones, deseos, miedos y experiencias antiguos que se han asentado allí para crear patrones de sensación. Empezamos a creer que estos patrones son auténticos, en lugar de reconocerlos como asociaciones con experiencias o pensamientos previos. Cuando esto ocurre, estos patrones preestablecidos siguen generando pensamientos estancados y reacciones automáticas. Nuestro pensar se limita y se contrae nuestra percepción de sentimientos y sensaciones inmediatos a un nivel tal que nuestros cuerpos se convierten en formas disecadas que dejan de manifestar su verdadero potencial ilimitado.

Enraizado en las prácticas físicas, el sistema del haṭha yoga recorre el cuerpo con un peine fino, tirando de ciertos hilos para despertar diferentes sensaciones y sentimientos internos, estimulando campos y espectros enteros de sensación y sensibilidad que han permanecido dormidos durante años en la base del cuerpo. Gradualmente, podemos separar nuestros patrones de sentimientos y sensaciones estancados que están asociados con el pasado (saṁskāras) de los sentimientos y sensaciones que surgen como respuesta a lo que estamos experimentando en este momento, aquí y ahora. Aprendemos a implementar este discernimiento en todo el cuerpo: desde las puntas de los dedos de nuestros pies a los dedos de nuestras manos, por el largo de la columna vertebral y hasta la coronilla de la cabeza. Cuando practicamos yoga, descubrimos que se despiertan todos estos campos de sensibilidad, los cuales penetran el cuerpo entero como los filamentos diminutos dentro de una flor. Cada pensamiento, cada movimiento de la mente viaja a través de estas fibras sensibles que recorren el centro del cuerpo.

La forma en la que sostenemos y movemos nuestros cuerpos refleja una historia de patrones de percepción, de nuestros pensamientos acerca del mundo, de mapas mentales que trazan territorios dentro y fuera del cuerpo, así como patrones de movimiento y las devoluciones que recibimos al respecto. La materia prima de nuestro cuerpo lleva nuestra historia mental y emocional impregnada en sus células y, mientras sigue vivo, el cuerpo nos ofrece lecciones y hasta oportunidades para sustraer la libertad y la comprensión desde la confusión mental. La práctica del āsana, cuando se realiza conscientemente, es un miniteatro de la mente y el corazón, que enseña verdades viscerales e intelectuales a quien puede prestarles atención. Por ejemplo, un principiante comienza a practicar la postura del triángulo al seguir instrucciones sencillas: "Separa las piernas por la distancia de una pierna. Gira el pie derecho hacia el costado y alinéalo con el borde anterior del talón del pie de atrás. Inhalando, levanta los brazos y luego, exhalando, estírate a través del brazo derecho y rota la pelvis para que puedas apoyar la mano derecha en el suelo, cerca del tobillo derecho; o toma el dedo gordo del pie derecho con los dedos del medio e índice.". Estas instrucciones verbales, aunque precisas, funcionarían mejor con una demostración física o, por lo menos, un dibujo o ilustración de la postura. La dificultad es obvia. Aun con instrucción personalizada, es difícil transmitir esta técnica. Resulta más difícil todavía comunicar los desafíos del trabajo conjunto entre la inteligencia y la técnica para convertir el āsana en un manantial trasparente de meditación y discernimiento.

Cada giro, cada espiral, cada extensión eventualmente tiene que encontrar su giro opositor, espiral opositora, extensión opositora o flexión; estos movimientos a veces son intensos, otras veces resultan sutiles. En el momento justo, cada instrucción o técnica requiere una instrucción o técnica opositora para crear apertura y equilibrio. En la medida en que el samādhi puede surgir espontáneamente, la observación consciente se puede cultivar gradualmente en āsana. Practicamos para que se puedan observar, desde un plano mental, nuestras teorías sobre las técnicas y los apegos sectarios y políticos que establecen (hasta nuestra necesidad de comprobar una teoría teísta o metafísica) desde una perspectiva imparcial. Así podremos reconocer todos estos fenómenos como partes inherentes a sus contextos. El peine fino de la práctica de āsana hará visible los nudos y enredos de los errores de percepción del pasado y el presente, así como su capacidad de mantenerse enraizados en los patrones que se sostienen en las profundidades del cuerpo. Aquello que describimos como la alineación consiste en la acción de balancear e interconectar los opuestos en distintos niveles; esto empieza desde los patrones de movimiento muscular en una oleada plena de respiración y continúa por las capas aun más sutiles del cuerpo y la mente. La alineación es una llama constante de la inteligencia.

Desde una práctica de āsana bien alineada, empezamos a reconocer que nuestros sentimientos y sensaciones están conectados integralmente con la respiración. Se dice que la mente y el aliento interno se mueven juntos como dos peces que nadan en tándem. Cuando la mente se mueve de una forma particular, el pez del aliento interno se mueve en conjunto con ella, atravesando el núcleo del cuerpo y topándose con sensaciones y sentimientos profundos en el camino. De la misma manera, si el pez interno de la respiración se mueve de una cierta manera, este estimula o despierta patrones asociados con el pensamiento o la imaginación que se encuentran en la mente. La conexión entre estos dos peces forma un axioma básico que utilizamos para la práctica del yoga: la unión de los opuestos. Un pez se llama prāṇa, el aliento interno. Prāṇa es la manera en la que moldeamos sensaciones y sentimientos para que tomen formas reconocibles. El otro pez se llama *citta*, o la mente. Se dice que cuando o prāṇa o citta vibran, el otro realiza el mismo movimiento. Si logramos tomar consciencia de las vibraciones de cualquiera de los dos, prāṇa o citta (o mejor aun, si podemos controlar uno de los dos), entonces podemos ejercer dominio sobre el otro. Esta relación entre la mente y la respiración es el truco más elemental, el "secreto" de la práctica profunda corporal que se llama haṭha yoga; al modelar y estirar, y por consecuencia liberar la respiración, podemos liberar la mente. A través de las prácticas del haṭha yoga, podemos empezar a identificar los procesos fisiológicos que se establecen en las raíces de nuestra mente. Por supuesto, esta mente genera sufrimiento, pero ella misma nos ofrece salvación. A través de la mente, si desenredamos los patrones físicos que habitan el cuerpo de sus travesuras psíquicas, podemos permitir que el cuerpo y la mente funcionen en conjunto de forma más inteligente. En lugar de perpetuar nuestro propio sufrimiento, con el tiempo podemos forjar nuevos caminos que nos liberarán del sufrimiento.

La postura del triángulo (2)

En la postura del triángulo, *trikoṇāsana*, existen muchos movimientos y fuerzas estructurales opositores que se unen para despertar la inteligencia tonificada en el suelo pélvico, cuyo centro se representa como un triángulo en la tradición tántrica. Los patrones espiralados que rotan internamente luego irradian hacia afuera y se involucran con el prāṇa, que controla la inhalación. Los patrones espiralados que rotan externamente luego se contraen de nuevo hacia el centro y están asociados con el apāna, que rige la exhalación. El prāṇa y el apāna se equilibran, interactúan y se exprimen juntos para crear el movimiento interno y meditativo de la postura. Los ojos se estabilizan para sostener una mirada suave (dṛṣṭi) y los oídos se abren para otorgar espacio a todos los otros elementos del cuerpo. Cuando la alineación de una postura adquiere la sintonía correcta, es fácil seguir el eje central del cuerpo en su trayecto hasta atravesar la coronilla. De esta manera, la postura y su residuo conducen al practicante a un estado de meditación profunda.

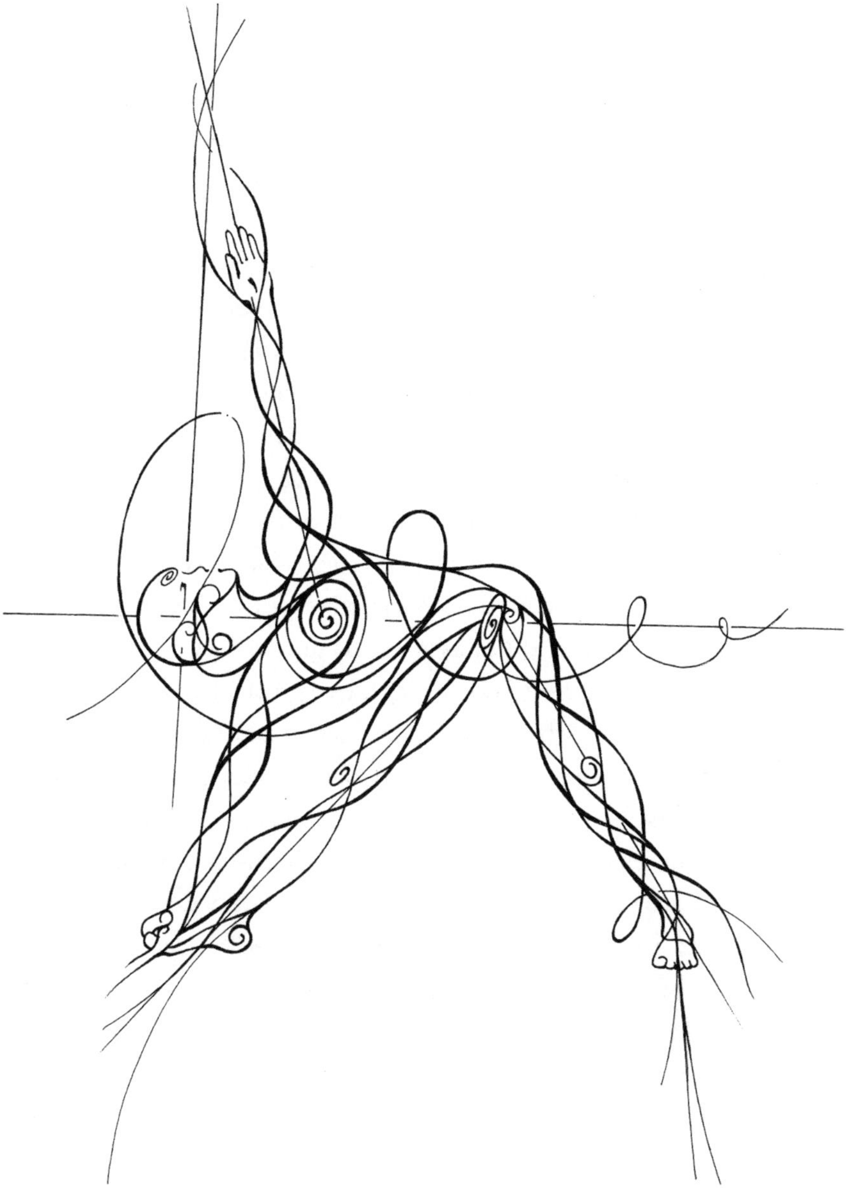

El aliento interno, el prāṇa, se considera como el sustrato de toda sensación y sentimiento; es el medio a través del cual se presenta toda la experiencia del cuerpo. Existen muchas subdivisiones del prāṇa que describen el rango amplio de los movimientos y patrones que realiza dentro del cuerpo, pero hay dos variantes cuya importancia es sobresaliente en nuestra práctica del yoga: el prāṇa y el apāna. El prāṇa es el patrón físico de aquello que se eleva, florece y se extiende. El opuesto directo del prāṇa es el patrón de apāna, un movimiento que desciende, contrae y enraíza. (Vale notar que la palabra *prāṇa* se utiliza para describir tanto el patrón de la inhalación como la idea general del aliento interno. Esto a veces genera confusión.) Si imaginas un árbol, puedes visualizar un sistema similar: la unión de un patrón expansivo (asociado con el prāṇa) con un patrón que arraiga (asociado con el apāna). Las raíces que profundizan en la tierra encuentran los nutrientes necesarios para el crecimiento y la supervivencia del árbol. Gracias a esta capacidad de echar raíces y alimentarse de la tierra, la copa del árbol puede expandirse, ya que las hojas y flores del árbol están expuestas al aire, la luz del sol y el cielo abierto. Sin la estabilidad y el alimento que las raíces proveen, es imposible que la parte superior del árbol se expanda, y sin la expresión de vida en la copa del árbol, el enraizamiento no tiene sentido. Sin la inspiración para crecer, no se estimula el deseo de atravesar la tierra y enraizar. Los dos patrones se necesitan íntimamente. Se dice que el apāna reside en el corazón del prāṇa y que en el corazón del apāna reside el prāṇa. Son como dos amantes, el yin y el yang en el sistema chino del Tao; cada uno habita el corazón del otro, pero en realidad, son inseparables. De una forma similar, podemos separar las ideas del prāṇa y el apāna en la mente para poder conceptualizarlos, discutir acerca de sus esencias o experimentarlos, pero así como se dividen las raíces de la copa del árbol únicamente para que nuestras mentes puedan comprender sus diferentes funciones, el prāṇa y el apāna nunca se separan verdaderamente.

Se considera que el apāna reside en el chakra *mūlādhāra* (que se encuentra en el perineo) y se dice que se enrolla con forma de espiral para ser almacenado como un grano o una semilla en el punto central del suelo pélvico. Se estima que el prāṇa mora en el centro del corazón, el chakra *anāhata*. Al seguir la corriente de tu respiración, es posible identificar la naturaleza de estos dos aspectos de la respiración y también sentir sus puntos de apoyo dentro del cuerpo. Cuando inhalamos, experimentamos físicamente el patrón expansivo, ascendente y extenso del prāṇa. Si simplemente te observas internamente y sigues el flujo del prāṇa mientras tomas una inhalación plena, larga y consciente, notarás que el patrón se inicia alrededor del ombligo. Mediante el proceso de la inhalación, surge una sensación de ascenso y ensanchamiento que se vuelve plena y amplia mientras la respiración se expande por los bordes del diafragma. Este patrón espacioso aumenta, se extiende y florece mientras sube hacia el corazón; en esta instancia, muchas veces estimula al corazón, y como consecuencia, la mente se vuelve errante. Hay un momento al tope de la inhalación cuando el árbol de la respiración alcanza el auge de su florecimiento, y de repente todo cambia y el patrón del apāna asume el control. Gradualmente, la respiración se relaja y las sensaciones expansivas asociadas con el prāṇa son reemplazadas por un impulso de retracción hacia el centro del cuerpo. En esta etapa, se produce un descenso, una estabilidad y un enraizamiento que ocurren mientras la exhalación se concentra en dirección al suelo pélvico para radicarse allí, sujetando el cuerpo y la mente a la tierra. Pensar en las estaciones del año es una forma útil de comprender el vínculo entre el prāṇa y el apāna. El comienzo de la inhalación es como el inicio de la primavera, rebosante de vida nueva: las plantas muestran sus brotes y los arboles florecidos están cubiertos de hojas delicadas. Mientras los capullos o los árboles se aproximan a su máxima expresión del florecer, abejas entusiasmadas los rodean y predomina una gran sensación de optimismo, de la fuerza de la vida. Pronto, la estación empieza a cambiar. Llega el verano y luego se va. Mientras madura la fruta y se acerca el otoño, la savia del árbol vuelve hacia el tronco y las plantas se estabilizan en la tierra, señalando la transición hacia el momento en el que la presencia de raíces profundas toma una importancia primordial. Las hojas y las flores empiezan a caer hasta que desaparecen en pleno invierno; todo pulso vital se esconde bajo tierra. Después de un cierto tiempo, la primavera se hace notar cuando los primeros bulbos atraviesan la tierra congelada, los árboles comienzan a despertarse y los primeros indicios de brotes aparecen en las puntas de las ramas. Este patrón cíclico de expansión hasta el máximo florecimiento, seguido por un enraizamiento en la tierra (de lo que podríamos entender como nuestra atención), es una forma de comprender el vínculo entre el prāṇa y el apāna en nuestros cuerpos.

El proceso primordial del haṭha yoga nos invita a explorar profundamente esta relación entre la inhalación y la exhalación, a descubrir la raíz del apāna que reside en el prāṇa y la expansión del prāṇa que habita el apāna. Hacemos esto inicialmente al observar y cultivar los patrones opuestos fisiológicos que constituyen el cuerpo. Cuando inhalamos y se manifiesta naturalmente el patrón expansivo del florecimiento, permitimos que nuestra atención se establezca en la raíz del cuerpo; la respiración se arraiga en el perineo y tomamos contacto con las piernas y los pies, los cuales son extensiones del suelo pélvico (que a su vez nos mantienen conectados con la tierra). En lugar de dejarnos llevar por una de las ramas metafóricas del "árbol" que se presenta en la inhalación, nos enfocamos en las raíces del patrón respiratorio. Luego, mientras exhalamos, cuando el patrón estable del prāṇa se vuelve dominante y nos podríamos distraer con la exhalación, dejamos que la mente permanezca en el centro del corazón para mantener la consciencia del patrón florecido del prāṇa que aún reside en el cuerpo y así disfrutar el proceso. Esto ocurre hasta que llegamos al final de la exhalación y se inicia el patrón de la inhalación nuevamente. Cuando no experimentamos conscientemente la naturaleza unida de la inhalación y la exhalación, perdemos contacto con las cualidades esenciales de cada patrón. Mientras exhalamos, ignoramos las características del patrón de la inhalación, y de la misma manera, perdemos noción de las cualidades del patrón de la exhalación cuando inhalamos. Como resultado, en algún momento durante la exhalación cerramos el corazón. O, durante la inhalación, nos invade tanto la sensación de expansión que se corta nuestra conexión con la tierra. Esto ocurre como resultado de un apego por o de la repulsión hacia algo que asociamos con uno de los patrones inherentes a la respiración: un saṁskāra que se remueve gracias al florecimiento o el enraizamiento del patrón respiratorio. Por esta razón, es perfectamente normal que al exhalar surja una sensación de ansiedad, un sentimiento abrumador que se asemeja al miedo a la muerte, porque el patrón apánico estimula las sensaciones físicas asociadas con el cambio y la disolución. Es muy común que el corazón se cierre en algún momento durante la exhalación y que desaparezcan todos los patrones fisiológicos del prāṇa en el cuerpo. De lo contrario, cuando el patrón ascendente y amplio se despliega por todo el cuerpo, nos puede dominar un aspecto en particular de la expansión y así perdemos el contacto con nuestras raíces y el patrón del prāṇa. Nuestra imaginación es tan estimulante que nos perdemos en el punto máximo de la inhalación. En la práctica del yoga, cuando estamos inhalando, mantenemos el foco en permanecer enraizados para no proyectar la cualidad de alguna esencia u "objeto" hacia los bordes externos del árbol de las sensaciones del prāṇa. En la exhalación, comprendemos que su esencia reside en el corazón; entonces, dejamos caer las hojas y flores del árbol de nuestra respiración sin experimentar ansiedad o miedo como respuesta al patrón apánico de la disolución. Por supuesto, es muy fácil decir esto e infinitamente difícil de realizar, pero ejemplifica la esencia de lo que estamos cultivando en el estudio del haṭha yoga, aun mientras practicamos un āsana.

Unir los polos de la respiración también constituye el proceso fundamental de una práctica de prāṇāyāma, el cual (en conjunto con āsana) representa una forma fundacional de práctica dentro del haṭha yoga. El prāṇāyāma se puede definir como varias técnicas de respiración que unen el prāṇa y el apāna conscientemente, con el fin de liberar el aliento interno y así lograr que se despliegue en su forma verdadera y libre. Enfocar la atención en la respiración a través de la práctica de prāṇāyāma es esencial en la tradición del haṭha yoga. Esto requiere un trabajo consciente para sostener la percepción activa en las transiciones entre la inhalación y la exhalación, mientras se aprende a alargar la respiración. Se dice que la experiencia de la muerte es la separación del prāṇa y el apāna. El yoga es el opuesto de la muerte: la unión consciente del prāṇa y el apāna. Con bastante práctica, en particular al realizar los āsanas, aprendemos a ver la inhalación como una parte integral de la exhalación y la exhalación como un componente inherente a la inhalación. De esa manera, con el tiempo la experiencia física de la interacción y el entrelazamiento de estos dos patrones respiratorios afectan toda la estructura del cuerpo y de la mente.

De forma gradual, somos capaces de tomar la esencia del patrón apánico (que arraiga) y atraerlo hacia arriba por el eje central del cuerpo y hacia las raíces del ombligo. Simultáneamente, logramos estar en contacto con el patrón pránico, el florecimiento que se concentra en el centro del corazón; con el foco correcto, podemos presionar ese patrón hacia abajo en dirección a las raíces del ombligo. Aprendemos a unir el prāṇa y el apāna conscientemente en el lugar en el que se conectan, y este proceso enciende la percepción en el área del ombligo, la cual genera una experiencia de intenso calor interior y éxtasis. Algunos consideran que esta es la iniciación en el mundo interno de la práctica del yoga. Por ese motivo, Gaṇeśa, el santo patrón del haṭha yoga, tiene una gran barriga. Gaṇeśa es el dios con cabeza de elefante que simboliza la kuṇḍalinī despierta. De hecho, como podemos observar en ilustraciones de Gaṇeśa, su cuerpo entero representa los procesos del haṭha yoga. Una cobra envuelve su barriga enorme y, justo alrededor del ombligo, se abren las cabezas múltiples de una cobra en ascenso, creando una imagen simbólica de la unión del prāṇa y el apāna. La parte inferior de la barriga de Gaṇeśa está ahuecada profundamente, bien por debajo de la cobra, con el fin de subir el apāna hacia las raíces del ombligo. Su barriga se ha expandido hasta parecer una flor (el patrón pránico) que ha iniciado su crecimiento desde la base de su ombligo. Las caderas de Gaṇeśa están muy flexibles y toda su presencia es extraordinariamente arraigada y sólida, indicando que el patrón de enraizamiento del apāna está bien establecido. Su cabeza de elefante cuenta con una nariz excepcionalmente larga, para la práctica de prāṇāyāma, y sus orejas largas facilitan su capacidad para escuchar el sonido puro que nace en la meditación más penetrante, el más profundo samādhi. Se sabe que Gaṇeśa también posee un excelente sentido del humor y es considerado como la inteligencia por antonomasia. Su extrema forma corporal representa una lección de no tomar demasiado literalmente las metáforas que se invocan para describir el proceso del yoga. Porque, vamos, ¿quién de veras tiene una cabeza de elefante? Entonces Gaṇeśa se ríe con nosotros de la tontería de nuestras propias mentes y cómo nos aferramos a imágenes y mitos, utilizando nuestros ídolos como vías de comprensión. Se ríe de nuestro afán de tomar estos símbolos literalmente, ya que su valor metafórico es tanto más profundo y rico de lo que sus representaciones literales jamás podrían aportar.

Cuando desplegamos el cuerpo y la mente desde el haṭha yoga, nos conectamos con nuestro "cuerpo yóguico", el cual puede tomar muchas formas y es, en definitiva, imaginario; de hecho, contemplar imágenes dentro del cuerpo o hasta *pensar* en las sensaciones que *podríamos* experimentar en ciertos estados sutiles corporales resulta ser una gran herramienta para abarcar los aspectos más internos y sutiles del yoga. Por ejemplo, puedes imaginar canales respiratorios que se abren como tubos vibrantes desde un canal central hacia ramas diversas, para luego volver a un tubo central dentro del núcleo del cuerpo. Esta es una imagen común que se enseña a practicantes para que puedan conectarse con el flujo del aliento interno. En el haṭha yoga, estos tubos se describen habitualmente como nāḍīs. *Nāḍī* significa "río pequeño". Para la mayoría de nosotros, los pequeños ríos por los que corren nuestra respiración y energía están todos tapados. Algunos fluyen un poco, otros están totalmente obstruidos, mientras que varios inundan nuestro sistema en todo momento. Es decir que el pasaje sutil de la respiración por el cuerpo no está equilibrado. Las nāḍīs se tapan con nuestros saṁskāras, abstracciones antiguas, pensamientos, sentimientos y deseos. La huella física de los patrones que asociamos con estas experiencias (nuestros hábitos observacionales, las grabaciones que escuchamos una y otra vez en la mente) pueden crear desequilibrios y obstáculos en la corriente que fluye por las nāḍīs. Estos impedimentos son patrones de separación y miedo que adormecen la conexión entre el cuerpo y la mente y, por ende, crean torpeza mental. Esta es la raíz del sufrimiento. La meta del proceso del haṭha yoga es limpiar aquello que impide el movimiento de las corrientes dentro de las nāḍīs para que podamos experimentar un fluir estable y completo en el cuerpo. Al realizar esto, automáticamente se despierta la inteligencia nativa que nos caracteriza.

Distintos textos clásicos mencionan cantidades diversas de nāḍīs; algunos hablan de 72 000, otros de 100 000, y unas fuentes describen hasta 300 000. No importa en realidad cuántas hay (o si, de hecho, son reales o imaginarias). Lo importante es reconocer que fluyen innumerables ríos diminutos de aliento en todo el cuerpo. En relación a la práctica del yoga, todos los textos que mencionan las nāḍīs otorgan importancia especial a tres en particular: la *iḍā*, la *piṅgalā* y la suṣumnā nāḍī. La iḍā se considera el canal lunar, que enfría y calma; es accesible a través de las sensaciones de la narina izquierda. La piṅgalā, a la que se accede por sensaciones en la narina derecha, se considera el canal solar; aporta calor y energía vital. Desde una perspectiva yóguica, estos dos canales del prāṇa están asociados con diferentes estados de la mente: la iḍā se considera femenina y la piṅgalā, masculina. Se dice que al estimular una de estas dos nāḍīs primarias, experimentarás estados de ánimo y formas de pensar que se asocian con el temperamento de ese lado en particular. La suṣumnā nāḍī es el canal vacío, el junco hueco, que se encuentra en el centro del cuerpo y al que se puede acceder a través de lo que se llama "la raíz del paladar". Fisiológicamente, la raíz del paladar se origina en el paladar suave, la parte posterior del techo de la boca donde la úvula pende hacia abajo. La raíz es como una taza ubicada directamente debajo de la glándula pituitaria. Para acceder a la raíz del paladar, primero debes dirigir tu atención al techo de la boca y las sensaciones que presenta. Si pudieras llevar la punta de la lengua hacia arriba, por el borde del tabique nasal, llegarías a este área de la "raíz". A veces, si pruebas una comida exquisita y experimentas plenamente la confluencia del sabor y el aroma, te conectas automáticamente a la raíz del paladar. Esta conexión también ocurre naturalmente cuando te sumerges en una experiencia de belleza profunda, la cual te puede vincular con la semilla de la apreciación estética que reside en nuestro interior; este proceso automáticamente despierta la raíz del paladar. El enlace con ese punto germinal en el cuerpo suscita una sonrisa espontánea, sutil y suave como la sonrisa de la Mona Lisa. Los textos del yoga describen al sahasrāra, o "el loto de mil pétalos", como una bella y brillante flor que se extiende de forma infinita, desde la raíz del paladar, para luego abrirse a través y más allá de la coronilla. La puerta de entrada hacia el canal central se encuentra en el paladar suave y sigue hacia la base del sahasrāra. Aquí, las tres nāḍīs –el bastón central de la suṣumnā, la iḍā (el canal lunar) y la piṅgalā (el canal solar)– crean una imagen parecida al caduceo, la vara entrelazada por serpientes que porta Hermes en la mitología griega. Así como las serpientes se envuelven alrededor del caduceo de la vida y suben en espiral con movimientos suaves y delicados, las cualidades opositoras de la respiración y el cuerpo sutil se entrelazan y alcanzan su plenitud en el eje central.

Kuṇḍalinī chakra (3)

Cuando la práctica de prāṇāyāma limpia las nāḍīs y permite que la mente se concentre fácilmente en la práctica de la meditación, el apāna puede descender con fuerza para arraigarse en las cuatro esquinas del suelo pélvico. Esto crea equilibrio en el aliento interno y suspende su movimiento en la iḍā y la piṅgalā. La acción de apretar el prāṇa y el apāna mutuamente en el chakra del ombligo (*nabhi* chakra) genera un calor interno que inspira a la kuṇḍalinī a desenroscarse de su agarre alrededor de la entrada (previamente bloqueada) a la suṣumna nāḍī. Cuando el prāṇa empieza a fluir en este canal central, abre y equilibra todos los chakras que se suspenden como flores, unidas por un hilo que corre a lo largo del cuerpo. Las capuchas de cobra, que se ensanchan y se elevan encima de la coronilla, representan el despliegue total del gran poder de la inteligencia universal que logra sostener la mente, sin esfuerzo, en su estado natural de consciencia pura.

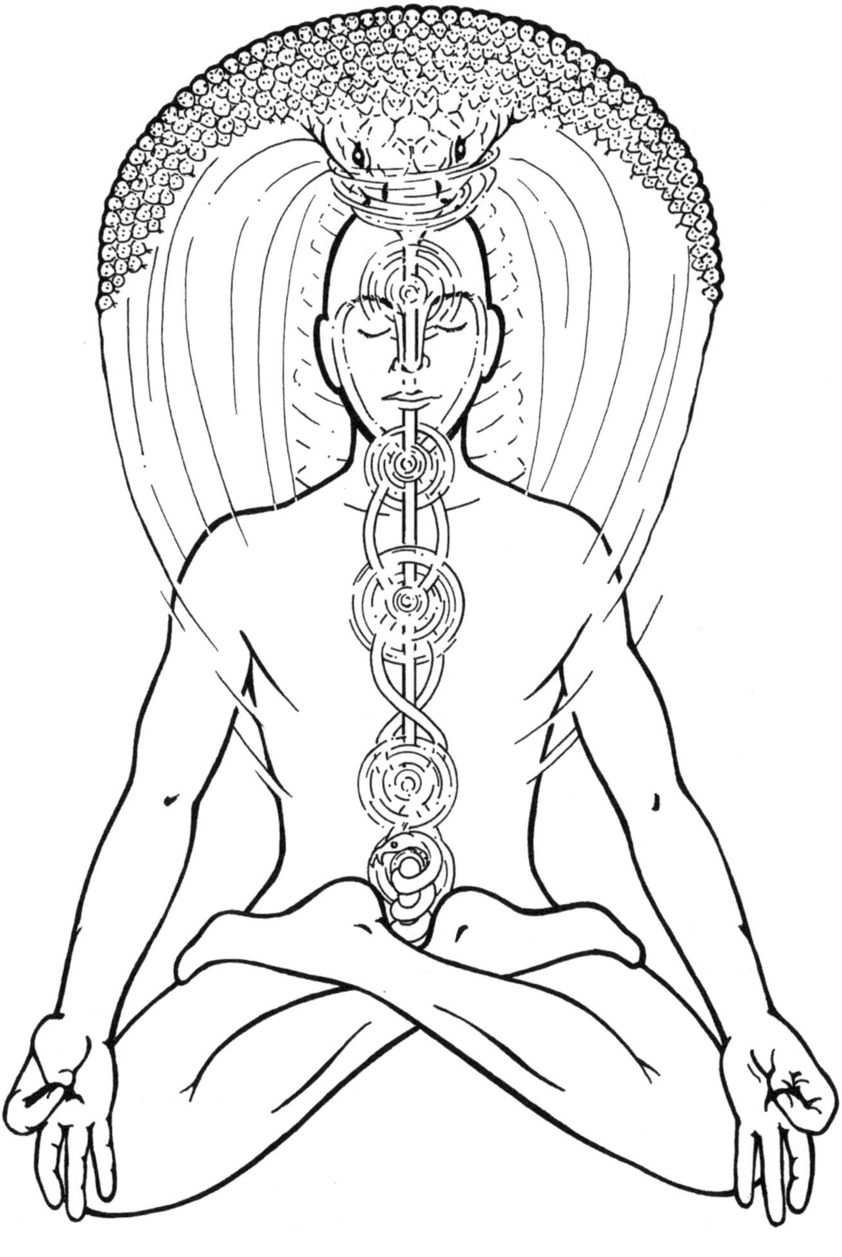

Este tipo de imágenes internas nos inspiran a observar tanto los efectos sutiles como los más evidentes que produce la respiración. Más allá de afectar cómo te sientes físicamente, el fluir del prāṇa impacta en la manera en la que dimensionas tu consciencia del centro del cuerpo, y también influye en la corriente de tus pensamientos (si son más prácticos o abstractos). De la misma manera, los movimientos del prāṇa afectan las diferentes tendencias de la mente. Se dice que cuando la narina izquierda está más abierta y se estimula el canal lunar, te vuelves mayormente receptivo. Quizás te pondrás más melancólico y tus pensamientos serán naturalmente pluralistas. Te puede potenciar la capacidad para apreciar la presencia de millones y billones de estrellas y soles en el cielo nocturno. A la inversa, cuando el canal solar se estimula por la narina derecha, se cree que te puedes volver más activo; tu perspectiva será dominada por detalles particulares en lugar de universales. En este caso, eres más propenso a participar en el mundo que te rodea y tomar la iniciativa con una confianza rotunda. Por supuesto, la observación atenta te demostrará que en el momento en que piensas haber comprendido el patrón de fondo de tu respiración y cómo te afecta, la narina dominante cambia y, con ella, la cualidad de tu respiración, así como todas tus teorías al respecto. Se parece al momento en el que sale el sol al amanecer; nos olvidamos de la belleza y el asombro que sentimos ante las estrellas durante la noche. Agarramos una taza de café y nos ponemos a hacer una lista de tareas para realizar. Según cuál de los dos canales de la respiración se impone en cada momento, o te vuelves excesivamente enfocado hacia lo externo o te pones demasiado ensimismado. Una verdadera práctica del yoga surge del equilibrio de los dos canales. Este balance produce una sensación espontánea de armonía entre el foco externo y el interno, así como ocurre entre los distintos estados de la mente. La base de una práctica del haṭha yoga se convierte en el acto de observar los cambios en el fluir y el equilibrio de tu respiración, para que puedas ser testigo de los efectos que genera en los patrones de tu atención y en cómo te concibes a ti mismo y al mundo alrededor. Por ejemplo, considera el impulso solar de reducir tus observaciones a una mera teoría. En cambio, podrías mantener el foco en la cualidad abierta y vibrante de la respiración y todo lo que contiene.

Muchas de las descripciones de la respiración y de las nāḍīs que los textos indios aportan están repletas de imágenes vívidas que se asemejan al imaginario de la mitología griega, por ejemplo, el caduceo. Si contemplas estas imágenes, puedes descubrir que te despiertan sentimientos asociados con la corriente energética a través de las nāḍīs que las mismas imágenes representan. Por supuesto, puede no ocurrir (especialmente si no deseas que pase), pero también puedes tomarlo como un experimento para diagnosticar si una imagen realmente puede estimular sensaciones físicas. Como seres humanos, a veces resultamos tan cautivados por nuestras teorías, nuestras maquetas o sistemas conceptuales, que sobreponemos nuestros conceptos encima de los datos reales que se nos presentan. Con respecto a estas teorías, nunca deberías confiar ciegamente en las palabras de otra persona: por ejemplo, que los canales de respiración representen el sol y la luna, o que son masculinos o femeninos, o hasta que *existen* estos canales respiratorios dentro del cuerpo. De lo contrario, considera que estas construcciones e ideas representan una invitación a explorar por tu cuenta. Si observas el fluir de la respiración por tus propias narinas, seguramente verás que pasa de un lado a otro durante el correr del día. De hecho, es bastante común que el movimiento de la respiración cambie cada hora y media, y su predominancia pase de un lado a otro. Puedes encontrar que el lado que está más abierto también está más estimulado. Similarmente, puede haber una mayor sensibilidad en esa narina y los pasajes de la fosa nasal de ese lado del cuerpo. Cada tanto puedes observar que los dos lados se unen, disolviéndose en el canal central. Tu propio cuerpo es una fuente disponible y profunda para experimentar y comprender los principios y teorías que se presentan en los textos del haṭha yoga y el tantra.

Es interesante notar que el *Haṭha Yoga Pradīpikā*, un importante texto medieval sobre el yoga, propone que uno no debe practicar la meditación con el foco puesto en el centro del cuerpo "durante el día o la noche". Esto te podría hacer pensar que tienes un pase libre y que no hace falta meditar en absoluto, pero esta no es la intención detrás del texto. Por el contrario, es un lenguaje para entendidos que explica que no puedes meditar verdaderamente sobre el centro del cuerpo si la iḍā y la piṇgalā están desequilibradas. A través de la práctica enfocada y constante de āsana y prāṇāyāma, la iḍā y la piṇgalā encuentran su equilibrio automáticamente, y esta armonía habilita la posibilidad de la apertura de la suṣumnā nāḍī y la conexión plena con un estado de la mente profundo y meditativo. Por ende, la palabra *haṭha* (*ha* significa "sol" y *ṭha* significa "luna") se refiere a la unión o el equilibrio mutuo entre el canal solar y lunar, para así abrir el canal central para la práctica de meditación. El vínculo entre los canales del sol y de la luna, al igual que el vínculo entre el día y la noche o las alas izquierda y derecha de un pájaro, es infinitamente fascinante. Existen sistemas completos de adivinación y medicina antigua que se basan en la teoría de la unión de patrones opuestos: por ejemplo, del movimiento de la respiración en los distintos canales del cuerpo. La mayoría de estos sistemas de pensamiento incluyen la creencia de que trae buena suerte emprender ciertas actividades cuando predomina uno de los patrones opositores (como el canal del sol o el de la luna). Podríamos descartar todo esto como fábulas de la abuela o remedios de curandero, pero ¿quién sabe? Resulta, por lo menos, interesante observar y experimentar el cambio que se produce en la corriente de la respiración, según la predominancia de un lado u otro de las narinas, y cómo afecta nuestros sentimientos, sensaciones, pensamientos y actividades.

Una práctica común del yoga trata de alternar deliberadamente el predominio de la respiración entre un lado y el otro. Esta técnica es muy fácil de realizar. Simplemente te acuestas sobre el lado en el que predomina el movimiento de la respiración y utilizas el brazo superior como si fuera una almohada debajo de tu cabeza. El acto de restringir la circulación en la zona del hombro (del lado donde tu cuerpo se apoya en el suelo) crea una mayor apertura en las cavidades de los senos nasales del otro lado; naturalmente, el movimiento predominante de la respiración, o *svāra*, cambia. Este reflejo es parte del diseño del cuerpo e investigarlo puede ser fascinante. Incluso si tu tabique nasal está desviado, el predominio del movimiento del aire cambia a lo largo del día y mediante este ejercicio sencillo. Si tienes un tabique nasal desviado, las sensaciones físicas son más sutiles y, por ende, debes prestar más atención a los cambios en la respiración, pero todavía puedes controlar el movimiento fluido del aliento y seguir el svāra. Otra técnica que se utiliza para incorporar una sensación de equilibrio en el cuerpo consiste en alternar conscientemente el fluir del svāra de un lado a otro durante un período de tiempo para así restaurar su armonía. Al realizar el yoga y prāṇāyāma, descubrimos que este equilibrio ocurre naturalmente y, al final de la práctica, podemos experimentar una sensación de equilibrio interno, como si la respiración fluyera de forma ecuánime entre la iḍā y la piṅgalā o posiblemente que descanse en la suṣumnā nāḍī. Si practicas el yoga regularmente y este estado de equilibrio no surge rápidamente, podría indicar que te estás por enfermar, pero más probablemente demuestra que no estás practicando desde la forma interna y la atención consciente. De nuevo, así como ocurre con todas estas prácticas, estos son indicadores para nuestra observación y puntos de referencia conscientes, para tener en cuenta mientras se busca profundizar en la práctica.

Cuando descubres un punto de equilibrio en la respiración, aun si solamente experimentas un atisbo de la unión de los principios complementarios de los canales del sol y la luna, algo profundamente interesante empieza a ocurrir en el chakra mūlādhāra, el cual sostiene la raíz de los canales respiratorios desde el suelo pélvico. Según la teoría yóguica, las dos corrientes del aliento se pueden unir al remover el bloqueo que las separa. Esta obstrucción se llama la kuṇḍalinī. La raíz de la palabra *kuṇḍa* significa un espiral o una forma enroscada que luego deriva en la palabra *kuṇḍalinī*, la cual conjura la imagen de una serpiente enrollada que yace dormida en la cuna del aliento en el suelo pélvico; este es el núcleo donde el prāṇa y el apāna buscan unirse. Esta "serpiente enrollada" (o la sensación energética que representa) interfiere con el vínculo interconectado de los canales del sol y de la luna. También inhibe su capacidad para entrar en la suṣumnā nāḍī. La práctica armoniosa del haṭha yoga quita este bloqueo y habilita la unión de estos dos aspectos de la respiración para que puedan fluir sin interrupciones en el canal central; experiencias profundas de meditación o samādhi nacen espontáneamente de este movimiento. Se considera que este desenlace es la liberación del prāṇa, la cual se puede denominar como la Prāṇa Devatā, la diosa del Prāṇa, que fluye sin ataduras y con ecuanimidad en el canal central. Efectivamente, en estas circunstancias la respiración está libre porque ya no sufre la restricción de nuestros preconceptos, deseos y todo el complejo de sentimientos, pensamientos y sensaciones habituales que almacenamos en el centro del cuerpo. Cuando el prāṇa sigue su camino hasta el canal central para así liberarse, irradia por todo el cuerpo, desde dentro hacia fuera. Como el sol, proyecta luz y despliega su refulgencia a su alrededor de forma continua. Se cree que, en este momento, cesa la vibración del prāṇa en las nāḍīs que se ramifican alrededor al eje central. En otras palabras, la respiración se vuelve tan quieta y concentrada en el canal central que la mente se puede asentar y en consecuencia calmar los patrones de la agitación de los sentimientos, pensamientos y sensaciones que se asocian con el movimiento del prāṇa en el resto del cuerpo (las nāḍīs periféricas). Como resultado, se suspenden las actividades habituales que construyen e interpretan el mundo, y la mente entra en un estado de asombro y atención completa que se focaliza a lo largo del eje central de nuestro ser. En este estado, se cree que el aliento interno, la kuṇḍalinī, se desenrolla y se despliega por todo el eje principal, así como una serpiente se desenrolla y se eleva desde su forma espiralada cuando se pone alerta.

Esta acción de la respiración que se desenrolla y se suelta revela el verdadero significado de prāṇāyāma: la unión de dos palabras, *prāṇa* y *ayāma*. *Yāma* significa "contraer, controlar"; *ayāma*, su opuesto, significa "soltar", "liberar o extender", "expandir o desplegar". Prāṇāyāma es la práctica de ejercicios respiratorios en los que extendemos la duración y la estabilidad de la inhalación y la exhalación para así descubrir cualquier obstáculo en los patrones del prāṇa y el apāna. Después de un poco de práctica, el prāṇāyāma se convierte en una suspensión consciente de la respiración que permite a la mente volverse extremadamente enfocada y calma, ya que el movimiento del aliento anima la acción de la mente. A través de nuestra práctica de prāṇāyāma, la suspensión o la retención de la respiración gradualmente se vuelve fácil y espontánea; comienza a producir un efecto importante en el centro del cuerpo. Como resultado directo, las nāḍīs se purifican y el oído interno se abre para que podamos escuchar desde un nivel muy, muy profundo. Desde esta escucha, aprendemos a otorgar espacio a todos los otros elementos de la mente y el cuerpo para observarlos sin prejuicio. Es así que funciona el prāṇāyāma. Desarma las ataduras que restringen el prāṇa y liberan la respiración. Los sentimientos y las sensaciones que asociamos con el despertar de la respiración a veces se comparan al hilo tenue y bello de un relámpago. Existen muchas metáforas para describir la delicadeza, la precisión y la belleza asociadas con esta acción de liberar las ataduras de la respiración, la suṣumnā despierta y el movimiento de la kuṇḍalinī por el canal central. Algunos practicantes visualizan que diferentes formas de su dios o diosa preferidos se elevan a lo largo de todo su cuerpo, transformando cada sensación o aspecto de su mente en una extensión del cuerpo divino, hasta incluir los detalles más intrincados y precisos.

Como estas imágenes de serpientes alargadas y vibrantes o de divinidades que se yerguen desde la base de la pelvis son tan vívidas y coloridas, la idea del despertar de la kuṇḍalinī resulta universalmente atractiva. La mente también comprende estas imágenes fácilmente y por lo tanto se aferra a las ideas que representan. De hecho, el despertar de la kuṇḍalinī nos parece tan atrayente que nos podemos apegar excesivamente a nuestra visión de cómo sería y así perder la experiencia real si se nos presenta. Es importante recordar que el proceso del yoga consiste en observar aquello que se presenta, en lugar de reducirlo a una teoría sobre lo que es o a las imágenes de cómo nos gustaría que sea. La kuṇḍalinī es una descripción metafórica de una experiencia que podría ser un encuentro inmediato con la realidad, tal como surge en el momento presente. Pero si nos seduce profundamente la imagen de una serpiente que despierta y se extiende por todo nuestro canal central y depositamos toda nuestra imaginación sobre un pedestal, coartamos cualquier posibilidad de experimentar la entrada gloriosa del prāṇa en el canal central. Cuando practicamos el yoga, degustamos esta sensación, tanto el apego y el acto de soltar, de la misma forma en la que recibimos una visión parcial de las experiencias verdaderas que el yoga puede estimular. En realidad, mucha gente transita una experiencia mística, sean practicantes del yoga o no. Pero si no cuentan con un marco para dar forma a su experiencia, o se olvidan de qué o cómo pasó, o lo tratan de ubicar dentro de su imaginario predilecto, su religión querida o sistema interpretativo favorito, entonces dejan de observar simplemente la experiencia en su grandeza, tal como es. La unión del prāṇa con el apāna, la llegada de la kuṇḍalinī o la presentación espontánea de una experiencia mística son todos aspectos de la existencia que el yoga puede anclar y contextualizar en la experiencia real de la vida cotidiana y común para estar más presentes, auténticos y compasivos.

Dentro de la tradición del haṭha yoga, el despertar del eje central es, por definición, el último paso en la manifestación del tiempo y del espacio. En realidad, es el proceso de encontrar la raíz más profunda y verdadera de la mente. A veces esto ocurre espontáneamente durante una práctica del yoga, y el proceso normal y externo de la conceptualización se detiene de forma intuitiva. En este momento, el yoga realmente empieza a funcionar. Por ende, la kuṇḍalinī (y hasta la práctica misma del yoga) pueden ser diferentes de lo que imaginas que son. Esto ocurre porque la mente suele tomar ciertas experiencias y entregarlas al ego (que busca empaquetar todo para complacer sus propios fines). Esto es muy común y todo el mundo lo hace. Si hemos pasado por una experiencia mística, podemos asociarla con elementos que constituyeron el contenido de la mente en el momento que la tuvimos, confundiendo estas ideas con la experiencia en sí. Este proceso representa la degeneración natural de un estado extático de la mente en un estado de opacidad mental. Sucede todo el tiempo. Como principiantes en la práctica del yoga, podemos recibir pequeñas descargas de corriente que atraviesan nuestro canal central, o momentos intermitentes de "¡Ajá!", mini destellos de inspiración. Pero, como el sistema completo de las nāḍīs no ha sido purificado y barrido mediante la práctica de āsana y prāṇāyāma, estas experiencias del movimiento de la respiración y la energía en el canal central resultan pasajeras. Sin embargo, la mente rápidamente interpreta nuestra experiencia e intenta reinsertarla en la estructura del ego para darle coherencia y un contexto. Es así que mucha gente llega a creer (o proclamar con júbilo) que su kuṇḍalinī se ha despertado, quizás porque experimentaron una pequeña degustación de esta experiencia o porque creen que las imágenes son reales o porque consideran que está de moda tener una kuṇḍalinī despierta; pero en realidad no han pasado por una experiencia mística integrada. Como estudiantes del yoga, a veces sucede que un maestro nos puede alentar amablemente y decir, "Sí, es cierto. Eso es el despertar de la kuṇḍalinī". Pero en realidad, toda sensación y cada sentimiento en todo el universo pertenece a la kuṇḍalinī. El síntoma de un despertar verdadero ocurre en el momento en que uno comprende con asombro que el universo entero es únicamente la vibración que llamamos prāṇa y que toda nuestra experiencia es, en su esencia, libre de toda forma permanente y de cualquier sensación de estar separada de todo aquello que nos rodea.

Algunos dicen que, cuando la kuṇḍalinī se despierta, el mundo entero desaparece. Este parece ser un buen indicador de un verdadero despertar de la energía kuṇḍalinī. Una forma posiblemente más práctica y significativa para comprender la kuṇḍalinī propone recordar que todas las prácticas del haṭha yoga son profundamente reales y enraizadas. Por ende, si una práctica del yoga no fomenta una cualidad enraizada en el practicante, no la está realizando correctamente y un verdadero despertar de la kuṇḍalinī resultará imposible. Cuando practicas un yoga cotidiano sin afanes exóticos, logras observar la experiencia "común" con una profunda curiosidad y te vuelves más honesto y bondadoso. Esto produce una enorme sensación de alivio. Te liberas de la fantasía, hasta de las asociaciones artificiosas con la imagen de la kuṇḍalinī como una serpiente que se eleva en tu interior. También te puedes emancipar de las ideas sobre los chakras que se radican en el ego. Este abordaje del yoga se ancla en la comprensión y la experiencia de la transitoriedad del mundo manifestado. Te invita a entrar plenamente en el momento presente e identificar intuitivamente aquello que es esencial, para que luego puedas conectar instintivamente con un estado que se llama jñāna, o "sabiduría". Experimentas una sensación de discernimiento que te permite no confundir la palabra que representa algo, o su imagen, con el objeto verdadero. Por ejemplo, a través del vínculo, experimentas a alguien que amas (tu pareja, un hijo o una mascota) como un ser profundo y maravilloso, sin proyectar tus rótulos, necesidades o deseos habituales sobre su figura. En esencia, cuando experimentas este nivel de discernimiento, no separas ninguna cosa de su trasfondo. En cambio, ves todo, incluyendo a un ser que amas, así como es; y la superposición de teorías, preconceptos y expectativas no nublan tus percepciones. El discernimiento consciente es una variante de la inteligencia que se puede experimentar como una cualidad mental afiladísima que abarca todas las capas de consciencia y conocimiento. La experiencia de este tipo de sabiduría, llamada jñāna, viene acompañada por *vairāgyam*, o el desapego más pleno. Esto ocurre porque, al ver cada detalle como una manifestación interconectada de la totalidad, te sientes naturalmente colmado por una sensación de respeto y asombro hacia todos los diferentes niveles de manifestación. Esto es cierto, aunque experimentes tu percepción en las profundidades de tu corazón y como algo totalmente ajeno a ti. De esta forma, el discernimiento consciente y el desapego más pleno son dos síntomas del despertar verdadero que ocurren espontáneamente a través de una práctica constante e interna del yoga. Si estos dos estados no se manifiestan naturalmente mediante la práctica, entonces estás experimentando lo que se podría considerar como un reflejo distorsionado de los procesos del yoga. Esta puede ser una experiencia magnífica, pero no es la experiencia yóguica completa y tampoco es el despertar verdadero de la kuṇḍalinī: la disolución del mundo entero que permite una consciencia vacía y abierta.

En la tradición del haṭha yoga, que utiliza técnicas potentes para crear estados alterados de la mente, es de suma importancia anclarse en la realidad; esto es posible si tomamos contacto con el momento presente, a raíz de la unión de los canales respiratorios del sol y de la luna. Con el tiempo, este proceso puede realzar positivamente todos los aspectos de tu vida y no es tan inalcanzable como nuestras mentes se imaginan. De hecho, puede suceder en todo momento (y a veces realmente ocurre) de forma espontánea, aun si no estás practicando el yoga o la meditación. Cuando tengas una experiencia de belleza, un despertar estético, o cuando te regocijas en la esencia o el verdadero sabor de algo, cuando eres amable o cuando experimentas un vínculo verdadero, los dos canales de la respiración se unen automáticamente. Fisiológicamente hay varias señales que indican que te has adentrado en la calma del canal central; pero, como estas sensaciones son sutiles, pueden pasar desapercibidas mientras se manifiestan. Un síntoma es una sensación de suavidad y apertura en la parte posterior del paladar. Esto predispone los ojos a una mirada estable y suave, y también estimula el foco mental (pero sin fomentar ideas excesivamente firmes). Como resultado, se suspende temporalmente la tendencia natural de la mente de aferrarse a la actitud solar activa o la actitud lunar pasiva. Con práctica, podemos observar cómo estos estados fisiológicos y mentales asociados con la respiración se asientan en el canal central mientras aparecen. Si nos podemos mantener en presencia plena con estas sensaciones y, al mismo tiempo, observar cómo nuestro ego busca reducir toda la experiencia a un objeto que podemos identificar –y alrededor del cual podemos crear teorías–, entonces sí el yoga empieza a funcionar. Podemos soltar las riendas del control y simplemente apreciar lo que sea que se presente, y así reconocer que todo siempre cuenta con dos caras y que nuestros distintos patrones de percepción suelen ser los dos polos de la misma vara.

A veces, este discernimiento acerca de la unión de los opuestos y la visión que nos ofrece de la realidad surge espontáneamente, pero también podemos fomentar este despertar a través de las prácticas del yoga. Por ejemplo, podemos cultivar las sensaciones fisiológicas que habilitan la apertura de la raíz del paladar. Realizamos esto mediante el simple gesto de no hacer nada, de suspender cualquier técnica o de aplazar la acción para poder apreciar plenamente el momento presente. Esto ocurre cuando decimos "Ahhh" y prestamos mucha atención: al escuchar, sentir, contemplar o emplear cualquier sentido para comprender algo que nos parece interesante o nuevo. Si cultivamos la fisiología de suavizar el paladar, nuestra práctica del yoga se transforma en un arte que nos permite equilibrar diferentes grados de abordaje técnico (contraponer, por ejemplo, un espiral interno con el espiral externo en una postura de āsana). De esta forma, encontraremos el canal central. La cultivación de esta refinada consciencia corporal nos ayuda automáticamente a equilibrar la tendencia del apāna de enraizar y exprimir con el patrón florecido y expansivo del prāṇa. Podemos igualar estos aspectos de la respiración con elegancia porque hemos comprendido que son expresiones de la esencia de la consciencia pura, el amor y el vínculo. Como acto reflejo, esto nos estimula una suave sonrisa interna, como si fuéramos aficionados de la respiración. Comprender esta idea de la unión de los opuestos inicia el proceso del despertar del prāṇa e invita a la kuṇḍalinī a entrar en el canal central. Luego, esta energía atraviesa el cuerpo y llega hasta la coronilla, creando una sensación de liberación y satisfacción total. Una vez realizado este despertar pleno, se cree que la luna de la raíz del paladar, que recoge el néctar desde el loto de mil pétalos en la coronilla, se derrite e inicia una catarata de néctar que nutre a todas las nāḍīs.

Todo esto puede parecer un poco esotérico y complicado, pero esta apreciación surge de la mente que se aferra a las ideas en su afán de tener la última palabra y un entendimiento completo del concepto. Si podemos dejar de interferir en el proceso real, esta conexión profunda con el canal central ocurre de una forma totalmente natural. El prāṇa entra en la suṣumnā nāḍī y su unión ejerce un efecto impresionante sobre el cuerpo y la mente. Si experimentas la bondad –ya sea por ofrecerla o por recibirla–, si tomas contacto con una sensación de compasión o empatía, la correlación fisiológica es el acto de soltar el paladar suave; esto inicia la caída de una gota de compasión del vasto océano del néctar dentro de tu mente y tu corazón que luego inunda toda tu consciencia. Esto es tanto el punto de partida como el punto de llegada del proceso esencial del haṭha yoga.

El cuerpo tántrico del nāda (4)

En el haṭha yoga, abrir el oído interno es tanto una práctica de principiantes como de avanzados. El acto de escuchar, mientras los ojos contemplan sin que la mente cree un sujeto u objeto, otorga espacio al prāṇa (y a todos los otros elementos del cuerpo) para luego permitir que su totalidad se despliegue y cobre su verdadera forma radiante. Nāda a veces está representado por el sonido de una caracola de mar y se considera como un sonido puro interno que absorbe toda la atención y la mente para fundirse en un profundo samādhi que suspende todas las fluctuaciones del prāṇa y del citta. Al pasar por todos los campos sensoriales con el peine fino de la discriminación consciente, despertamos el nāda. Mientras se limpia cada una de estas pequeñas nāḍīs en los campos sensoriales, se crea una gran variedad de sonidos internos. Cuando la atención se mantiene en el chakra anāhata (el corazón) el nāda finalmente comienza a cautivar la mente.

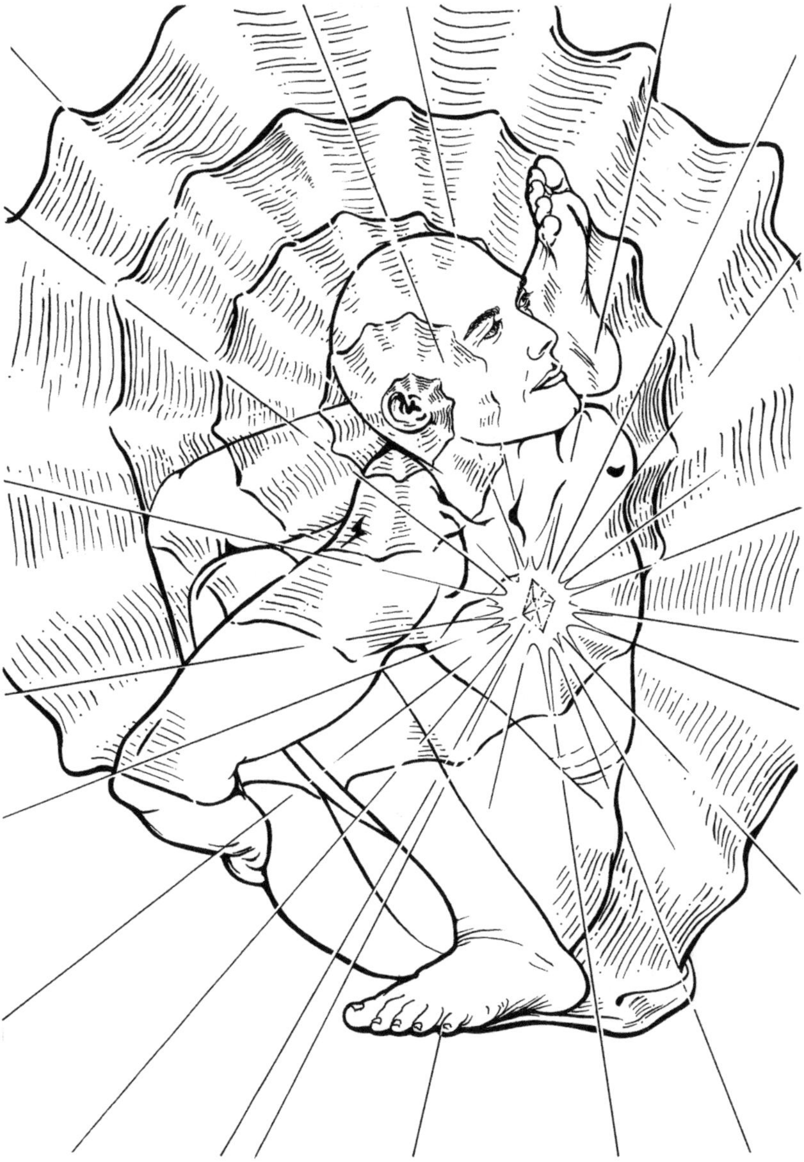

4

Las raíces de la práctica

Vemos que todo esto fallece, como estos insectos,
los mosquitos y sus semejantes, la hierba y los árboles
que crecen y perecen. ¿Pero qué, entonces, diremos de aquellos?
Existen otros, superiores, guerreros eminentes [...]
Reyes, también [...] ¿Pero qué, entonces, diremos de aquellos?
Entre otras cosas, los océanos se secan, las montañas se gastan,
la estrella polar se desvía, las sogas del viento
(que sujetan los astros) se cortan, la tierra se sumerge,
los dioses abandonan sus puestos. En un mundo tal
¿de qué sirve gozar de los deseos? A quien se sacia de estos placeres
se lo ve retornar repetidas veces. Ten la benevolencia,
entonces, de liberarme. En este Saṁsāra (ciclo de existencia),
soy como un sapo en un pozo sin agua. Estimado Señor,
eres nuestro camino, eres nuestro camino.
—*Maitrī Upaniṣad*, I. 4

Dentro de la tradición del yoga y la cultura india en general, se utiliza muy extensamente el gesto de ofrecer saludos reverenciales a ciertas figuras (a dioses o a maestros específicos, a sensaciones corporales) para así impregnar con consciencia la experiencia del momento presente. Estos reconocimientos sirven para recordarnos el vínculo interconectado entre todos los seres y todas las experiencias. Estos saludos permiten que la mente suelte la necesidad de saber, y también propician la disolución del ego. Al cantar a los "grandes poderes del universo", por ejemplo, abrimos nuestra capacidad de experimentar el metapatrón interconectado del cual formamos una parte integral. Estos cantos también nos ayudan a sentir el poder que la respiración ejerce sobre nuestra mente. Nos invitan a explorar las profundidades de nuestros corazones. Es allí que empezamos a discernir el valor verdadero de la vida, aquello que realmente importa. Suele ocurrir que la gente espera hasta la hora de la muerte para rever los vínculos primarios de su vida como el marco del valor auténtico y el significado más profundo que han experimentado. Antes de enfrentarnos a nuestra muerte física, los cantos que nos ayudan a brindar nuestros saludos a la presencia de lo sagrado también nos permiten experimentar el proceso de apreciar lo que es, en lugar de buscar lo que quisiéramos que sea. Ofrecer nuestra gratitud ante los demás nos recuerda que la mejor forma de definir el yoga es como un medio para experimentar la esencia del amor a través del vínculo. De hecho, todas las prácticas del yoga nacen, a nivel esencial, del vínculo con los demás.

En los sistemas tradicionales del yoga, el primer aspecto de la práctica se conoce como yama, o la práctica del vínculo, la cual subraya la importancia de la conexión con todos los demás como un pilar de todas las expresiones del yoga. Los yamas son principios éticos que evolucionan del precepto primordial de ahiṁsā, o la no violencia. *Him* significa "matar" o "hacer daño", y *ahim* significa "no matar, no hacer daño". Quizás una traducción más precisa de ahiṁsā sea "bondad" o "amor"; podríamos considerar que estas cualidades son el epítome de la no violencia. A través del yoga, cultivamos la capacidad de ofrecer nuestra bondad y de no dañar a los demás. Al profundizar en nuestra práctica del yoga, empezamos a notar que al dejar a un ser fuera de nuestro corazón (es decir, cuando actuamos sin bondad), experimentamos una angustia subyacente, un sufrimiento profundo que tiñe toda nuestra vida; nos lleva a sentirnos avaros y alertas, sobreprotegidos, vacíos e insatisfechos. Por ende, la práctica inicial del yoga es la de volver a colocar todo aquello que realmente importa de nuevo en nuestros corazones. Esto se refiere a todos los seres sensibles, sean humanos o no: animales, criaturas o hasta figuras imaginarias. Cuando todos estos seres se encuentran en el centro del corazón, descubrimos que las prácticas del yoga no solamente tienen sentido, sino que son profundamente satisfactorias y también bastante fáciles de realizar. De lo contrario, cuando hemos excluido a un solo ser (por más insignificante que parezca) de nuestro corazón, la práctica del yoga esencialmente no funciona, a pesar de todos nuestros intentos. Nos deja molestos, distraídos, infelices e insatisfechos. Entonces, si practicas āsana o prāṇāyāma, si te contorsionas como un acróbata de circo o si soplas y soplas hasta ponerte azul, no podrás tomar contacto con las profundidades de tu propia experiencia o realmente practicar el yoga si has dejado a un solo ser sensible fuera del corazón. *Este* es el significado verdadero de ahiṁsā. Por supuesto, podríamos entender que el sentido literal de no matar y no hacer daño significa que un practicante sincero del yoga solamente cometería actos de bondad y que se portaría exclusivamente con dulzura, pero este no es el caso. En la vida, algunas situaciones pueden surgir en las que acciones firmes, y hasta severas, se pueden interpretar como un acto de ahiṁsā. Si, por ejemplo, tu hijo fuera secuestrado y golpeado, la respuesta yóguica no sería dar un paso para atrás y dejar que la situación siga su propio desenlace o intentar razonar con el secuestrador mientras que tu hijo se desangra en la vereda. Por el contrario, ahiṁsā sugiere que uno debe implementar el discernimiento consciente en todas las situaciones que se presenten para luego actuar debidamente. En este caso, la acción apropiada sería la que protege a tu hijo y lo resguarda del daño. Sería correcto perseguir al criminal y salvar a tu hijo, haciendo todo lo que fuera necesario para que eso ocurra. Al mismo tiempo, actuarías de una forma que inflija el menor daño posible hacia el secuestrador, ya que aun así lo conservarías en tu corazón. Ahiṁsā, entonces, constituye la raíz de todos los vínculos. Cuando logramos reconciliar nuestra visión de quiénes son los demás, y de la misma forma resolvemos nuestra visión de qué y quiénes somos nosotros, las prácticas del yoga comienzan a dar sus frutos y se manifiestan naturalmente como felicidad.

En sánscrito, la palabra para la felicidad es *sukha*. *Kha* significa "espacio": abierto, generoso, radiante. También puede referirse a un agujero, como el agujero en el centro de un objeto. *Su* significa "bueno". La palabra *sukha*, por ende, puede denominar un espacio positivo y abierto que se encuentra en el centro de algo. Este significado deriva del concepto de una rueda de carroza con el agujero puesto en el centro del eje, para que la carroza tenga un buen andar cuando gira la rueda. La palabra *duḥkha* se traduce frecuentemente como "sufrimiento", pero también se refiere a un "agujero malo"; esto sugiere que, si el agujero en el centro de la rueda está desalineado, el andar de la carroza va a ser incómodo e inestable. Al practicar, si el núcleo de nuestro corazón no está abierto y realmente en eje, si no irradia hacia afuera porque decidimos cerrarlo para privar a los demás, entonces nuestra práctica (y todos los aspectos de nuestra vida) no son sukha o felices. Para nuestro pesar, nos colma el sufrimiento porque el centro de nuestro ser experimenta una sensación de duḥkha o "agujero malo". Si, en cambio, cultivamos vínculos honestos con los demás y abrimos nuestro corazón hacia todos los seres, nos despertaremos al momento presente y a la capacidad de explorar las profundidades más recónditas de nuestras circunstancias: el centro medular de aquello que sentimos. Este es el comienzo de una gran felicidad. Pero, por supuesto, esto no es siempre tan fácil. La mente está programada para evitar, a toda costa, la realidad cruda de nuestras circunstancias, de la misma forma en que buscamos eludir el momento presente que vivimos en relación a los demás. Como en piloto automático, la mente evita lo desconocido y se aleja con determinación de la inmediatez que presenta el vínculo puro con sí misma y con los otros: la realidad del momento presente.

El desafío que muchos de nosotros encontramos en un vínculo auténtico no se limita a nuestro contexto cultural o a nuestra era. El intento humano de evitar el vínculo parece ser una experiencia universal que trasciende cualquier época en particular. Las primeras historias del yoga, los himnos de los Vedas, nacieron de un período prehistórico y mítico. Con ritmo poético y metáfora, cantan sobre el dilema del vínculo y su resolución en el momento presente. Desde los inicios de la tradición del yoga, miles de personas (si no millones) se han enfrentado con este problema matriz del vínculo (y del corazón abierto y radiante). Innumerables personas han cocinado esta idea; la han refinado, discutido y conversado. Estos seres han rechazado este tema para luego retomarlo; lo han practicado desde cada ángulo y bajo todas las circunstancias imaginables. Lentamente, mediante la evolución de las escuelas de pensamiento y experimentación, se han formado las tradiciones del yoga. Por ende, el yoga no es una cosa única que se puede expresar fácilmente en palabras, cuyo significado puede abarcar su gran multiplicidad. Al contrario, representa la condensación y evolución de miles de significados diferentes, de innumerables experimentos de la consciencia, una infinidad de interpretaciones acerca de las posibles tramas del vínculo y una cantidad ilimitada de visiones y sistemas religiosos. Todas estas variaciones se han encontrado para digerir y sintetizar sus ideas diversas. Hoy tenemos la gran suerte de contar con la experiencia de millones de personas que han explorado las profundidades de sus corazones y, como resultado de esta búsqueda, han concebido el yoga como una herramienta para indagar en el corazón de la realidad.

Un hilo conductor que une muchas escuelas del yoga demuestra que este proceso se inicia con una comprensión arraigada y visceral de la transitoriedad de todas las cosas. Esto comienza con la aceptación de que no solo todos nuestros cuerpos resultan ser eventos extremadamente temporales, sino que ocurre lo mismo con todos los cuerpos de todos los otros seres sensibles, así como pasa con todas las variantes del mundo manifestado. Es muy natural que nos inspire temor permitir que la mente se disuelva en el hecho obvio de que no solamente *nosotros* nos vamos a morir, sino que nuestros hijos también se van a morir, así como los hijos de nuestros hijos. Nos enfrentamos con el hecho de que nuestros padres se van a morir o que ya se han muerto, con la misma inexorabilidad que sus padres y ancestros ya se murieron. Todos estos seres (del pasado, presente y el futuro ilimitado) se van a morir. Como si fuera poco, las circunstancias en las que todos estos seres han vivido, en conjunto con los entornos que han creado, son todos temporales. De hecho, el mismo planeta que habitamos es un evento extremadamente transitorio. El universo puede tener catorce mil millones de años, pero aunque perdure durante un trillón de años más, todo eso será un parpadeo en el marco potencial del tiempo infinito. Estas ideas son casi una obviedad, y podemos ver cómo nuestras mentes se desarman al seguir estas corrientes del pensamiento, pero ¿cuán seguido nos permitimos *tomar contacto* realmente con este hecho tan evidente? Las enseñanzas del yoga parten desde la comprensión de que lo que nos toca vivir (en relación al cuerpo, nuestras circunstancias y el entorno general) es bastante desolador. Al aferrarnos a algo que básicamente está hecho de arena, cultivamos la desilusión y la frustración. Invitamos al sufrimiento. Esto puede inspirar a algunas personas a pensar que la tradición del yoga es muy pesimista o deprimente, ya que la única parte de las enseñanzas que escuchan es que todos estamos sujetos al nacimiento, la vejez, la enfermedad y la muerte. De hecho, incluso si llevas una buena vida, si comes únicamente alimentos oficialmente orgánicos, haces ejercicio y realizas tu práctica diaria del yoga, incluso si logras caer en un trance profundo con tan solo un chasquido de los dedos, aun *así*, vas a morir. Y dentro de un millón de años, o más bien dentro de diez años, nadie recordará tus grandes logros. Esto suena como una propuesta bastante negativa para la mente que busca continuamente la seguridad, aferrándose a formas que se esfuman de inmediato. Pero, cuando empezamos a comprender la naturaleza de la transitoriedad y la envergadura universal del sufrimiento, su impacto nos puede enraizar y liberar. Descubrimos que reconocer y asimilar los discernimientos que nos otorga la visión de la cualidad temporal de todas las cosas nos permite iniciar una investigación profunda en la práctica del yoga y, más importante, en la experiencia directa del momento presente. Las enseñanzas fundamentales de todas las tradiciones antiguas del yoga reúnen una exploración minuciosa de la naturaleza temporal de todos los fenómenos manifestados, en conjunto con el acto de indagar sobre nuestra existencia y el propósito de la vida para luego experimentar la esencia real de lo que ofrece el momento presente.

Hay un cuento hermoso de la época del Buddha. Él se encontró con una mujer, Kisa Gotami, en un huerto de mangos. Ella estaba llorando desconsoladamente porque su hijo se había muerto recientemente. Estaba tan colmada por la desesperación que no podía ni siquiera comprender la verdad de que su hijo estaba muerto. Con su hijo fallecido en brazos y sus ojos repletos de lágrimas, ella se acercó al Buddha y le rogó que la ayudara a encontrar un remedio milagroso para revivir a su hijo. El Buddha le pidió que fuera al pueblo para buscar una semilla de mostaza de cada casa que no hubiera experimentado el dolor y el sufrimiento de ver morir a un ser querido. En el pueblo, Kisa Gotami fue de casa en casa en busca de las semillas sagradas que curarían a su hijo. Por supuesto, al realizar esta tarea, descubrió que la muerte había tocado cada casa, que todos los seres que gozan de un vínculo con otros también sufren la pérdida de alguien amado. Ella se dirigió al Buddha y se convirtió en su alumna. Él le indicó que siguiera meditando sobre la naturaleza transitoria de cada fenómeno. Esta conmovedora historia es una demostración clara de la aceptación de la verdad de la transitoriedad, una oportunidad para reconocer el hecho de que cuando nos morimos no estamos solos. Cada uno de nosotros se está muriendo; no es como si todos los demás fueran a quedarse en la tierra para divertirse y festejar para el resto de la eternidad.

Comprender que todos caeremos por el túnel del tiempo puede, en realidad, ser una liberación catártica de la sensación de miedo y soledad que aparece cuando la mente empieza a contemplar la transitoriedad de todas las cosas. De hecho, resulta que esta misma meditación sobre el cambio permite que la mente se extienda hasta la infinidad, el pasado y el futuro, de la misma manera que nos ayuda a unirnos con otros seres mediante la experiencia de un verdadero vínculo. Aun en el contexto de la muerte inminente y con la certeza de que todos los vínculos llegan a su fin en algún momento, no se anulan las conexiones auténticas con los demás y tampoco se deben percibir como un estado de soledad. Es a través del reconocimiento de la transitoriedad que un vínculo honesto nos inspira a volver al origen de la verdad que habita el centro de nuestro corazón. Una vez que aceptamos esto, descubrimos que aquello que nos pareció inicialmente como la peor noticia posible (que vivimos en un permanente estado de cambio y que hasta este universo glorioso es una mera arruga en el tejido inmenso del tiempo) nos otorga la máxima felicidad. Aunque una meditación sobre el cambio, la transitoriedad y el tiempo nos pueda generar una cierta sensación de ansiedad, ese malestar es pasajero si simplemente permanecemos en un estado de presencia con todo lo que se presente en el proceso. Encuentras que mientras te vas acostumbrando a la experiencia del cambio, la mente se vuelve más ágil y capaz de replantear sus percepciones para dar un paso hacia atrás. Este proceso se repite una y otra vez, cambiando el marco de referencia de forma ilimitada y en todos los sentidos posibles. Esta experiencia enciende una sensación maravillosa de inspiración y energía renovada. El Buddha enseñó que existen cuatro verdades nobles. Primero está la verdad del sufrimiento; segundo, que el sufrimiento tiene causa; tercero, que el sufrimiento puede tener fin; y cuarto, que existe un sendero que nos libera del sufrimiento. Estas verdades se aplican directamente al camino del yoga.

Como parte de la contemplación de la transitoriedad, cuando te encuentras con otra persona (o con cualquier otro ser sensible), puedes apreciar sus circunstancias únicas y temporales, de tal manera que puedes establecer una conexión sincera con él o ella. Cuando miramos a los ojos de otra persona, estamos viendo los ojos de alguien que se está muriendo. De alguna manera, no existe nada mejor para tus vínculos, y para tu propio estado mental, que darte cuenta de que todos nos estamos muriendo para así dar la bienvenida a esta realidad. En la Antigüedad, adquirir esta comprensión de base sobre la transitoriedad era el requisito para aprender cualquier otro aspecto más técnico de la práctica del yoga. Dentro del contexto de la popularización actual del yoga, esperamos que los practicantes puedan saborear algo de este entendimiento a través de una práctica consciente de posturas que integran la observación de sensación y sentimiento, el fluir de la respiración y la observación pura de las circunstancias de la vida.

Más allá de si practicamos el yoga o no, el problema real que enfrenta la mayoría de nosotros en la vida es pasar demasiado tiempo creando teorías acerca de lo que nos pasa. Inventamos una idea sobre quiénes somos hoy: "¡Hoy estoy delgado, hoy estoy gordo, hoy me va bien, hoy me va mal, hoy soy negro, hoy soy blanco, soy grande, soy pequeño, estoy viejo, estoy joven!". Nunca nos faltarán teorías sobre quiénes somos nosotros, quiénes son los demás y sobre la vida misma. De hecho, este es el proceso mismo del pensar: crear una propuesta y especular sobre la realidad. Esta dinámica continúa hasta que nuestros pensamientos sobre quiénes somos terminan de definirnos. Describimos otras cosas con las etiquetas que les fabricamos, clasificándolas según el uso o la función que les adjudicamos. Reducimos el milagro de un árbol al nombre que lleva ese tipo de árbol o a la función que le encontramos, y así perdemos la capacidad de simplemente apreciar la presencia del árbol por sí solo. A través del proceso de reducir nuestra experiencia inmediata a los pensamientos que confeccionamos a su alrededor, nos convertimos en teorías incorpóreas de nosotros mismos y teorías insuficientes sobre los demás. Nos mutilamos, incapaces de tomar contacto directo con la inmediatez de la vida y sin poder comprender por qué no gozamos de una conexión profunda con la gente que nos rodea. Cuando reducimos cualquier cosa a la teoría que la describe, no podemos apreciar realmente aquello que escuchamos, degustamos, olemos, sentimos y vemos. Es así que la magia y la dicha, la simpleza y la inocencia de la vida se pierden, mientras flotamos sin ancla entre nuestros pensamientos. Envueltos en el pensar, surge la confusión y nace el sufrimiento.

En el contexto del yoga, la causa del sufrimiento se conoce como *avidyā*, un término que significa "ignorancia" o el "no saber". Avidyā es la identificación de aquello que es eterno (la esencia dichosa y libre de la vida) con aquello que es transitorio, inconsciente y automático. Esta confusión, la superposición de lo que es irreal sobre aquello que es real, es la misma que experimentamos cuando confundimos algo permanente con algo transitorio. Es una forma de ignorancia que no nos permite ver las cosas realmente como son. Avidyā está considerada como la forma primordial de la ignorancia, o del no saber, y se entiende como el origen de todo el sufrimiento porque coarta nuestra capacidad de crear vínculos genuinos con los demás, ya que esta confusión nos impide apreciar la naturaleza verdadera de quiénes son.

Desde esta perspectiva, podrías resumir todo el yoga en una práctica sencilla: observar lo que realmente está sucediendo en el momento presente. Esto no se trata solamente de observar la sensación y el sentimiento mientras surgen, sino de ser el testigo del fenómeno real de la ignorancia (avidyā) cuando se presenta. Entonces, en el proceso del yoga, no intentamos eliminar la ignorancia. Rápidamente, nos damos cuenta de que no hace falta "removerla". En cambio, desarrollamos el arte de despertarnos para reconocer el proceso mental de la avidyā para ver que su misión de representar una cosa por otra es insuficiente e interminable. Cultivamos la habilidad de despertar nuestra atención para ver que este hábito de reducir las cosas a nuestras teorías al respecto, como todo lo que pasa en la vida, se disuelve mediante la observación. Al despertarnos de a poco, empezamos a enfrentarnos, cara a cara, con la experiencia de no saber, y de repente nos volvemos capaces de aceptar que no ejercemos un dominio total sobre nuestros cuerpos, y mucho menos sobre el universo entero. Por ende, cuando nos encontramos con la verdad de la transitoriedad, el cambio y el tiempo, nos resulta notablemente estimulante. El quid de la práctica del yoga se encuentra en este continuo de discernimiento que estabiliza la mente en el momento presente. Por eso, se dice que inicialmente el yoga parece ser un veneno pero que luego se transforma en néctar. Al observar nuestro cuerpo, la mente y el núcleo del cuerpo, cuando comenzamos el proceso de indagar en nuestra existencia y transitoriedad, todos esos sentimientos y sensaciones que habitan el eje central cobran vida. En el proceso del yoga, al principio aparecen los sentimientos de miedo y negación extremos cuando nos encontramos con el cambio, la transitoriedad y los patrones profundamente enraizados de sentimiento que pueblan el cuerpo. El "veneno" inicial del yoga es nuestra respuesta a la revelación de la verdad, la que hemos evitado durante años. Pero, si seguimos practicando e invitamos a la mente a mantenerse presente con lo que sea que se manifieste, en lugar de aferrarnos a las percepciones agradables y rechazar aquellas que vemos como desagradables, entonces allí fluye el néctar de la práctica, mientras la mente se disuelve en el centro del corazón. Allí se revela el metapatrón interconectado de la matriz de todas las cosas.

Mientras evoluciona nuestra práctica del yoga, aumenta nuestra capacidad para observar con claridad. Aprendemos a seguir los sentimientos y sensaciones que se desencadenan del eje central del cuerpo y que recorren el suelo pélvico, las raíces del ombligo y el centro del corazón para luego ascender a través de la garganta, pasando detrás del paladar suave, por el punto medio entre los oídos para finalmente salir a través de la coronilla. Cuando hablamos del "centro del corazón", nos referimos a la parte de nuestra anatomía que se encuentra detrás del esternón, ubicada sobre el eje central del cuerpo, en lugar del órgano físico del corazón. Cuando mencionamos las raíces del ombligo, señalamos el lugar detrás del ombligo en el que la línea de la plomada se conecta con el residuo del cordón umbilical. El centro del suelo pélvico se define como el tendón que se encuentra un centímetro por encima y delante del ano. Estos puntos constituyen el canal central, la suṣumnā nāḍī. Meditar sobre esta línea nos permite refinar nuestra capacidad para observar las modificaciones profundas en nuestro propio cuerpo para así comenzar a vislumbrar una comprensión profunda y visceral de la naturaleza del cambio. A través de este proceso, nos topamos con sentimientos íntimamente conectados con nuestras teorías acerca del mundo, con sensaciones potentes que se manifiestan en la forma en que nos concebimos a nosotros mismos y a los demás. Al cultivar el gusto de percibir las cosas tal como son, descubrimos que se vuelve más fácil y natural meditar sobre la suṣumnā nāḍī. Cuando nos encontramos en el acto de confundir las cosas con nuestras teorías al respecto, experimentamos un efecto fisiológico incómodo en las profundidades del eje central. Este canal sumamente sensible y penetrante se convierte en un espejo para nuestra percepción. Estos sentimientos sutiles, aunque profundos, representan una respuesta fisiológica a la tendencia real de imponer nuestras teorías sobre el mundo y el momento presente para así coartar el proceso del cambio y la verdad de la transitoriedad de todas las cosas. Este proceso, el de formular ideas para poder entender lo que nos pasa, es parte de nuestra naturaleza humana; pero cuando nos perdemos en nuestro propio reino de nombre y forma (una creación de la mente) para establecer que nuestras percepciones son verdaderas, permanentes e inmutables, de esa manera experimentamos un malestar de base en el eje central del cuerpo. Podemos realmente *sentir* nuestra negación frente a la verdad de la mutabilidad que reside en el centro de nuestro cuerpo. Eventualmente, reconocemos que esta transitoriedad es inseparable de los sentimientos de cambio que experimentamos, y esto nos permite contemplar que la esencia de la transitoriedad es inseparable de la experiencia de vivir con un corazón abierto y luminoso. Pero cuando nos alineamos con la verdad, las sensaciones primordiales que aparecen son tan maravillosas y sublimes, *tan agradables*, que a la mente le resultan casi intolerables. Lo sepamos o no, durante la vida entera nuestra mente querida ha inventado todo tipo de esquemas para evitar la experiencia de esta consciencia central. Por su naturaleza, la mente busca evitar estas sensaciones profundas, de la misma manera que esquiva la esencia de la realidad y del vínculo. La mente huye de estos aspectos íntimos de la realidad porque verdades de semejante profundidad siempre contienen un elemento de no saber en su centro; y en respuesta a esto, la mente conceptual y controladora evita el no saber como si fuera una peste. Sin embargo, bajo las circunstancias correctas (por ejemplo, al sentirse segura y sin amenaza), la mente también goza de abandonar sus ansias de saberlo todo, sus ganas de organizar, clasificar y definir la vida dentro de las categorías del nombre y la forma. El temor de no saber que la mente sufre inicialmente es una raíz primaria del "veneno" inicial que muchas veces experimentamos cuando empezamos a practicar el yoga. Si seguimos haciendo estas prácticas sencillas, los sentimientos que nacen en el centro del cuerpo se pueden liberar sin obstáculos. Nuestro miedo a lo desconocido disminuye y podemos experimentar el néctar exquisito que la práctica produce. La única palabra que verdaderamente describe estos sentimientos de base es *resplandor*, pero no nuestro concepto de resplandor, sino una manifestación desconocida que debemos permitir que siga su propio curso. Es el resplandor puro del amor. Y el amor verdadero, como tantos otros aspectos agudos de la vida, depende íntegramente de la capacidad de entregar nuestra teoría y filosofía a la inmensidad de lo desconocido.

Hace miles de años en la India estaban los *ṛṣis* (se pronuncia "rishi"), los videntes que cantaban las poesías líricas y descriptivas que constituyen los Vedas. Estos himnos describen los ritmos de la vida, los patrones y las pulsaciones del universo. Representan oraciones a Dios, a los dioses y diosas, y tejen mitos dentro de mitos y metáforas dentro de metáforas. No se limitaron a presentar un solo punto de vista, escuela filosófica o sistema teológico. Alrededor del año 800 a. C., los tiempos cambiaron, como siempre sucede, y la era de la filosofía reemplazó gradualmente la era de los dioses, la mitología y la poesía. Hubo una época en la que la gente empezó a considerar y a discutir los patrones de *cómo* contemplaban las cosas, en lugar de simplemente ser tolerantes o intolerantes con los mitos, dioses y costumbres de los demás. En la era filosófica, la gente se interesó en descubrir la esencia de una experiencia para así refinarla y expresarla con mayor claridad y amplitud. En Europa y Asia, el mismo patrón de exploración filosófica estaba en plena expansión, particularmente en la Antigua Grecia y la India. La edad global de la mitología, en la que los mitos se memorizaban y se pasaban de una generación a otra mediante el canto, se transformó en una era de la filosofía. En la India, los Upaniṣads fueron las primeras expresiones del pensamiento filosófico que se manifestaron como escrituras, fuera de los himnos de los Vedas. Los Upaniṣads fueron enseñados como un grupo de doctrinas sencillas individuales que ahora se conocen como el *Vedānta*. *Ved* significa "saber" y *anta* "final"; por ende, Vedānta significa, en un nivel, "el final de los Vedas", y en un plano más esotérico, sugiere el final del "saber", refiriéndose a una experiencia de la realidad que excede cualquier construcción intelectual.

El período inicial del Vedānta incorporó términos de los himnos védicos, como *puruṣa*, *ātman* y *Brahman*. Desarrolló un camino simple para salir de los delirios de la mente condicionada y evolucionar a la experiencia de una pura consciencia despierta y abierta. Se consideraba que este era el propósito real del Veda y de la vida humana. El sentido básico de la palabra *puruṣa* es "hombre", como para denominar "humano". El sentido más básico de la palabra *ātman* es "ser", así como hablaríamos de "yo" o "mí mismo". *Brahman* siempre se ha utilizado para referirse al resplandor omnipresente esencial que permea absolutamente todo. Los sabios de los Upaniṣads enseñaron que el verdadero ser no es ninguna de las capas temporales y contingentes con las que lo identificamos. Por el contrario, es la consciencia pura que existe sin condición alguna y es idéntica a Brahman. Pero más importante aun (y aquí aparece la contrapropuesta difícil), el ātman es inseparable del mundo que experimentamos. Cuando miramos el mundo alrededor y nuestras experiencias con claridad, estamos viendo el ātman. Cuando miramos a través del lente de la ignorancia, o avidyā, percibimos que el mundo se compone de elementos separados y fragmentados. Los textos mismos transmiten mejor esta enseñanza inicial del no dualismo.

> Por donde aparece el dualismo, como si estuviera, uno ve al otro, uno huele al otro, uno siente el gusto del otro, uno le habla al otro, uno escucha al otro, uno piensa en el otro, toca al otro, conoce al otro. Pero, cuando el ser abarca y constituye todo [ātman], ¿a través de qué y quién puede uno ver?, ¿a través de qué y quién puede uno oler?, ¿a través de qué y quién puede uno sentir?, ¿a través de

qué y a quién puede uno hablar?, ¿a través de qué y quién puede uno escuchar?, ¿a través de qué y en quién puede uno pensar?, ¿a través de qué y quién puede uno tocar?, ¿a través de qué y quién puede uno conocer? ¿A través de qué puede uno conocer a aquel quien conoce todo? Ese ser [ātman] es (se debe describir como) ni esto, ni aquello.

Bṛhad Āraṇyaka Upaniṣad, IV. 5.15

A partir de esta declaración de que el ātman es "ni esto, ni aquello", surge la corriente inicial del pensamiento dialéctico que nos ayuda a profundizar continuamente en nuestra experiencia, ya que nos libera del apego a versiones parciales o incompletas de la totalidad. En sánscrito, "ni esto, ni aquello" es *neti neti*, palabras que componen un lindo canto, y uno puede agregar todos los netis que quiera para disfrutar de la reverberación del sonido y también sentir que la mente vuelve al sentido primordial de que todo es "ni esto, ni aquello"; es decir, nada es lo que te imaginas o piensas. Algunos pensadores modernos han llamado esta metodología de neti neti una "dialéctica negativa". Este nombre tan alegre y alentador ha inspirado la idea equívoca en muchos filósofos contemporáneos (y algunos antiguos) acerca de la filosofía incipiente del yoga. Quienes no están acostumbrados al pensamiento metafísico pueden considerar que la filosofía del yoga es negativa, triste, pesimista y hasta deprimente. Los yoguis, en cambio, que se arraigan en la transitoriedad de todas las cosas, encuentran que la dialéctica negativa puede ser tan dulce como la miel y tan vibrante como el sol, ya que esta corriente nos permite soltar las divisiones conceptuales temporales que se expanden en capas cada vez más finas dentro de nuestro pensar. Las enseñanzas y afirmaciones filosóficas se malinterpretan a menudo cuando las sacamos de su contexto original. Los estudiantes del yoga muchas veces terminan perplejos ante las discusiones y peleas que van y vienen entre las distintas escuelas del yoga. En este proceso de supuesto intercambio, nos malentendemos mutuamente (y a nosotros mismos también), en lugar de observar los fenómenos en todos sus niveles. Los malentendidos, las discusiones y el cambio constante de punto de vista y definición tienen su propia importancia y belleza.

Los primeros Upaniṣads son expresiones preciosas de la verdad, pero sus ideas aún no habían madurado en los fuegos del debate y la indagación que ocurren inevitablemente cuando te encuentras con alguien de otro sistema, cultura o religión. La inicial corriente filosófica que se encuentra en los Upaniṣads tomó una forma condensada y elaborada en la obra del *Sāṁkhya*, un sistema que desarrolló un sabio llamado Kapila en el siglo VI a. C., justo antes del tiempo del Buddha. Más adelante, el filósofo Īśvara Kṛṣṇa refinó este sistema y lo consagró en la *Sāṁkhya Kārikā*. Diversas escuelas filosóficas del yoga, el Vedānta y hasta varios sistemas del budismo han basado sus argumentos en la terminología del Sāṁkhya. Para comprender el yoga es importante apreciar y estudiar Sāṁkhya, aunque no estemos siempre de acuerdo con todo lo que propone. La palabra *Sāṁkhya* significa literalmente "contar o enumerar". En un sentido, es esencialmente un listado de todas las cosas diferentes que se manifiestan en nuestra experiencia, tanto externa como interna. El sistema describe los niveles de la realidad que se encastran, uno dentro del otro en una suerte de orden jerárquico: aspectos que podemos tocar en la experiencia directa de la meditación. Abarcado de esta forma, es un sistema psicológico y filosófico. Sāṁkhya es una herramienta que explica e ilumina la experiencia de la observación detallada del proceso mismo de la vida, mientras también explica filosóficamente quiénes somos, de qué se trata el mundo y cómo está estructurado el cosmos.

Cuando contemplamos cualquiera de estos antiguos sistemas filosóficos, Sāṁkhya incluido, es muy importante tener en cuenta que, aunque presenten una doctrina filosófica, fueron diseñados como herramientas psicológicas que ofrecen una visión de lo que posiblemente haya sido la experiencia del sabio que fue su autor. Por ende, es útil abarcar un sistema como este con la mente y el corazón abiertos, además de tomarlo con pinzas. Siempre es muy importante darte permiso para considerar ideas diferentes (a las presentadas por otros) cuando estudias el yoga en general y, en particular, su tradición filosófica. No existe ninguna obligación que te exija creer o respaldar las ideas que un texto propone. La intención de los filósofos originales fue lo contrario: que aprendas a pensar por ti mismo para luego experimentar la realidad tal cual es. Siempre vas a sacar más provecho del estudio de la filosofía si ahondas en lo que sea que se presente; este método se opone al modelo de simplemente tragar proposiciones filosóficas sin cuestionarlas y así dejar que otro piense y experimente en tu lugar. Nunca deberías aceptar una propuesta filosófica solamente porque alguien ha dicho que es así. Dentro de la tradición del yoga, esta característica de la filosofía auténtica ha perdurado hasta el día de hoy.

La filosofía del Saṁkhya está basada en un axioma dualista que marca una línea para dividir en dos categorías muy claras lo que consideramos la totalidad del universo. Una categoría se llama puruṣa y la otra *prakṛti*. *Prakṛti* significa "energía creativa". *Puruṣa*, aunque su significado literal es "hombre" o "humano", se refiere al observador o el ser que experimenta el universo. En este sentido, tu eres puruṣa. Esta dicotomía diferencia y organiza la experiencia de la consciencia al establecer dos categorías separadas, una de gran valor que comprende el ser verdadero (puruṣa) y el otro para describir el mundo infinito de formas que constituyen nuestra experiencia (prakṛti). La naturaleza de puruṣa es la del observador, el testigo: consciencia pura. La naturaleza de prakṛti consiste en su capacidad de ser visto como el objeto que percibe la consciencia. Prakṛti, entonces, es todo aquello que se presenta en una forma o patrón limitado, al nivel grosero o sutil, así como el sustrato o la causa detrás de todo aquello que se presenta. Dicho de otra forma, prakṛti es todo lo que se te ocurra. Tú, el puruṣa, percibes pequeños rincones y recovecos de prakṛti en la medida en que se presentan en el campo de tu atención. Entonces, el objeto que sea, como una nube en el cielo, un pensamiento, una emoción o sensación física, o un objeto cotidiano como una tetera, todo eso es lo visto, es prakṛti. Puruṣa, el que ve, es pura atención, pura consciencia. La doctrina fundacional del Sāṁkhya se basa en esta distinción entre puruṣa y prakṛti: la subyacente comprensión estructural de que todo lo que encontramos en la vida pertenece a lo visto. La idea parece bastante sencilla, pero cuando la contemplas un poco más en profundidad, se vuelve bastante inasible para la mente porque le pide que se examine a sí misma. Desde la perspectiva del Sāṁkhya, todo esto es prakṛti: las percepciones de la mente y sus propias conclusiones sobre lo que está percibiendo (por ejemplo, si piensa que comprende la definición básica del Sāṁkhya como un sistema dualista que define a puruṣa y prakṛti); esto incluye una idea que surge en el intelecto de alguien que cree tener el mando de su mente, quien percibe todo (tú). Por lo tanto, inicialmente puede ser muy confuso tratar de entender la diferencia entre puruṣa y prakṛti, ya que todo lo que experimentamos en el mundo exterior y en el mundo interior es prakṛti. Las cosas tangibles que descubrimos, como una persona o un cartel en la calle, son prakṛti, así como las cosas que descubrimos dentro de nuestra imaginación, incluyendo todas las ideas y los sentimientos sutiles que podemos experimentar sobre el puruṣa o la consciencia en sí misma. Puruṣa es estrictamente la consciencia pura, la percepción sin filtro alguno. En el instante en que puruṣa es reconocido, identificado y nombrado, esos mismos rótulos, imágenes y sentimientos se convierten en prakṛti. Puruṣa no puede ser conocido o reconocido como un objeto o una cosa en absoluto, lo cual hace que el sistema del Sāṁkhya sea frustrante y difícil de entender.

La metáfora más popular para comprender el vínculo puruṣa-prakṛti (o más bien su falta de vínculo) es la del sol y una flor. El sol, puruṣa o consciencia pura, simplemente brilla. La luz del sol atrae a la flor, el símbolo perenne de prakṛti, y la flor se abre hacia el sol. Aquí la metáfora no es realmente dualista porque el sol ejerce cierta influencia sobre la flor. Inevitablemente se adjudica a puruṣa una cualidad que inspira, impulsa, ama o estimula a prakṛti. La experiencia mística que se describe en la poesía de los Vedas, y luego más filosóficamente en las enseñanzas ātman-Brahman de los primeros Upaniṣads, se define en el sistema del Sāṁkhya como el momento en el que puruṣa simplemente ve a prakṛti como prakṛti, sin identificarse con o apegarse a cualquier identificación con lo que es visto; esto incluye el acto de nombrar esa percepción. Prakṛti *es* simplemente energía creativa. De hecho, en cualquier momento, cualquiera de nosotros podría experimentar una meditación del Sāṁkhya absolutamente correcta al solo reconocer que todo lo que pensamos, sentimos, vemos, tocamos, degustamos o escuchamos es prakṛti. Es decir, cualquier *cosa* que somos capaces de percibir. Cultivar el discernimiento consciente para entender que todas las capas que percibimos son exclusivamente prakṛti es justamente lo que posibilita el despliegue pleno de la flor de prakṛti. Sin embargo, le resulta muy difícil a la mente (repleta de imágenes idealistas de puruṣa) sostener esta visión de que prakṛti es un campo unido y jerárquico de energía creativa que no tiene conexión alguna a puruṣa. Para complicar las cosas aun más, para que esta meditación se sincronice verdaderamente con la intención más profunda del sistema Sāṁkhya, debemos comprender que todos nuestros mantras mentales o el mantra "todo es prakṛti" son, en su esencia, también prakṛti.

Aunque el sistema del Sāṁkhya pueda a veces resultar un poco confuso, nos alienta a mirar realmente de cerca cuando contemplamos algo. Dentro del modelo del Sāṁkhya, la capacidad de observar que nuestra circunstancia actual es parte de prakṛti es lo único que nos permite suspender el proceso infinitamente agotador de teorizar y filosofar sobre nuestra experiencia. Así podremos tomar contacto pleno con nuestra vivencia inmediata y *esta* es la base de toda experiencia mística. Vemos, bien desde el principio, que el sistema del Sāṁkhya (en conjunto con todas las otras corrientes iniciales del yoga), representa el intento de exponer el ser falso o el puruṣa falso. Estos sistemas son vehículos que debemos abandonar en el momento justo para que el vehículo se convierta en el combustible que impulsa el proceso del despertar, en lugar de convertirse en el foco único de nuestra atención. Para el principiante, el sistema del Sāṁkhya aparenta ser una estructura intransigente en la que puruṣa está totalmente separado de prakṛti. Como principiantes, podemos pensar que el puruṣa se libera cuando imaginamos la diferencia entre un puruṣa sólido, con semejanza al ego y la forma humana que flota por encima de un prakṛti elemental, muerto, mecánico y siempre cambiante. Pero esta es la teoría de un principiante y parte del deseo de la mente de clasificar, etiquetar y solidificar los dos componentes distintos del dualismo para que un lado parezca malo (temporal) y el otro lado bueno (permanente). El axioma real del dualismo del Sāṁkhya busca desarticular constantemente cualquier imagen o idea acerca del puruṣa. Puruṣa no es una cosa, un sustantivo, un verbo, ni siquiera una función. El hecho de que prakṛti no puede definir o atrapar a puruṣa mantiene a prakṛti abierto, mutable y fresco. Posiblemente la razón por la cual los filósofos del Sāṁkhya se hayan mantenido tan fieles a este aparente dualismo, sin jamás conceder que puruṣa y prakṛti no son dos "cosas" separadas, surge de su intención de que fuéramos capaces de experimentar hasta los estados más sutiles de la mente y sin interponer la presencia del ego, del sí mismo, de puruṣa. Si nos rendimos demasiado pronto y proclamamos "Sí, al fin y al cabo, puruṣa y prakṛti son lo mismo", entonces es inevitable que nos identifiquemos con algún aspecto o capa de la mente mientras se presenta una experiencia nueva; y en ese momento, la materia del ser, de la separación, de puruṣa se proyecta sobre el entretejido de prakṛti. Al hacer esto, establecemos el ego, el cual dinamita la experiencia mística verdadera y nos descarrila de la posibilidad de adquirir una visión profunda de la naturaleza real de la consciencia.

Dentro del sistema del Sāṁkhya, se dice que la tierra desde la cual se despliega el universo de nuestra experiencia se llama *mūla* prakṛti. *Mūla* significa "raíz" y *prakṛti*, por supuesto, significa "energía creativa". En su estado original, se dice que prakṛti es como un espejo claro, brillante y vacío que refleja la pura consciencia viva. Equilibrado y completamente integrado, mūla prakṛti refleja la consciencia sin contenido; refleja exclusivamente a puruṣa. Cualquier desequilibrio, aunque en forma de semilla o alguna pequeña imperfección, estimula a la raíz de prakṛti para crear el mundo, y también cómo lo experimentamos. Los componentes básicos del universo del Sāṁkhya, el cosmos de nuestra experiencia directa, se llaman los tres guṇas. *Guṇa* significa "hilo" o "cuerda". Dentro del sistema del Sāṁkhya, se dice que la trenza que forman estos tres hilos genera el proceso de prakṛti, el proceso del cambio constante, de la transformación y evolución continuas. Todo lo que ocurre en estos niveles de manifestación se considera una combinación diferente de estas tres cuerdas básicas de la energía de la creación. El término *guṇa* ha sido interpretado de muchas formas distintas. Algunos definen los guṇas según sus características físicas separadas: un hilo es vibrante y equilibrado, uno posee movimiento e interacción, el otro está fijo y dominado por la inercia. Sin embargo, si contemplamos los guṇas exclusivamente como propiedades físicas que experimentamos en un universo externo, tendemos a excluir las propiedades psicológicas más subjetivas que comprenden como parte de los sentimientos que constituyen nuestro paisaje interno. Un abordaje más completo y preciso de los guṇas enlaza el mundo interno de nuestro pensamiento, nuestra percepción y nuestro estado mental con el mundo físico externo.

Los tres guṇas son *sattva*, *rajas* y *tamas*. Sattva se asocia con los principios de síntesis, armonía, conocimiento, inteligencia, felicidad y bondad. Rajas es la energía de antítesis, pasión, actividad, movimiento, deseo y tristeza. Tamas reúne las cualidades de tesis, inercia, fijación, opacidad, oscuridad, ilusión. Los tres existen en una tensión dinámica, uno con el otro. Su vínculo se parece a un juego continuo de piedra, papel o tijera, ya que (mediante el proceso mismo de la vida) un guṇa siempre predomina, aunque ninguno perdura en ese puesto porque los guṇas no son sustancias fijas. Los guṇas, entonces, son un medio para describir el proceso de la evolución, el cambio y la transitoriedad. Cada experiencia que vivimos está compuesta por la transformación de los tres guṇas, y se dice que las actividades de los guṇas son el despliegue del tiempo eterno.

Tamas se puede comprender como el pasado, aquello que ha sido determinado y ya pasó a la historia; es la situación objetiva, lo que ya se ha dado, las circunstancias que te tocan en la vida. Tamas incluye todos los aspectos de la experiencia que poseen una cualidad primordialmente establecida o tamásica. Una forma para entender tamas es como aquello que recibimos sin hacer un esfuerzo. Rajas se puede comprender como algo asociado más estrechamente con el futuro; es el deseo, la proyección, la externalización. Sattva es la síntesis de la postura de tamas y la contrapostura de rajas. Es, en última instancia, el entendimiento de cómo actuar desinteresadamente y se considera que es el momento presente, impregnado con la atención despierta; es el proceso del despliegue de la consciencia. Sattva trasciende la tensión entre el pasado y el futuro, entre lo que ya pasó y aquello que la mente proyecta como las posibilidades de lo que podría suceder. Se puede cultivar hasta alcanzar un grado tal de claridad que se vuelve como un espejo cristalino para la luz de puruṣa. Cuando los procesos de prakṛti se observan sin interferencia, sattva predomina como el estado natural de las cosas.

Mientras los hilos de sattva, rajas y tamas se entrelazan con nuestra experiencia eternamente cambiante, descubrimos que uno de los tres guṇas reina sobre nuestras percepciones y nuestros estados de ánimo. Muchas veces, si nos encontramos en un estado sáttvico, ese espíritu nos predispone a hacer cosas que se entienden como sáttvicas; comemos comida sáttvica que crea equilibrio natural en el cuerpo y nos involucramos en actividades sáttvicas, como ser bondadosos con los demás. Inicialmente, al experimentar un estado sáttvico, nuestras percepciones son claras y brillantes. Los sentimientos de dicha, amor, compasión y empatía están muy cerca de la superficie de nuestra consciencia, y casi todo lo que experimentamos estimula alguno de estos sentimientos "buenos" y satisfactorios. Por ende, nos comportamos, pensamos y reaccionamos de maneras que reflejan este estado sáttvico. Pero, después de pasar cierto tiempo con este espíritu sáttvico (y puede ser un tiempo corto o prolongado), se disminuye nuestra sensibilidad al estímulo dichoso del estado sáttvico.

En general, sin darnos cuenta de lo que está pasando, reducimos este estado positivo a una fórmula o imagen y nos asentamos en un estado más complaciente, opaco y perezoso. Entonces, tamas se establece. Nuestros sentidos pierden su vivacidad y nos atraen actividades sin brillo. Por ejemplo, ingerimos comidas que nos hacen sentir pesados y carecemos de gracia, motivación e inspiración. Después de un cierto tiempo (si tenemos suerte), este estado desganado se vuelve intolerable y estimula la activación del guṇa rajásico. De repente, tenemos muchas ganas de hacer cosas diversas y nos volvemos ansiosos por actuar. Apasionados o enojados, nuestras acciones son rápidas pero no siempre tan bien planificadas; buscamos nutrir el cuerpo de formas que refuerzan nuestra capacidad de mantener este fervor, como tomar otra taza de café. Esta cualidad rajásica interrumpe la apatía y la inercia que se introducen cuando caemos en un estado tamásico. Nos puede traer de nuevo hacia un estado sáttvico si logramos permanecer plenamente conscientes y adiestrar nuestra energía rajásica con destreza, dirigiéndola hacia un estado de pensar y actuar con claridad y decisión. Pero si nos mantenemos rajásicos durante demasiado tiempo, perdemos el equilibrio y nos volvemos agresivos, desconsiderados, desarraigados y apegados a las fórmulas de oposición. Consecuentemente, nos "quemamos" y terminamos de nuevo en un estado tamásico.

Vivir en un estado de transición continua es la consecuencia natural de este patrón cambiante y cíclico de los guṇas. Las prácticas del yoga nos enseñan a cultivar nuestra atención consciente en todos estos estados diferentes para poder mantenernos versátiles, alertas y capaces de pasar entre un estado y el otro con gracia. Hacemos esto al recordar que la naturaleza de un estado armónico y sáttvico es similar a una fruta; va a madurar y ponerse delicioso justo antes de pasarse y empezar a pudrirse. Pero, a diferencia de una fruta, los estados que nos traspasan son totalmente renovables. El sentimiento sáttvico de contentamiento se convierte en un estado vibrante rajásico que (si nos mantenemos alertas), se vuelve sáttvico de nuevo. Por supuesto, después de un cierto tiempo, el estado sáttvico se vuelve demasiado plácido y naturalmente decae en un estado opaco o tamásico, el cual es interrumpido por un impulso de energía rajásica y el ciclo continúa. Este patrón de los guṇas no impacta solamente en nuestros estados de ánimo. Así como se articula en el sistema del Sāṁkhya, se considera el proceso subyacente de cambio que permea toda la experiencia dentro y fuera de nuestro cuerpo.

A pesar de que el estado sáttvico es armónico, compasivo, generoso y dichoso, y puede aparentar que la "meta" del yoga es convertirte en una persona exclusivamente sáttvica; paradójicamente este no es el caso. Cualquier estado realmente sáttvico debe contar con algunos elementos de tamas y rajas en su trasfondo, y debe ocurrir espontáneamente. Si te apegas demasiado a la idea de que es mejor permanecer en un estado de sattva constante, e intentas ponerte sáttvico, o te volverás rajásico en tu búsqueda de sattva o te frustrarás cuando tu estado sáttvico feliz adquiera una cualidad somnolienta, opaca, fija y tamásica. Cualquiera sea el caso, sufrirás profundamente. Puede que no percibas este deseo de moldear todas las situaciones en tu intento de ser sáttvico, pero si no contemplas todos los otros estados de ánimo con ecuanimidad y apreciación, nunca estarás verdaderamente sáttvico y satisfecho. Es bastante común que, en su primera aproximación al yoga, los principiantes se identifiquen a tal nivel con sattva como un ideal que se quedan atascados en el esfuerzo de resistir o destrabar el estado tamásico de la mente que existe en la periferia de sattva. Pero esta situación presenta la aparente paradoja: si el estado de sattva no te atrae ni un poco cuando practicas āsana o te sientas a meditar, ¡nunca encontrarás la motivación para practicar! Si, en algún nivel, no añoras cultivar una buena práctica, no habrá práctica en absoluto y tampoco oportunidad para observar la cualidad risible de la mente que establece metas para la práctica. La práctica expone cómo funciona la mente mediante los juegos útiles y dañinos del ego. Cuando la mente fabrica un ideal de la práctica sáttvica, deja de estar realmente presente y atenta a la experiencia mientras surge y se transforma; comparas todo con ese ideal y se vuelve imposible observar cualquier estado tamásico e incómodo. Te encontrarás en un estado rajásico, y tu práctica estará repleta de deseo, frustración y la necesidad de alcanzar esta meta ideal. Es irónico que podemos comprender la naturaleza cíclica de los guṇas en toda experiencia, pero seguimos aferrados a la búsqueda de un estado sáttvico. Sobrestimar nuestra pureza nos lleva a rechazar y condenar cualquier rajas útil que se presente, y por ende, ni nos damos cuenta de que estamos atrapados en un estado tamásico. Aquí aparece la paradoja que envuelve los guṇas. Descubrimos que la práctica del yoga muchas veces presenta paradojas (a nivel filosófico, emocional, mental y físico) y que estas contradicciones nos meten en situaciones de conflicto que parecen ser irónicas e imposibles de navegar. Pero si tenemos la suerte de estar en un estado sáttvico y despierto cuando se presenta una de estas situaciones, podemos ver que estas contradicciones son inevitables y que ejemplifican un factor integral de la profundidad de algunas de las experiencias fundamentales de la vida; hasta quizás podamos ver que son un poco graciosas.

La experiencia mística puede nacer de nuestro discernimiento acerca de una de estas situaciones paradojales, pero solamente ocurre cuando comprendemos que toda experiencia es simplemente el juego de los guṇas y su interacción mutua. Esto puede ocurrir si, al presentarse un estado sáttvico o feliz, ese mismo estado se vuelve el objeto de nuestra atención. Podemos observar el proceso de la degradación de este estado hacia algo más opaco, pero sin identificarnos con este proceso o el tamas que surge. Por lo contrario, podemos observar este movimiento de los guṇas como el patrón natural del cambio. Entonces, cuando la pasión del estado rajásico se presenta orgánicamente, cuando las ideas empiezan a remover las cosas, en ese momento comprendemos que todo lo que está pasando es el accionar de los guṇas en conjunto con los guṇas. De esta manera, somos capaces de apreciar el proceso de la vida mientras ocurre y de ver la oportunidad real del despertar que ofrece una experiencia mística. Si, en cambio, no comprendemos que toda experiencia es el entretejido de estos tres hilos de prakṛti y que el cambio es el producto natural de ese vínculo interdependiente, entonces nos aferramos excesivamente a ciertas etapas de nuestra experiencia, así como otras nos generan mucho rechazo. De esta forma, lamentamos el proceso esencial de la transformación.

5

Buddhi y el contexto

El universo del Sāṁkhya florece desde la base interactiva de los guṇas, los cuales se impactan mutuamente, así como ejercen su influencia sobre todas las cosas manifestadas: un universo que gira alrededor del juego entre el puruṣa y el prakṛti. Una forma de contemplar esta idea es la de compararla a un bombón de chocolate amargo cuyo centro es dulce y cremoso. Cuanto más te acercas hacia el centro del chocolate, más dulce se pone; en el centro, existe un núcleo intensamente delicioso. En el punto central del universo del Sāṁkhya existe un lugar encantador, el asiento de la inteligencia cristalina que también hospeda el equilibrio de las funciones más enaltecidas del sattva. En el centro de este asiento, se encuentra el apoyo o el portal hacia el puruṣa. Todo esto se puede visualizar como un maṇḍala o yantra que representa el universo del Sāṁkhya, portador de toda la vida, la experiencia, todos los estados mentales y cada uno de los guṇas que giran alrededor del exterior, pulsando hacia este núcleo donde reside el puruṣa. La parte más cercana al centro y al puruṣa se llama el *buddhi*. La palabra *buddhi* viene de la raíz verbal *budh*, "despertar"; la mejor traducción de buddhi sería "inteligencia". Ejemplifica el principio del despertar, la capacidad de salir de un marco de referencia, como sucede cuando nos despertamos de un sueño. El Buddhi es lo primero en evolucionar desde la esencia de la raíz mūla prakṛti, y muchas veces es representado como una planta que se envuelve alrededor del puruṣa, así como una vid se trepa por un poste. En otro sentido, el buddhi es como un primo cercano de puruṣa y prakṛti; es el eslabón perdido que une la cualidad vasta y pura del puruṣa con la naturaleza más específica del prakṛti (que se focaliza en un objeto). Buddhi es la esencia del guṇa de sattva. Es posiblemente el aspecto más importante en nuestra comprensión del sistema del Sāṁkhya, aunque también puede ser el más difícil de entender.

Podemos definir al buddhi como "aquello que crea el contexto", porque la inteligencia verdadera es la habilidad de descubrir el significado real de las cosas a través del vínculo que establecemos con su contexto. Buddhi recibe información de los sentidos, la mente y la memoria. Luego dibuja el contorno o el marco de esa información para crear su contexto. El sistema del Sāṁkhya nos enseña que nuestra experiencia es algo que se nos da (en un sentido realista y pasivo) y también algo que creamos subjetivamente (en un sentido idealista). Buddhi identifica vínculos entre los objetos; revela su trasfondo y permite que ese conocimiento interactúe continuamente para el bien de cualquier propósito que el buddhi busque servir. Con el tiempo, buddhi es el elemento que te permite comprender y experimentar con plenitud quién eres realmente: puruṣa como puruṣa. Una vez integrada y despierta, "ella" (o buddhi en una personificación femenina) existe con el propósito de revelar el puruṣa, así como un instrumento existe para hacer sonar una campana o el amante existe para su amado. Sin embargo, su propósito muchas veces se desvía hacia el ego o aquello que se llama el puruṣa falso. El funcionamiento potencialmente brillante del buddhi se vuelve opaco o queda atascado por los temores y necesidades profundamente arraigados que surgen de una ignorancia básica. Esta visión errónea clasifica algunas partes de prakṛti como objetos separados o permanentes. Desparramado por percepciones de una gran multiplicidad de objetos sensoriales, el buddhi se sigue fijando mediante los contextos que crea o por los vínculos que descubre entre las distintas formas. Cuando la mente se aferra a los significados parciales que se filtran por este aparato sobrecargado que "crea contextos", pierde de vista fácilmente el hecho de que cada instante de cada experiencia es solamente el producto de la interacción de los guṇas. Despertar y limpiar la función del buddhi requiere una reevaluación constante del contexto: un replanteo de nuestros marcos de referencia, una perpetua inteligencia activa y meditativa que nos permite comprender que todo aquello que percibimos es prakṛti.

Podemos comprender este principio fundamental del sistema del Sāṁkhya a través de nuestra propia experiencia en la práctica del yoga. Por ejemplo, es fácil admitir que no tienes control absoluto sobre las sensaciones que se presentan en cualquier práctica: puede aparecer una sensación en tus cuádriceps, un dolor en tus hombros, un pellizco en el abdomen o la percepción de un estiramiento de la piel delante del corazón. Sin embargo, el discernimiento y la libertad que pueden surgir mediante cualquier postura nacen de la capacidad de observar realmente las sensaciones, donde sea y mientras aparecen. De la misma forma, el discernimiento que sabe explorar la consciencia pura, el puruṣa, se radica en tu capacidad de mantener tu presencia en relación al contenido que aparece (en este caso, los sentimientos, pensamientos y sensaciones que se presentan en tu práctica de āsana). Si tú (el puruṣa falso) puedes salirte del medio, tu propia inteligencia (tu propio buddhi) actuará como un lente enfocado y de esa manera verás la cualidad artificial del trasfondo. Así, seguirás buscando el equilibrio y la apertura del fondo contextual de lo que sea que observes. Esto te asegura de que la mente no se escape. A raíz de la práctica, se dice que el buddhi se purifica. Esto quiere decir que, mientras practicamos, la mente ya no sabotea la inteligencia sino que percibe la confección de las etiquetas y los pensamientos acerca del contenido específico que se presenta. Si miramos al universo del Sāṁkhya como una flor que se abre, el puruṣa se encuentra dentro del buddhi, en el centro de la flor; allí, o queda atrapado en el drama de conjugar su identidad con aquella de la flor, o se regocija en la luz clara: la inteligencia integrada y equilibrada del espejo del buddhi. De hecho, los capítulos dos y diez de la *Bhagavad Gītā* describen el yoga como buddhi, el yoga de la inteligencia pura.

La siguiente cosa que evoluciona desde el buddhi se llama *ahaṁkāra*, aquello que fabrica el "yo" o la función del ego. Esta capacidad es fundamental en la tarea de crear formas y organismos en este mundo, pero también puede ser la fuente de sufrimiento y soledad infinitos. Dentro del sistema del Sāṁkhya, ahaṁkāra se considera un proceso sagrado que ocurre dentro de prakṛti. Se ha llamado el cit-acit granthi, el nudo que une aquello que es cit o consciencia pura (puruṣa) con aquello que es acit o la inconsciencia (prakṛti). El nudo toma la forma de una sensación misteriosa del "yo" subjetivo, el cual recoge continuamente teorías, imágenes y creencias acerca de sí mismo como algo que existe fuera de su entorno y separado de los demás. Surge de la ignorancia primordial, de confundir a puruṣa con prakṛti. Nos motiva rápidamente a generar vínculos de objeto-sujeto en nuestros campos sensoriales, y por lo tanto proyectamos las cualidades del ser sobre infinitos componentes de prakṛti, separando los objetos de su trasfondo. Entonces, el ahaṁkāra (el ego), acepta o rechaza los objetos en la medida en que percibe una necesidad de protegerse y mantenerse como un organismo separado. De esta forma, obstruye la corriente inherente de la información que contiene el buddhi y que podría conducirnos a alcanzar el discernimiento y la percepción verdaderos. Esta confusión que produce el ego, bloqueando la inteligencia que ofrece la interdependencia, sigue siendo el juego de los guṇas; al igual que cualquier otra manifestación de prakṛti, cualquier percepción o discernimiento y todos los otros procesos del buddhi, este proceso es sagrado. De hecho, es una parte esencial de la vida, ya que nos permite marcar temporalmente los límites e identificar ciertas cosas específicas (este cuerpo, este pensamiento, este objeto) como algo distinto en relación a todo el resto.

Para comprender la importancia de ahaṁkāra, imagínalo como una semilla. Generalmente, una semilla tiene una capa externa y dura que la mantiene separada de todo lo que es ajeno a su superficie. En algún momento, si es una semilla afortunada, toma contacto con tierra fértil y la presencia de humedad; mediante este intercambio con su entorno, la capa externa empieza a suavizarse hasta que se vuelve suficientemente blanda y porosa. En este momento, se establece una vía de comunicación entre la parte interna de la semilla, donde se almacena su información, y el ambiente externo. Es precisamente este intercambio de información lo que estimula el crecimiento de la semilla para que la transformación (la vida) pueda ocurrir. De la misma manera, tenemos un ego que es como una cáscara que posibilita el desarrollo de nuestro potencial, la manifestación de nuestro ser verdadero. Cuando se presentan ciertas oportunidades de interacción con los demás o con el entorno, nuestro ego se vuelve poroso. Estos eventos suelen ser puntos de iluminación, transformación o discernimiento. Si sostenemos nuestro estado de presencia durante el proceso de cambio que enfrentamos, y si prestamos atención al proceso del juego de los guṇas, podemos cuidadosamente soltar todas las cosas que identificamos como "nosotros", así como las percepciones que describen a los demás (de forma parcial o falsa, como algo separado de nosotros o entre sí). De esta manera, somos capaces de asimilar las cosas que exceden nuestro sistema más inmediato, que estén fuera de nuestro sistema filosófico o el sistema físico de nuestro cuerpo. Este proceso de asimilación nos permite experimentar la transformación o el crecimiento, y, al observar nuestro propio proceso de cambio, surge la posibilidad de descubrir aquello que *realmente* define las profundidades más recónditas de nuestro ser. En su esencia, el yoga habilita esta porosidad de la función del ego. El acto habitual de soltar imágenes y planteos personales protege la salud y la utilidad del ego y, por ende, puede facilitar la discriminación consciente. La ausencia de la función del ego sería letal para nuestro organismo físico, pero aprender a navegar el sistema del ego con fluidez nos guía hacia el discernimiento. El ego, el ahaṁkāra, es útil porque nos ofrece cosas que luego podemos soltar. Podemos reconocer su cualidad sagrada al observar con total honestidad su función contrayente cuando se impone en nosotros o en los demás.

Otra función del ahaṁkāra facilita un cambio de enfoque, desde la consciencia pura a una mirada más externa en la que el buddhi se orienta hacia el afuera en busca de establecer un ser o un puruṣa falsos. Este proceso se representa en el mito de Rāma. Su consorte amada, Sītā, es capturada por el demonio Rāvaṇa, quien la lleva a Śrī Lanka. Este evento dispara otro ciclo de actividad yóguica que forma parte de la antigua epopeya *El Rāmāyaṇa*. En el relato, el demonio Rāvaṇa es el ego, el puruṣa falso que roba el buddhi (o Sītā) de la consciencia pura (Rāma), el puruṣa verdadero. Rāma luego apela al dios del viento, Hanūmān, quien representa el prāṇa y la fuerza que limpia e integra el buddhi. Hanūmān recupera a Sītā y quema la ciudad de Rāvaṇa. Esta imagen representa las estructuras que rodean el ego desmedido. Al final de la historia, Rāma vence a Rāvaṇa en una batalla increíble, y esta derrota es una pieza fundamental para todos los otros eventos que ocurren en el relato y que simbolizan el proceso del yoga. Todos los estudiantes del yoga deben leer esta historia.

Desde la perspectiva del Sāṁkhya, la siguiente capa evolutiva después de buddhi y ahaṁkāra se llama *manas*, o "mente". Manas está considerado como el organizador de la percepción. Según las circunstancias particulares, presta atención a ciertos sentimientos, pensamientos y sensaciones que aparecen en el campo de nuestra consciencia, mientras que ignora otras cosas por completo cuando se presentan. Estamos rodeados por un mar de información que nos llega a través de los sentidos y, al mismo tiempo, participamos continuamente en el acto de crear cuentos e hipótesis sobre estas cosas en un nivel interno (y muchas veces subconsciente), que se basan en nuestras teorías. Manas cumple la función vital de seleccionar y filtrar el tsunami de información que inunda nuestra consciencia. Se dice que manas tiene dos tareas básicas: *saṅkalpa* y *vikalpa*. *Kal* significa "imaginar", mientras que *san* significa "juntos" y *vi* quiere decir "dividido". Por ende, *saṅkalpa* significa imaginar o construir las cosas para crear una unidad. Este proceso toma un grupo de cosas que parecen separadas y luego reconoce su similitud; las unifica y coloca en una única categoría, un solo envase. A esta altura, interviene la segunda función de manas y da un giro en otra dirección para practicar vikalpa; divide estas mismas cosas en unidades y subcategorías separadas. Entonces, la mente puede unir todo en un paquete homogéneo y entero para luego tirarlo en el suelo para crear un nuevo orden. Todo esto es para decir que la mente tiene una capacidad y una propensión para crear construcciones tanto divididas como unificadas. Acepta ciertas cosas y de repente se da vuelta y rechaza esas mismas cosas. La función del ego rige este proceso: "Esto es algo que puedo utilizar. Esto es algo que reconozco. Acepto esto. Esto es inútil y lo rechazaré.". En este nivel de manas, el mundo interno de las ideas y los sentimientos se choca con el mundo externo de las percepciones reales externas. Es el punto en el que las ideas se ponen en marcha. Por ejemplo, si tenemos una banana o una manzana en la mano, hace falta tomar la decisión práctica de comerla, sí o no. Basándonos en información sensorial, pasamos entre los sentidos y el buddhi, atravesando la función organizadora del manas. Contemplamos el grado de madurez, el olor y la textura en relación a experiencias previas almacenadas en la memoria, nuestro nivel de hambre, teorías sobre la comida, creencias, etc., hasta finalmente decidir si queremos comer la fruta o no.

El yoga es un arte que enraíza profundamente porque, mediante su práctica, aprendemos a trabajar con y a acomodar las funciones y deficiencias innatas de buddhi, ahaṁkāra y manas en el contexto de la devolución que nos da el mundo que nos rodea. La inteligencia se purifica mediante la práctica, y el ego se vuelve poroso. Este proceso permite que manas, o el aspecto más mecánico e inmediato de la mente, funcione con claridad. A través de la práctica, logramos prestar atención a la retroalimentación que recibimos del mundo externo y, al mismo tiempo, podemos equilibrar esta información con los deseos, construcciones e imaginación de nuestro mundo interno. El acto de encontrar el equilibrio entre estos dos mundos nos permite arraigarnos en el momento presente. Pero los efectos profundos de la práctica del yoga no se detienen en esta instancia. Desde ahaṁkāra y manas, empezamos a desplegar los objetos, formas y sensaciones de nuestra experiencia, que se ubican en lo que se denomina como los cinco elementos (el espacio, el aire, el fuego, el agua y la tierra). Estos cinco elementos son transformaciones interdependientes de los tres guṇas (rajas, sattva y tamas) y ocurren no solamente en el mundo exterior como objetos, sino que también aparecen en nuestro mundo interior como percepciones sensoriales que recordamos, nos imaginamos y experimentamos en el presente; es decir, a través del tacto, olor, gusto, sonido, forma, color, textura, etc. Hasta nuestros sentimientos más sutiles, nuestras sensaciones internas más sublimes, o incluso la visión más explícita, cada cual cuenta con una cierta mezcla de los cinco elementos. Cada percepción, cada sensación que experimentamos está compuesta por una combinación única de estos elementos. Los cinco elementos se despliegan, uno del otro, en una jerarquía que va desde lo más grosero a lo más sutil. Los elementos groseros siempre se consideran condensaciones de *todas* las capas sutiles que los han precedido. De hecho, sin los cinco elementos, ¡el manas, el buddhi y el ahaṁkāra no tendrían nada que hacer!

El primero de los elementos se llama *ākāśa*, o "cielo". Ākāśa es la cualidad del espacio ininterrumpido y radiante que se considera afín a la escucha. En cierta medida, puedes experimentar la amplitud del espacio cuando "simplemente escuchas" sin nombrar, clasificar, diagnosticar o identificar los sonidos que percibes. Sencillamente, experimentas la vibración dentro del espacio. De hecho, te experimentas a ti mismo porque tus pensamientos no crean ninguna forma que pueda obstruir aquello que se presente en el espacio de tu atención auditiva. El cielo no obstruye las nubes, sino que estas disponen de la libertad de presentarse, transformarse o disolverse con el viento. De la misma manera, no obstruyes los sonidos que surgen cuando simplemente escuchas. Al conceder espacio y permiso a los otros elementos para existir tal como son, se puede producir la meditación sobre otros elementos a raíz de ākāśa. Desde ākāśa se desenvuelve *vāyu*, o el elemento del aire. Así como el viento, vāyu describe el movimiento que atraviesa los espacios internos y externos; y también establece el inicio de la forma distintiva que crea la orientación en el espacio y desde la cual se inicia el movimiento de un punto a otro. Vāyu corresponde al sentido del tacto y está íntimamente vinculado al prāṇa, al sustrato del proceso real del pensamiento. Desde vāyu se despliega *tejas*, o fuego: un movimiento de expansión ascendente y ardiente. Tejas es luz y está asociado con el sentido de la vista. Desde el fuego, se deriva el elemento *apas*, o agua, el cual se considera representativo de una corriente descendente que contrae y supuestamente corresponde al sentido del gusto. Describe el movimiento externo del agua en el mundo exterior, así como la sensación de movimiento interno que fluye hacia abajo. De apas, se produce el último elemento y el más tangible, *pṛthivī*, que produce la cohesión total. Pṛthivī es el resultado de condensar todo en una masa sólida que obstruye el movimiento por completo. Se dice que este elemento final, pṛthivī, está relacionado con el olfato y, en un cierto aspecto, es el opuesto de ākāśa, el elemento del cielo. Pṛthivī representa la cualidad del guṇa tamas, en el cual las cosas están totalmente fijas o sólidas. Puede aparecer poco atractivo encontrarse inmerso en el guṇa de tamas, ya que está asociado con la opacidad y la lentitud, pero tamas también tiene la característica de ser el aspecto fundacional e histórico. Por ejemplo, un geólogo que estudia la tierra, sus formaciones rocosas y montañas está explorando algo con una historia muy profunda y desde la cual surge la vida continuamente. Cuando contemplas el campo de la geología, puedes estudiar lo que aparentan ser aspectos estáticos del universo, como las formaciones rocosas. Pero, cuando miras más de cerca, te das cuenta de que estás observando una imagen estática dentro de un continuo de cambio que abarca un período extremadamente largo de tiempo. A través de la geología, puedes realmente empezar a comprender lo que el tiempo significa, y este es un atributo glorioso de prestar atención a cualquier fenómeno histórico. Dentro de este contexto más amplio, nuestro mundo imaginario parece casi trivial. Ocurre lo mismo cuando contemplas el espacio. Si sales afuera de noche para mirar un cielo despejado y las estrellas de otras galaxias a través de un telescopio, te surge la idea (y sensación vertiginosa) de que el espacio realmente no tiene límites o fin. Es inmensamente vasto. Pero si el cielo no tuviera ninguna estrella u objeto para mirar, simplemente tendrías la noción vaga de mirar algo amplio y expansivo. En el momento en que aparece cualquier forma o combinación de los otros elementos como un campo definido, el espacio en sí cambia porque la forma crea el contexto y el medio para apreciar las dimensiones ilimitadas y adaptables del espacio. De esta forma, los cinco elementos se complementan y se otorgan perspectiva mutuamente. Experimentamos estos elementos como distintas modalidades de los procesos, los movimientos y la estructura del mundo externo. En el mundo interior, los vivimos como diferentes cualidades de la sensación interna. Entonces, cuando uno de los elementos predomina en nuestra mente, significa que apreciamos internamente patrones particulares del movimiento y el vínculo que están asociados con ese elemento.

En la meditación, se puede utilizar cualquiera de los cinco elementos como un objeto para enfocar la mente. Si recordamos que estos elementos son jerárquicos y que surgen en una cadena orgánica (desde ākāśa a tierra), vemos que un elemento asiste en el acto de experimentar otro, desde dentro o fuera del cuerpo. Al escuchar todos los elementos, ākāśa ofrece espacio. Centralizado alrededor de la garganta, ākāśa permite que experimentes el cuerpo como una entidad abierta, un campo o cielo infinito que se extiende en todas las posibles direcciones. Esta atención amplia te da la oportunidad de sentir cómo el aire, o vāyu, cambia alrededor del área del corazón; se transforma, gira, y fluye libremente, mientras redefine la sensación del cielo abierto del ākāśa. Esta apreciación de vāyu ayuda a concebirlo, desde las raíces del ombligo y la periferia del diafragma, acompañando el movimiento fuerte y ascendente que se asocia con el fuego, tejas. En oposición, por debajo del fuego y el ombligo, en la zona de los muslos internos, reside su claro opuesto: la corriente fresca y descendente del agua, apas. El agua representa la mejor forma de encontrar la tierra en el suelo pélvico, los isquiones y las partes posteriores de las piernas. Si permites que el agua fluya libremente hacia abajo, eventualmente suscitará una respuesta de la tierra, en la forma de frenar, encauzar y contener el agua.

Los cinco elementos se experimentan internamente y externamente mediante los cincos sentidos, o *indriyas*. Los cinco sentidos son similares a campos en los que los objetos sensoriales o las sensaciones surgen y se desvanecen como flores en un prado. Los yoguis experimentan estos campos sensoriales en la meditación como los cinco *tanmātras* de cada elemento o sentido. *Tanmātra* significa "movimiento de aquello que es" y se refiere en última instancia a la cualidad abierta de sensación que se experimenta sin ningún concepto superpuesto. Esta cualidad amplia permite que la consciencia se expanda desde cualquier foco específico sensorial para permear el campo más general de otros potenciales focos de sensación.

Ahora hemos revelado el mundo básico del Sāṁkhya desde su centro hasta sus puntos externos. También hemos dado algunas pistas acerca de cómo las prácticas de la meditación y el yoga pueden ayudarnos a trazar la línea de nuestras experiencias sensoriales directas, para luego seguir su pasaje por distintas capas de la mente y del buddhi hasta finalmente ver a prakṛti en la realización de su meta final: la revelación del puruṣa. Un breve resumen del Sāṁkhya podría ser así: la misteriosa consciencia pura (puruṣa) se encastra en el buddhi; este encuentro habilita la función que crea el ego. Luego, el ego manifiesta la mente que divide y construye (con el mismo mecanismo) y genera símbolos: asimila y organiza información desde los sentidos y envía acciones y reacciones de nuevo hacia el mundo a través de agentes de acción, como las manos. El mundo se compone de los cinco elementos groseros y otros sistemas cognitivos de puruṣa y prakṛti que se llaman seres sensibles. Todo esto es un entretejido de los hilos energéticos de los tres guṇas, hilos que se extienden como una unidad, un tapiz majestuoso, una red del tiempo.

Cuando aprendes sobre la filosofía del Sāṁkhya, es conveniente que recuerdes, de vez en cuando, que este sistema representa el primer intento importante de explicar la condición humana desde una perspectiva yóguica. Al examinar cómo funciona la mente, la transitoriedad y la naturaleza de la realidad y la percepción, Sāṁkhya estableció una base extraordinaria para inspirar el trabajo de pensadores futuros. A pesar de sus limitaciones y las frecuentes críticas que ha recibido como sistema filosófico, el Sāṁkhya presenta ideas que han sido fundamentales en el desarrollo de la perspectiva del yoga y del budismo. Pero, como el Sāṁkhya intentó dilucidar la naturaleza de la mente y la existencia, hubo (y aún hay) lugar para la confusión de parte de quienes buscan seguir los cabos sutiles de filosofía que el sistema nos dispuso. Esto ocurre porque usamos nuestras mentes para comprender las ideas sobre nuestras propias mentes que el Sāṁkhya presenta. Al principio, concebir puruṣa como consciencia pura y prakṛti como "todo aquello que se manifiesta" parece bastante sencillo y directo. Sin embargo, es nuestra mente, nuestro "ser" o nuestra propia conexión a la consciencia pura (pero repleta de ego) la que adquiere el discernimiento; y esa misma mente naturalmente crea ideas nuevas, inevitablemente estimulando al prakṛti. Por ende, es muy fácil que los conceptos del Sāṁkhya se vuelvan inasibles mientras sus ideas se entremezclan entre sí. ¡Puede ser muy confuso! Pero, de todas formas, es útil volver a los fundamentos en nuestra búsqueda de la verdad.

En una representación metafórica, el mundo del Sāṁkhya se puede representar como un vehículo o una carroza que lleva el puruṣa. Con el tiempo, el aspecto grosero del vehículo, nuestro cuerpo, se deteriora y muere, y la parte sutil que almacena información, un aspecto sutil del buddhi (ahaṁkāra, manas y otros sentidos refinados) transmigra a otro vehículo hasta la muerte de ese cuerpo. Otra analogía popular representa a prakṛti como una flor circular o un maṇḍala. En ese tipo de representación gráfica, el puruṣa reside en el mero centro; a través del buddhi y el prāṇa, experimenta todas las capas (concebidas como pétalos o rayos) del buddhi, la función del ego y la mente. Estos son los componentes del cuerpo sutil que pueden transmigrar. El cuerpo físico y los sentidos son la siguiente capa de la flor. Estos pétalos, ubicados cerca del anillo central, interactúan con los pétalos del anillo exterior y con otros seres, quienes forman el anillo más externo de todo. Cada uno de nosotros reside en el centro de nuestro propio maṇḍala o flor particular. Cada flor es el mundo entero y, por ende, es extremadamente individualizada, pero a la vez contiene todas las otras flores. Recuerda que la experiencia de nuestra mente sutil y nuestro cuerpo más tangible se representa como los círculos más internos del maṇḍala. El centro de nuestro maṇḍala es el corazón; el puruṣa descansa allí, sobre almohadas de prāṇa (el aliento) o buddhi (la inteligencia). Cuando pulimos el corazón a través de la devoción y la meditación profunda, se asemeja a un espejo impoluto que refleja la luz cristalina de la consciencia pura.

Este maṇḍala con forma de flor que representa a prakṛti se encuentra en un estado constante de cambio; se despliega y se repliega, para luego abrirse y cerrarse infinitas veces. Pétalo por pétalo, capa por capa, el patrón vuelve hacia su origen para abrazar su propio centro. Y de nuevo, el patrón se vuelve a abrir. El proceso del yoga funciona precisamente de esta manera. Cuantas más capas y pliegues experimentemos, más profundamente aprendemos a disolvernos en el yoga y así recibir sus beneficios. Los caparazones más internos de nuestro vehículo de prakṛti son el cuerpo sutil, donde se guardan nuestras aspiraciones más atesoradas, nuestras emociones y compromisos profundos. Es aquí que se inicia cualquier intento de control o de elección desde el principio del ego. Dentro de este círculo más recóndito en nuestro maṇḍala existe un punto, un bindu, una palabra que literalmente quiere decir "gotita". Desde este bindu, este foco, se dice que el tiempo y el espacio se despliegan y luego se repliegan de nuevo, una y otra vez. Este despliegue del tiempo y el espacio revelan a buddhi, ahaṁkāra y manas; experimentamos este universo a raíz de este despliegue dinámico de los tres aspectos de la mente. Dentro del maṇḍala del cuerpo y los sentidos, podemos descubrir pulsaciones que se expanden hacia afuera desde el bindu y que luego reciben una respuesta que vuelve a la fuente. Estas pulsaciones, que salen y rebotan desde nuestro centro más profundo, pasan por el cuerpo sutil, el cual tiñe estos impulsos y también está sujeto a las modificaciones que estas le inspiran.

El bindu está rodeado por capas de emoción, sentimientos, aspiraciones, sueños y recuerdos profundos. En conjunto con la experiencia del bindu, estas capas generalmente permanecen por debajo de la superficie de nuestra consciencia. La capa externa accesible cumple la función de la atención cotidiana y despierta, la pantalla de nuestra consciencia. Pensamientos, sensaciones y formas crean circuitos que atraviesan esta pantalla de la consciencia; surgen de las profundidades ocultas de la mente y luego vuelven a esas mismas raíces subterráneas de la mente inconsciente. Este sistema es dinámico: la mente consciente (la superficie) se mueve o responde de una forma que afecta al núcleo escondido. A su vez, el núcleo proyecta material nuevo que alcanza la superficie de nuestra atención. Si se trata de una mente opaca, semidespierta, la respuesta de la mente es rechazar o aceptar el contenido según los deseos de la estructura del ego. La reacción al contenido solamente se suma al patrón de crecimiento del condicionamiento inconsciente. Cuando la inteligencia se empieza a despertar, la mente consciente se vuelve más sensible al intercambio dinámico con la mente inconsciente. Esto se inicia como la percepción de la devolución que ofrecen el cuerpo, la mente y el entorno; luego, se convierte en una pulsación, refinándose en una danza de la observación consciente con lo no manifestado o fuera de vista. La mayor parte de la mente y del mundo está y debe mantenerse oculta o fuera de nuestra visión. Hay un decir críptico de los Upaniṣads: "Los dioses aman aquello que no se ve.".

Al formarse en el yoga, no hay por qué temer a lo oculto. La certeza se vuelve innecesaria. Al descubrir puntos de enlace entre el foco y el horizonte (lo manifestado y lo no manifestado), el buddhi estimula el despertar continuo con una libertad ilimitada que continuamente vuelve a enmarcar nuestra experiencia. Esta inteligencia primordial, el creador de contexto, no solamente habilita los enlaces que definen y redefinen el vínculo, sino que también permite que nos despertemos en un contexto en particular o que nos alejemos de uno para acercarnos a otro. Cuando la inteligencia se torna hacia el puruṣa, surge la capacidad de experimentar una profundización continua de todas las percepciones, hasta que el sistema se vuelva libre y abierto. Cuando el buddhi no funciona bien, se pone al servicio de un ego falso y se desparrama entre los objetos sensoriales separados y el tumulto de necesidades conflictivas. En este caso, la flor de prakṛti es simplemente una máquina de sueños que no nos permite despertar de las diferentes fantasías de la mente o apreciar la realidad tal como es. Por ende, buddhi es el aspecto más importante de prakṛti. De hecho, todo aquello que realmente experimentamos, la superficie inmediata de toda sensación interna o externa, así como los pensamientos, teorías y la intuición que yace detrás de la superficie de nuestra experiencia, todo eso es buddhi.

Maṇḍala de prakṛti (5)

La representación del maṇḍala de prakṛti demuestra que todas sus estructuras eventualmente se rompen y se disuelven, retornando a la forma de energía indiferenciada. El maṇḍala representa nuestra experiencia completa –al nivel interno y externo– del mundo y de la mente. Este maṇḍala interconectado de energía creativa se compone de los elementos groseros externos, sus representaciones mentales, los pensamientos e ideas que creamos al respecto, nuestro cuerpo y los cuerpos tangibles y sutiles de los seres más enaltecidos: todo. El caparazón de una tortuga forma el patrón periférico del maṇḍala. Tradicionalmente, la tortuga representa la paradoja inherente de la fuente de apoyo que sostiene toda la creación. ¿Hay otra tortuga por debajo de la principal? ¿O está flotando en un cielo vasto y vacío?

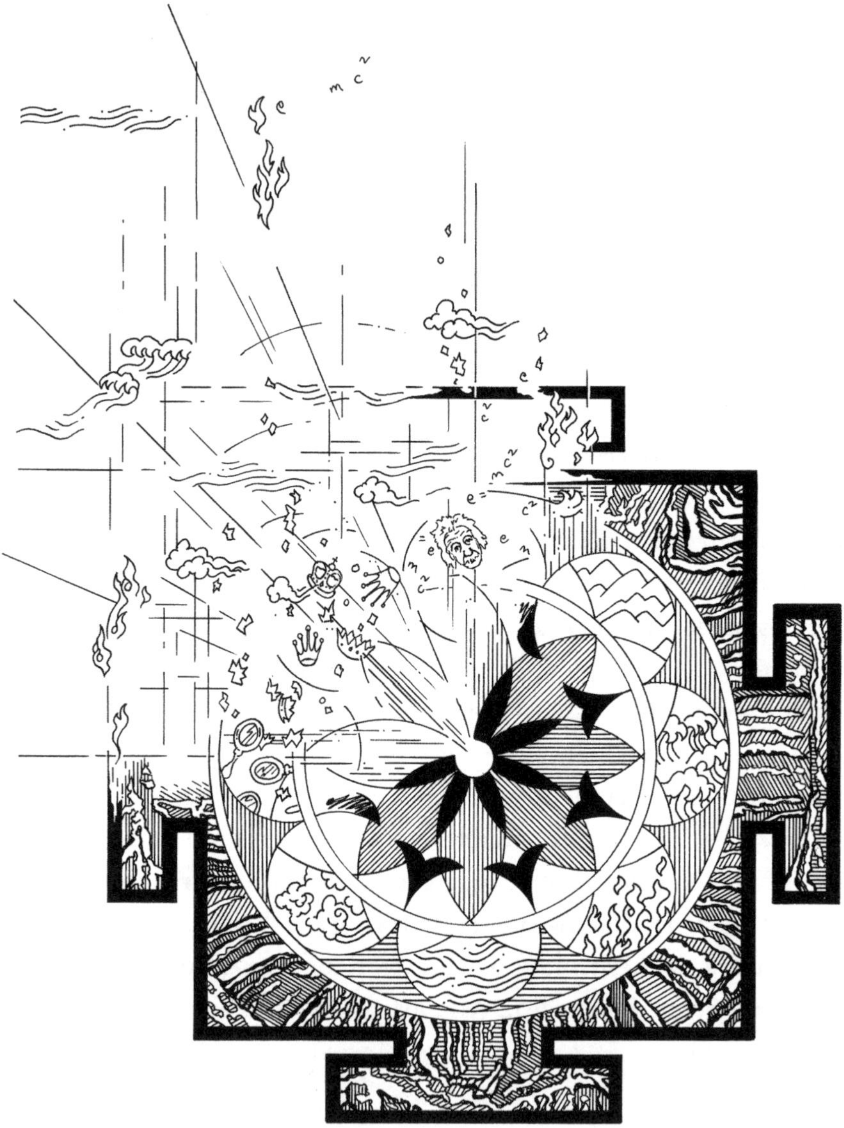
e=mc²

Buddhi es como un espejo encantado. Cuando la ignorancia prevalece, el espejo presenta los fantasmas de formas e historias infinitas. Cautivo de una pesadilla, el puruṣa se identifica con ellos. En cambio, cuando se enciende el talento más profundo del buddhi -el discernimiento consciente llamado *viveka khiyātiḥ*- las formas que aparecen en el espejo se pueden ver como interdependientes en relación a todo el campo de fondo. Esta luz revela su vacuidad; está vacía del ser y del puruṣa. Mediante el proceso del discernimiento consciente, entendemos que siempre estamos en contacto cercano con buddhi, con la capa más profunda y delicada de la flor de prakṛti. Esta apreciación nos señala que, al fin y al cabo, nuestra experiencia de la naturaleza esencial de prakṛti es la naturaleza esencial del puruṣa: la consciencia pura y abierta.

En su expresión más fiel, prakṛti es un espejo vacío que refleja la luz del puruṣa. O podríamos decir que prakṛti es la luz que brilla a través de la naturaleza abierta y vacía del puruṣa. A esta altura, ya nos quedamos sin imágenes o metáforas para el puruṣa o la consciencia pura. Puruṣa no es una cosa, un hombre o mujer separados, ni un impulso, magnetismo o cualidad de cualquier índole. Filosóficamente, el concepto del puruṣa ha funcionado como una herramienta meditativa para mantener el prakṛti abierto. Como el puruṣa siempre evade cualquier categoría que la podría definir, y tampoco es una "cosa" que existe en oposición a prakṛti, surge la pregunta acerca del dualismo del sistema del Sāṁkhya: ¿es realmente dualista? Muchas escuelas filosóficas posteriores al Sāṁkhya han postulado la pregunta: si puruṣa y prakṛti están totalmente separados, ¿cómo se pueden influir mutuamente? Y si todo aquello que se piensa y se percibe es realmente prakṛti, ¿cómo se puede concebir o reconocer la existencia de un puruṣa? Dentro del sistema del Sāṁkhya, todos los eventos y todos los fenómenos, sin importar su naturaleza o composición, están interrelacionados. Esto ocurre porque *todo* dentro del sistema del Sāṁkhya es parte del movimiento entrelazado de los guṇas de prakṛti; es abierto y vacío del ser separado. Por ende, cuando describimos la naturaleza de prakṛti como un estado de apertura total, terminamos describiendo a puruṣa. ¡Verdaderamente te hace estallar la cabeza! Esto resume la razón por la cual es tan difícil seguir el sistema del Sāṁkhya, por qué es tan fácilmente criticado, y por qué Sāṁkhya es rechazado por aquellos que se aferran demasiado literalmente al significado de este sistema y buscan convertir al puruṣa en una cosa, un símbolo, una personificación o una forma.

El problema con el dualismo es que crea una brecha inabarcable entre el espíritu y el mundo o, en un nivel inferior, entre el cuerpo y la mente. Esta brecha es útil para comprender ciertas ideas, pero si nos volvemos demasiado rígidos en nuestro pensar, empezamos a ver el mundo como algo inútil, miserable, transitorio y malo. Más frecuente aun, vemos el cuerpo como algo negativo. Si sostenemos este prejuicio, el cuerpo y el mundo no merecen nuestra contemplación y aprecio profundos, y abandonamos el esfuerzo de cavar el pozo que conduce a la comprensión del Sāṁkhya.

Se dice que la función de prakṛti es la de revelar el puruṣa, así como un espejo revela la imagen propia de quien lo mira. También se dice que, desde este proceso en el que prakṛti hace de espejo a puruṣa, se irradia una liberación total o consciencia pura. Al final de la *Sāṁkhya Kārikā*, el principal texto de la filosofía Sāṁkhya, hay un verso hermoso en el que el puruṣa revela que no existe nada tan maravilloso como prakṛti cuando se deja ver. Esto establece una metáfora en la que se imagina a prakṛti como a una bailarina exquisita. Se mueve con una gracia absoluta y sin ninguna consciencia de sí misma. En este esquema, el puruṣa es un pasivo observador masculino. Cuando prakṛti se da cuenta de que está siendo observada por una presencia que la ve verdaderamente (su naturaleza esencial), deja de bailar y, por ende, se deja de manifestar. En ese momento, se dice que la flor de prakṛti se vuelve lisa y plana como la superficie de un espejo. Cuando prakṛti detiene su danza, al ser vista, el puruṣa se libera y simplemente descansa en su verdadera naturaleza. Esta metáfora ejemplifica el proceso del yoga como aquello que simplemente observa las cosas mientras surgen. Observamos con una mente totalmente abierta, con la atención completa, con asombro y gratitud. Explica la *Sāṁkhya Kārikā*:

> Así como una bailarina deja de bailar, al haberse exhibido al público, así prakṛti deja de manifestarse, ya que se ha exhibido al puruṣa [...] En mi opinión, no existe nada más modesto que prakṛti; sabiendo que "me han visto", ella ya no entra en el campo visual del puruṣa. De esta forma, el puruṣa nunca está limitado, ni liberado y tampoco transmigra. Prakṛti, el apoyo de la creación múltiple, transmigra, es limitado y se libera [...] Por ende, desde la práctica del discernimiento consciente se produce esta sabiduría: "Yo no soy", "nada es mío" y "yo no", la cual es sin residuo, pura y absoluta. (Versos 59, 61, 62 y 64)

El puruṣa está vacío, libre del ser, y entonces el puruṣa no es ni siquiera un puruṣa (aunque para conceptualizarlo, lo debemos contemplar durante un momento efímero como una cosa). Esta paradoja es una buena noticia. El dualismo del Sāṁkhya se reconcilia con el no dualismo de los Upaniṣads. A la luz del discernimiento consciente, no hace falta apurarnos a diagnosticar aquello que observamos y tampoco es necesario buscar o fabricar una imagen del puruṣa. De hecho, ahora podemos ser testigos del pensamiento de que hay un "nosotros" que observa mientras "nosotros" nos disolvemos en la inmediatez de las circunstancias. Si la mente se empieza a cerrar y buscamos sacar una conclusión acerca de lo que sea que estamos observando, en ese instante aquello que está siendo observado se vuelve tímido, y la naturaleza verdadera del objeto que estamos mirando desaparece de nuestra vista. En su lugar, deja un reflejo de nuestra experiencia directa en el espejo de nuestra mente.

Entonces, los estados del yoga genuinos y profundos son aquellos en los que algo se presenta sin obstrucción alguna. Para nosotros, es extremadamente difícil mantener despejada la consciencia mediante cualquier experiencia porque, ni bien se presenta una observación, nuestra propia mente la cubre; nuestra capacidad de percibir sin obstáculos desaparece al instante. Sin embargo, mientras profundizamos en nuestra práctica del yoga, surgen instancias en las que logramos suspender nuestro instinto para entender, rotular, definir, clasificar y juzgar aquello que estamos observando y entonces quedamos solamente como testigos. El proceso del yoga sintetiza esta intensidad de apertura y consciencia, la necesidad de replegar nuestra atención sobre sí misma mientras seguimos adelante en el despertar de nuestros sentidos.

Como ya hemos visto, puede ser muy difícil comprender el sistema del Sāṁkhya. La mente lo capta durante un instante y luego la mente se desliza de nuevo y confunde a puruṣa por prakṛti. Se olvida de la cualidad de los guṇas que sostiene y entrelaza, además de la importancia vital de buddhi y manas. De nuevo, puede ser útil visualizar el sistema como un diagrama geométrico con la forma de una flor cuyos pétalos se pliegan hacia el centro. Si tomas el centro de ese diagrama y lo traes hacia arriba, como si quisieras abrir una cesta para hacer verduras al vapor –o la flor misma– se va a desplegar para crear el sistema de chakras que se utiliza en las visualizaciones internas de las tradiciones del tantra y haṭha yoga. Otra forma disponible para entender la utilidad del sistema del Sāṁkhya es colocar un agujero en el centro de nuestra imagen de flor o maṇḍala. Este abordaje revela que no existe ninguna "cosa" en su centro y empiezas a comprender que la rueda del Sāṁkhya está vacía; su núcleo es el espacio mismo. Si contemplamos al Sāṁkhya de esta forma, es fácil crear un paralelo con la perspectiva budista en la que todos los componentes, todos los otros elementos del universo son, en su esencia profunda, vacíos del ser.

Otras escuelas y mitologías han contribuido al modelo de puruṣa-prakṛti, brindando una mirada más amable y fácil de comprender. Ya que el no dualismo considera el mundo mismo como el ātman (el Ser), prakṛti no está representado como una energía inconsciente, inerte y exclusivamente mecánica. Se ha convertido en una diosa vibrante, de la cual el puruṣa está enamorado. No son dos. Ninguno cuenta con un ser, pero la esencia o el corazón de cada uno contiene al otro. Tampoco son uno solo; su intercambio habilita la dicha y el descubrimiento continuo del acto de unirse. Este *upgrade* aparente de la filosofía del Sāṁkhya demuestra directamente cómo se crean las mitologías de Rādhā y Kṛṣṇa, de Sītā y Rāma o Śiva y Śakti. Dentro de la mitología india, cada una de estas famosas parejas de divinidades disfrutan del vínculo más íntimo posible con el otro; en el corazón de Kṛṣṇa reside su amada, Rādhā, y en el corazón de Rādhā está su amor verdadero, Kṛṣṇa. Ocurre lo mismo con Sītā y Rāma, Śiva y Śakti. Este vínculo interdependiente nos ofrece la oportunidad de experimentar el mundo en todos los posibles niveles, por dentro y fuera, como una combinación y recombinación de ambos, que son como los dos extremos de la misma vara; nunca son dos. Podemos pasar por esta experiencia al sentir la ola interdependiente de prāṇa y apāna en nuestra práctica del yoga. Los dos juegan juntos, se entremezclan y, cada tanto, alcanzan un estado de suspensión o unión. Esta metáfora de la profunda conexión mutua expande nuestra comprensión de nuestras emociones de base y nos permite captar realmente la riqueza de nuestro ser a través del vínculo con el otro.

Con esta perspectiva, podemos ver que el universo del Sāṁkhya excede, aunque no se opone a, los puntos de vista históricos del mundo. El inicio del tiempo se define como el momento presente, no 13.7 miles de millones de años atrás cuando se produjo el big bang. El comienzo del mundo es ahora mismo, aquí en este momento presente. Desde la perspectiva del Sāṁkhya, nuestro universo nos es ofrecido, al mismo tiempo que lo creamos activamente. Se expande y crece desde el momento presente y luego se retrae al presente, momento a momento. Aun más notable, el universo del Sāṁkhya propone que puedes experimentar esta perspectiva mediante tu propio cuerpo; no es simplemente un modelo teórico del universo para comprender a nivel cognitivo mediante el estudio. En cambio, ofrece una comprensión de la naturaleza directa, vibrante y pulsante de la energía creativa en la que vivimos inmersos. Por ende, todas las distintas prácticas del yoga animan el universo de prakṛti como experiencias directas e inmediatas, en lugar de descripciones sencillas que se pueden anotar en cuadernos y memorizar.

Descubrimos, entonces, que el estudio del yoga puede incluir una exploración de la historia de diferentes escuelas del yoga. Hasta podría involucrar el estudio de diferentes filosofías y contemplaciones acerca del yoga que los sabios han realizado a lo largo de miles de años de práctica. Pero, en el yoga, primordialmente estudiamos nuestra propia experiencia, y el sistema del Sāṁkhya es como un mapa de ruta que nos ayuda a observar nuestra propia experiencia en detalle. En ese aspecto, el universo del Sāṁkhya comienza con tus propias circunstancias, con las sensaciones y sentimientos que estás experimentando en este preciso momento, tal como son. Pero el universo también termina en este momento, al abrirse plenamente para observar estas mismas cosas, sin opacarse con ningún revestimiento de teoría y prejuicio.

6

La *Bhagavad Gītā* y la expansión del amor

Me inclino ante el Madhava, la dicha suprema,
cuya gracia hace que el tullido pueda cruzar las montañas
y que el mudo hable con elocuencia.
—*Gītā Dhyānam*, verso 8, una colección de ocho versos
que glorifican la *Bhagavad Gītā*.

Todas las distintas escuelas y filosofías del yoga están arraigadas en un conjunto de tradiciones que se extienden unos cinco mil años hacia atrás en el tiempo. En la Antigüedad, los maestros ofrecían sus enseñanzas durante un período formal y luego había un descanso. En estos recreos, ellos, u otro maestro, contarían historias que ejemplificarían las enseñanzas para poder transmitir la esencia del mensaje de una forma en que la mayoría de la gente pudiera entender. Los oyentes de los relatos podían relacionarlos con su propia experiencia, sus sentimientos y sus vidas. Este proceso les permitía intuir el significado para poder tomar contacto con las grandes verdades de la vida y sus paradojas filosóficas fundamentales. Con el tiempo, estos cuentos y mitos fueron agrupados en narrativas más largas que oscilan entre las diferentes actitudes, puntos de vista y métodos que han formado la mayoría de las distintas escuelas del yoga. En todas las diferentes culturas, los mitos clásicos funcionan como metáforas para la vida y constituyen un palimpsesto de metáforas. Al estimular ciertas emociones, experiencias y arquetipos que solemos olvidar o pasar por alto en la vida cotidiana, estos relatos nos ayudan a despertar la consciencia que reside en las profundidades de nuestro ser. Dentro de este esquema metafórico, es importante no tomar esta mitología demasiado literalmente, pero es igualmente importante recibir el discernimiento que estas historias inspiran. El proceso de empaparse en la mitología es similar al aprendizaje que podemos adquirir de una buena obra de teatro; para que funcione, tienes que "comprar" la historia, creer que los personajes y los problemas son reales y seguir emocionalmente inmerso en la corriente narrativa. En Occidente, tenemos mucha familiaridad con las historias de la *Ilíada* y la *Odisea*, las epopeyas mitológicas que salieron de una tradición de narrativa oral de la Antigua Grecia. Estos cuentos épicos fueron parte de la vida cotidiana de la gente durante un largo período previo al auge de las grandes escuelas filosóficas. De una forma similar, el *Mahābhārata* se convirtió en la gran epopeya india que se ha contado a lo largo de las generaciones. *Mahā* significa "mayor", o "extendido". *Bharata* significa "la tierra mayor del rey Bharat". De hecho, la India actual se llama Bharata. Por ende, el *Mahābhārata* es una amplia colección de cuentos acerca de los antiguos reinos de la India. El *Mahābhārata* no es un solo mito, sino una compilación de muchos mitos que se unen. Estos hilos narrativos están entretejidos tan intrincadamente que se vuelve casi imposible retroceder para así identificar cualquier parte particular del mito como el marco definitivo de la historia. Al incorporar tramas menores a la narrativa principal, sigue expandiéndose circularmente para incluir a narradores nuevos y volver hacia los antiguos o principales. Es interesante imaginar una versión aun más amplia del *Mahābhārata* como la historia de todo, en la que podemos encontrar hasta las historias de nuestras vidas, aquellas tramas mayores y menores que dan infinitas vueltas en nuestras mentes. La próxima vez que observes que tu mente está creando una propuesta, una narrativa, la trama de una historia, piensa que –desde este punto de vista– tu autoimagen es simplemente ¡un personaje en un capítulo menor de la versión extendida del *Mahābhārata*!

Uno de los textos que mejor representa la gran variedad de las diferentes escuelas del yoga es la *Bhagavad Gītā*, la "Canción de Dios", que forma parte del *Mahābhārata*. Describe un punto crítico en la historia del príncipe Arjuna, el guerrero que se encuentra a sí mismo en una crisis moral y espiritual, sin saber cómo actuar en circunstancias adversas. El libro comienza en el famoso campo de batalla llamado el Kurukṣetra, donde se han reunido dos ejércitos enemigos después de una larga lucha de poder entre dos dinastías políticas; una obra para el bien y la otra para el mal. De un lado del campo de batalla están Arjuna y Yudiṣṭhira, su hermano mayor y el rey legítimo. Junto a ellos se encuentran los hermanos menores de Arjuna y sus guerreros amigos, todos caballeros nobles de carácter honrado. Del otro lado del campo de batalla están sus primos, considerados los malhechores; los encabeza Duryodhana, el hijo malvado de Dhṛtrarāṣṭa, el rey débil y ciego que ha usurpado el reino. Aunque Arjuna comprende los acontecimientos que han conducido a ambos grupos a enfrentarse en esta batalla y siente un profundo compromiso ético con los guerreros de su lado, su crisis se produce cuando mira hacia el frente y contempla a sus contrincantes. Allí reconoce los rostros de sus primos, amigos y maestros. El conflicto lo abruma y lo paraliza. Arjuna sabe que cualquier acción que tome implica lastimar a gente que él ama y respeta. Ninguno de los grupos es completamente malo o bueno. Arjuna se encuentra atrapado por un dilema en el que sabe que todas las posibles acciones generarán consecuencias y problemas terribles. No existe situación más compleja y desafiante para Arjuna. Su crisis reside en el hecho de que Arjuna es una muy buena persona, dueño de un corazón dulce y abierto; es bondadoso, compasivo y honesto. Se encuentra en una situación realmente humana en la que siente intensamente su propio conflicto y su angustia, pero también percibe la magnitud del sufrimiento que lo rodea. Arjuna se da cuenta de que ninguna de las posibles fórmulas y sistemas religiosos en los que se ha formado con rigor, y menos aun sus teorías y técnicas, salvarán esta situación. Haga lo que haga –actúe o no–, todo conducirá a una masacre y a la posible destrucción de una cultura que él venera.

El maestro de Arjuna es el dios Kṛṣṇa, y también resulta ser su carrocero. En la mitología india, Kṛṣṇa representa el arquetipo del gurú y es considerado el maestro de todos los maestros, el ser más enaltecido que reside en el corazón de todos. La *Bhagavad Gītā* está diseñada con mucho cuidado para señalar el parecido entre Arjuna y el atento lector (u oyente). Kṛṣṇa le explica a Arjuna que está perdido en un mundo de nombre y forma, que su cuerpo es un fenómeno de corta duración en un desfile de constante cambio. Cuando se enfrenta con la naturaleza temporal de todas las cosas, Arjuna responde inicialmente con un miedo y una angustia terribles. En el momento en el que Arjuna aprecia que ya está transitando el proceso de la muerte, así el lector inteligente también reconoce la transitoriedad de todas las cosas y comprende que él mismo está inmerso en el proceso de la muerte; entiende que esta cualidad temporal es un pilar de la vida.

La *Bhagavad Gītā* está confeccionada con tanto ingenio que una lectura comprometida te permite apreciar el hecho de la transitoriedad, no solamente al nivel intelectual sino también en la piel. De esta forma, experimentas su mensaje en carne y hueso. Posiblemente, esta sea una razón por la cual el libro ha causado un impacto tan duradero, ya que su comprensión visceral nos ofrece una oportunidad para indagar en la esencia de la realidad. Cuando experimentas la vibración de tu respiración y reconoces verdaderamente la cualidad resonante de todo aquello que encuentras, cuando sientes el cambio constante en todo lo que te rodea, puedes experimentar importantes destellos de discernimiento acerca del sentido de la vida. Sin embargo, cuando te topas inicialmente con la naturaleza omnipresente de la transitoriedad, así como le sucede a Arjuna, te puedes sentir deprimido o colmado por el miedo y la duda. Si prestas mucha atención a este estado de la mente mientras ocurre, puedes notar que tu pulso se acelera, lo cual es un excelente indicador de tu propia vulnerabilidad, del reconocimiento de tu corazón a su propia finitud; resulta que esta es la única manera de navegar la situación con compasión e inteligencia.

Cualquier persona que ha entablado un vínculo cercano con otra persona sabe que el acto de abrir las puertas de tu corazón siempre trae esta cualidad de crisis: el dilema de la muerte. Esto ocurre porque, para experimentar a otra persona como realmente es (y no como una proyección de tus teorías, ideas preconcebidas o estados de ánimo) debes entregarte o, por lo menos, suspender estas teorías. Para mantener un vínculo activo con alguien, ya sea un amigo, un amante, un maestro o un simple conocido, debes apartarte del camino. Atrapado en un mundo de nombre y forma, Arjuna se encontró en una situación en la que no solamente tenía que abandonar sus conceptos e imágenes sobre quién era, sino que también tenía que soltar ideas y conceptos que ya había elaborado sobre los otros guerreros y personas en su vida. Solamente a raíz de esa entrega podía renunciar a sus ideas fijas acerca de la sociedad, la religión y el dharma. Por lo tanto, una faceta profunda, aunque no siempre tan obvia, de la enseñanza que ofrece la *Gītā* es la esencia universal de la transitoriedad que compartimos todos los seres encarnados, así como todo aquello que se manifiesta desde la forma. Al igual que ocurre con nosotros, para alcanzar un estado iluminado, Arjuna debe pasar previamente por esta comprensión de la temporalidad que permea absolutamente todo. La misma condición nos rige y debemos estar atentos y abiertos en el plano externo e interno.

El primer verso de la *Bhagavad Gītā* dice: "Aquí en el campo del dharma [dharma *kṣetra*], aquí en el campo de la acción [Kuru kṣetra], reunidos todos y ansiosos para luchar, ¿cómo actuaron mi ejército y el de los Pandavas?". (La familia de Arjuna se llama Pandava.) La palabra *kṣetra* significa "campo"; *dharma* significa "deber, verdad, religión, y los componentes fundamentales de todas las cosas"; y *kuru* significa "acción". Entonces, la historia comienza en los campos donde el dharma, la religión y el idealismo profundo se enfrentan con el campo de la acción, en respuesta a la necesidad práctica. Cuando te encuentras en cualquier situación en la que tus circunstancias requieren que actúes, lo debes hacer, y tus acciones deben conjugarse con tu propia apreciación de la verdad, según las particularidades del contexto. Cada vez que desenrollamos la esterilla para hacer nuestra práctica del yoga, la historia completa de la *Bhagavad Gītā* se activa en nuestro ser. Al reunir las verdades profundas que se convocan en la práctica del yoga, es como si nos plantáramos sobre el campo del dharma y del kuru para tomar alguna acción dentro de la práctica de āsana y así conectarnos con las particularidades del cuerpo y la mente que se presentan en ese momento. Algo nos llama a la esterilla para comenzar una práctica. Aquello que nos convoca al yoga –el contenido de nuestra motivación, nuestras intenciones en relación a la práctica, y lo que terminamos haciendo una vez que nos paramos sobre la esterilla– será diferente para cada persona y reflejará una gran variación en el día a día. "Debo hacer un gran esfuerzo y expresar el resplandor y la dicha del ātman, ¿o mejor me lo tomo con calma y permanezco en un estado somnoliento, opaco y sin riesgo? ¿Debería llevar todo al extremo y lesionarme, o mejor dar un paso para atrás y tomar una siesta al sol?". Cada vez que practicamos, aparecen múltiples combinaciones de estas preguntas. Las respuestas a nuestras indagaciones no son siempre tan obvias. Al plantar los pies sobre la esterilla, nos ubicamos en el centro del campo de batalla entre dos ejércitos de elecciones y pensamientos principales que se enfrentan a elecciones y pensamientos opositores. Este proceso nos permite afrontar la particularidad y la totalidad de nuestras circunstancias. Así como a Arjuna, quizás nos vendrían bien algunos consejos.

El héroe de la *Bhagavad Gītā*, el príncipe Arjuna, está profundamente inmerso en una desagradable guerra fratricida, atrapado en una disyuntiva espiritual y práctica. Ninguno de los dos bandos es totalmente bueno o malo; coexisten como los dos lados interdependientes de una moneda. Ninguno de los argumentos a favor o en contra de la batalla es impecable. Si Arjuna decide no hacer nada, el ejército malvado conquistará al ejército más benevolente. Como consecuencia, los líderes injustos tomarían el mando, generando caos y una angustia profunda en toda la cultura y civilización. Si, en cambio, *decide* luchar en la supuesta guerra "justa", sabe que se morirán muchas –posiblemente todas– las personas honradas y nobles de ambos bandos. Aunque esta acción ayudaría a establecer un orden social más justo y consciente, probablemente no valdría la pena porque los sujetos que disfrutarían de dicho reinado estarían muertos. En la presencia de su amigo Kṛṣṇa, al arquetipo del maestro o del gurú, Arjuna toma consciencia de esta situación y experimenta una profunda crisis espiritual. Arjuna pide una pausa y es mediante ese período de suspensión que se despliega la narrativa de la *Bhagavad Gītā*. Arjuna no se podría haber enfrentado con una situación más compleja. Fue diseñada para atraparlo en una encrucijada en la que las fórmulas y las respuestas habituales se vuelven insuficientes. Este dilema es una representación brillante de nuestra condición humana y los momentos críticos de la vida en los que nos podemos enfrentar a diversas variantes de la crisis de Arjuna.

Parte del conflicto que Arjuna atraviesa surge del hecho de que ya es un yogui avanzado e inteligente, un hombre compasivo cuyo trabajo como guerrero le pide actuar con violencia en ciertas situaciones inevitables. Vive en una sociedad imperfecta y bajo reglas que reflejan fallas humanas. Por ende, no importa qué decisión tome, habrá mucho sufrimiento. La idea de que todas las posibles acciones siempre tienen algún aspecto imperfecto es un tema recurrente en la *Bhagavad Gītā*. El resultado de cualquier acción puede ser bueno, pero no será absolutamente perfecto. Hasta aquellas acciones que parecen ser malas, seguramente incluirán algunos elementos positivos o contribuirán algo favorable a la situación general. De la misma manera, todos los sistemas de práctica (yóguicos, religiosos, políticos, etc.) tendrán alguna imperfección; cada uno tiene un punto ciego. Si practicas un sistema sin vacilar, algo quedará afuera o sin resolver, y muy probablemente quedará algún residuo de la práctica y un aspecto de tu vida que permanece inconsciente. Estas circunstancias que exigen una toma de acción nos enfrentan con el concepto familiar de estar entre la espada y la pared. Sin embargo, la *Bhagavad Gītā* ofrece la perspectiva de que, si prestamos mucha atención al residuo de nuestro trabajo –la misma que le dedicamos a nuestro dilema inicial– de esa manera podemos dejar de caer en la misma trampa de reducir las cosas a ser exclusivamente su nombre y forma. La historia de la *Gītā* es una demostración de cómo frenar el ciclo que resuelve una crisis con una solución que solamente desata otra crisis. Al reconocer la naturaleza incompleta de los nombres, formas, teorías y técnicas, la *Gītā* abre la puerta hacia el amor, y el relato nace de esta apertura.

La primera enseñanza formal que el Kṛṣṇa sonriente ofrece al Arjuna abatido es el principio fundamental del yoga del Sāṁkhya. Le explica a Arjuna la noción de que nunca hubo una época o un momento en el que no hayan existido Kṛṣṇa o Arjuna (e incluso todos los guerreros en el campo de batalla o cualquier ser) y que tampoco habrá un momento en el que dejen de existir. Kṛṣṇa describe que, así como pasamos de la infancia a la vejez, a la hora de la muerte podemos tomar otro cuerpo y, por ende, los sabios no experimentan confusión al respecto. Se explaya sobre la idea de que van a fallecer los cuerpos de los guerreros que están en el campo de batalla porque son estructuras de la energía creativa, prakṛti, la cual siempre está en un estado de cambio permanente. Los cuerpos de todos esos guerreros, al igual que los cuerpos de todos los seres vivos, son transitorios. Aun si sobreviven a esta batalla, eventualmente se van a morir. En la exposición que presenta desde este punto de vista, Kṛṣṇa deja en claro que lo que importa únicamente es el ātman, el puruṣa, el ser verdadero. Este ātman es indestructible e inmutable; permea absolutamente todo y se radica en cada uno de nosotros. Aunque el cuerpo muera y cambie, el ātman permanece. A raíz de esta visión, Arjuna ve que, para resolver su crisis, debe seguir el camino del buddhi yoga, o el yoga de la inteligencia perceptiva. Un buddhi neto e integrado conduce a la sabiduría del discernimiento, o la capacidad de discriminar entre aquello que es permanente y completo a diferencia de aquello que es ilusorio y temporal. *Buddhi yoga* es un término que se utiliza en el Sāṁkhya para referirse a un abordaje más amplio que se llama jñāna yoga, el yoga de la sabiduría o el conocimiento. Arjuna aprende que apreciar el valor de la sabiduría perceptiva no es suficiente, sino que el discernimiento se debe integrar con la comprensión más amplia y completa de la condición humana para que sea realmente revelador.

A lo largo de la historia de la *Bhagavad Gītā*, se demuestra que esta capacidad para discriminar es imprescindible; pero también se aclara que aun el destello más iluminador acerca de la naturaleza de la realidad se manifiesta en ideas que forman parte de prakṛti. Con madurez, debemos soltar las estructuras y los moldes que contienen el discernimiento. En la presencia de la sabiduría neta, la inteligencia tiende a crear un ego sutil o a un conocedor que se esconde en el fondo. Esto puede generar un sentimiento de orgullo o cierto desdén por el mundo y los ignorantes. Incluso la sabiduría que surge del jñāna yoga se debe disolver en el corazón en lugar de cristalizarse en el dogma. Si eso ocurre, será la teoría, y no la verdad detrás de las ideas, la que impulse la acción y el pensamiento. Por ejemplo, si te acercas a un extraño en la calle y empiezas a explicarle que todo es una ilusión y luego intentas explayarte sobre el sistema completo del Sāṁkhya yoga, seguramente te mirará con confusión e incredulidad. Si esa persona no está inmersa en una indagación filosófica rigurosa acerca del sentido de la vida, va a pensar que le presentas una visión muy deprimente de la realidad (que todo es una ilusión y, peor aun, totalmente temporal), aunque ese punto de vista filosófico pueda ser cosmológicamente cierto. Este es el problema que los filósofos descubren. Cuando el Sāṁkhya (o cualquier perspectiva, en realidad) se presenta como algo seco y dogmático, carece de la esencia misma de la filosofía: explicar y retornar al éxtasis y la riqueza primordiales de la experiencia humana. Su propósito fundamental es el de iluminar aquello que ocurre en las profundidades de nuestros corazones cuando nuestros dharmas se enfrentan con el mundo real de la acción pragmática.

Dentro de la historia de la *Bhagavad Gītā*, Arjuna es el personaje perfecto para recibir y filtrar las enseñanzas. Su apertura y sensibilidad le confieren la capacidad innata de permitir que sus percepciones se disuelvan continuamente en su corazón y a través del filtro de su buddhi. Por ejemplo, cuando se encuentra en el campo de batalla, siente compasión por todos los participantes de ambos ejércitos que están por pelear. Antes del comienzo de la batalla, se conmueve tanto que se le seca la boca y sus cabellos se ponen de punta. Se siente debilitado y se le cae el arco de la mano. Lo inunda una ola abrumadora de compasión y no sabe qué acción tomar. Frente a la enseñanza inicial acerca del Sāṁkhya que Kṛṣṇa le ofrece, Arjuna termina más confundido y perplejo que nunca. Entonces, Kṛṣṇa le enseña el karma yoga, un abordaje con un espíritu más acogedor y humano.

El karma yoga es el yoga de la acción, el que requiere trabajo. Como todos sabemos, una de las mejores terapias en la vida es el acto de simplemente trabajar, de poner las manos a la obra. Como el trabajo exige que utilices y abandones técnicas y teorías mientras te adaptas una y otra vez a situaciones reales, el simple hecho de trabajar te quitará del pedestal de las teorías que has inventado para anclarte a la realidad. El comienzo del karma yoga nace de la necesidad de comer, sobrevivir y posiblemente recibir un sueldo. El resultado de esa comida o dinero es la supervivencia y, con suerte, la salud de tu cuerpo y la de tu familia. El cuerpo y la familia no son la felicidad, la dicha, la meta final o el propósito del trabajo. Los objetivos reales son la sabiduría y la compasión. La premisa fundamental del karma yoga propone que, mientras trabajas, debes obrar eventualmente para sentir la dicha del trabajo en sí, a diferencia de hacerlo para recibir sus frutos. Si trabajas para ser rico o famoso, si trabajas desde la motivación de hacer una obra de bien, o para ser mejor persona, te puedes aferrar demasiado a esas metas y ciertas ideas de quién eres. Como parte del proceso, también te puedes apegar a los frutos de tu trabajo. Quizás, por ejemplo, has realizado tantos trabajos benéficos que los demás te dicen con frecuencia que tanto tú como tu trabajo son extremadamente valiosos. Te dicen que nada sería lo mismo sin tus aportes. Pronto, te consideras generoso y magnánimo y, dentro de poco, te cuesta imaginar cómo la vida podría seguir sin tu presencia: te has enamorado de la imagen que has cultivado de ti mismo como la persona benevolente y talentosa que tu trabajo te demuestra que eres. Naturalmente te apegas a esta imagen. Esta progresión psíquica es una función orgánica de la mente, en particular cuando los demás refuerzan tu ego con halagos, y te ofrece una oportunidad de caer en la trampa del narcisismo o de tomar un paso para atrás para observar el funcionamiento de la mente, sin rechazar o aferrarse a lo que se presente.

Una característica del karma yoga consiste en el hecho de que aun si ofreces tu trabajo a los demás, realmente no tienes expectativas en absoluto acerca del beneficio que puedes recibir a cambio. De esta manera, el trabajo en sí es significativo para ti y, con el tiempo, el trabajo se vuelve un arte. En el sentido yóguico de la palabra, el arte es más que la creación de un dibujo bonito, una réplica precisa de parte de nuestra vida o una representación elaborada de algún aspecto religioso. Es más bien una conexión desde el corazón a la esencia verdadera del ser, una conexión con la verdad que reside en el ser de absolutamente todos. Esta perspectiva desvela que la quintaesencia del camino del karma yoga es la comprensión de que el yoga es el *arte* del trabajo. El arte que se realiza con este grado de libertad interna es naturalmente positivo para los demás.

Al emprender cualquier tarea, cualquier obra, nos embarcamos en un proceso que nos puede conducir hacia el discernimiento y la verdad. Esto ocurre a pesar de la posible confusión que podemos experimentar mediante una situación que parece presentarnos una gran variedad de ideas y opciones para la acción. Esta es la misma confusión que experimenta Arjuna cuando se enfrenta con el dilema de qué acción debe elegir, y a nosotros nos pasa lo mismo cuando nos toca elegir entre varias opciones para luego actuar. Inherentemente, el trabajo nos exige tomar alguna acción, y poco a poco empezamos a adquirir algún grado de conocimiento acerca de la situación y el impacto que genera nuestra obra. Por ende, vamos a realizar el trabajo con mayor habilidad cuando lo retomemos en el futuro. Si nos comprometemos con la esencia del trabajo en sí, en lugar de enfocarnos en los frutos de nuestra acción, eventualmente nos encontraremos en la presencia de la verdad. Es así que funciona el karma yoga: iniciamos el proceso al tomar una acción consciente y trabajar asiduamente. Luego, la calidad de nuestro trabajo se integra naturalmente al contexto de la situación y, en consecuencia, el trabajo se torna excelente. Como trabajamos sin expectativas y sin apego a la posible recompensa –o al resultado que percibiremos a raíz del esfuerzo– podemos trabajar con una gran concentración y con una mente y corazón abiertos. Esta es la forma en la que la gente se vuelve extremadamente eficiente en su trabajo y dotada en el arte de sus acciones. Si tocas un instrumento musical, habrás experimentado este proceso. Existirá una cierta tensión en tu cuerpo y distracción en tu mente hasta que la música se vuelva tan fluida e ininterrumpida; con el tiempo, podrás tocar como si nadie estuviera realizando la tarea, y parece que la música simplemente fluyera por su cuenta. En el proceso de estudiar un instrumento, puede que llegues al punto en el que has fallado tantas veces que ya te rindes y te desapegas del resultado. Es precisamente en *ese* momento que te fundes con la música y empiezas a tocar el instrumento únicamente por el acto en sí. Esta es la sensación que inspira el karma yoga. Siempre hay un enorme placer estético que resulta de este tipo de trabajo y descubrimos nuestra conexión profunda con otros seres a través de la experiencia estética. El karma yoga se puede canalizar como nuestro deseo de servir o ayudar a los demás, ya sean amigos o familiares, o nuestras acciones pueden surgir del deseo de servir a toda la sociedad. Al emprender una obra que se debe realizar de tal manera que el trabajo en sí se vuelve dichoso, estamos haciendo karma yoga. En esta tarea, debemos estar dispuestos realmente a meter las manos en la masa para tomar contacto con cualquier formato que el trabajo ofrezca. Aun si se trata del trabajo más simple o servil, la obra en sí se convierte en el camino a seguir. De esta manera, todas las otras variantes del yoga reciben el apoyo de la actividad del karma yoga. De hecho, no importa qué tipo de práctica inicies, encontrarás que el karma yoga es uno de sus elementos fundacionales y activos. A través del karma yoga, el trabajo mismo se vuelve una experiencia de belleza, aquella *experiencia* del arte que inspira una apreciación profunda de la naturaleza visceral y arraigada de la manifestación estética. Es tan gratificante trabajar de esta manera, cuando se cumple con el sentido estético, que se vuelve muy fácil cultivar un desapego sano a los frutos de tus acciones. Este es, justamente, el mismo desapego que Kṛṣṇa esperaba que Arjuna experimentara en el proceso de entender que su capacidad de trabajar desinteresadamente se apoya en su comprensión de la filosofía del Sāṁkhya.

La historia de la *Bhagavad Gītā* demuestra la importancia de ciertas variantes del trabajo (en el caso de Arjuna, la necesidad de participar en esta batalla). También revela un concepto significativo del dharma a través de la valoración del trabajo como experiencia estética. Uno de los significados fundamentales del dharma es la expresión de tu esencia individual y verdadera. Al contemplar el dharma de esta manera, vemos que existen diferentes variantes de cosas que debes hacer para sentirte realizado. Estas son cosas estrechamente relacionadas con las necesidades que forman parte de las circunstancias de tu propia vida. Estas también se consideran tu dharma. Para algunos de nosotros, resulta que nuestro dharma nos pide conseguir un trabajo y aprender a lidiar con asuntos financieros. Para otros, es necesario crear arte o componer música. O posiblemente nuestro dharma nos podría pedir que dejemos de pintar o componer para cuidar a nuestros padres en su vejez. Todas estas circunstancias diferentes y únicas son nuestros dharmas individuales, los cuales definen el trabajo genuino que la vida nos ofrece. Es fundamental reconocer que debemos hacer lo que realmente nos urge personalmente en relación a nuestras circunstancias únicas e históricas. Quiénes somos y dónde nos encontramos en relación al resto de nuestras vidas –nuestra familia, nuestras elecciones y acciones pasadas, el estado del mundo– todas estas cosas nos ayudan a determinar el camino dhármico que decidimos seguir. Así como nos lo recuerda la *Bhagavad Gītā*, es importante entender que es mejor realizar el propio dharma sin éxito que llevar a cabo el dharma de otro implecablemente. Dicho de otra forma, es esencial que cada uno de nosotros siga su propio dharma individual. En lugar de perseverar en el dharma que confeccionas en tu propio imaginario, sin tener en cuenta el efecto que produce en los demás (y por lo tanto, evitando el esfuerzo y los vínculos que te conectan profundamente con tu corazón y tu intuición profunda), tu dharma real debe sintonizarse con la verdad que reside en ti en relación al contexto de tus circunstancias.

Muchas veces, cuando emprendemos una actividad o un trabajo, descubrimos que existe alguna imperfección en la imagen que tenemos acerca de ese trabajo. Desarrollamos una gran idea, pero cuando la ejecutamos en la vida real, descubrimos que no es tan perfecta o nos topamos con algún efecto colateral que no habíamos previsto. Kṛṣṇa le explica a Arjuna que, así como el fuego siempre viene acompañado por el humo, lo que sea que hagas siempre trae un residuo de imperfección. Después de un tiempo, tienes que ofrecer el residuo al fuego de tu consciencia, o tienes que crear otro pequeño proyecto para abordar ese residuo. Es por eso que las personas perfeccionistas siempre están trabajando; repasan su trabajo continuamente, ordenando los rincones desprolijos porque nada nunca se explica a la perfección o se realiza con exactitud total. Este proceso de lidiar con el residuo puede ser eterno y también ocurre en nuestra práctica del yoga. Si eres un perfeccionista despiadado, cada tanto, y casi por accidente, alcanzarás el estado de fundirte con el arte puro de la práctica. Descubrimos estos estados al ofrecer, posiblemente sin querer, nuestra práctica (su trabajo y el residuo resultante) de nuevo a su origen. Es solamente cuando entregas el perfeccionismo que puedes apreciar una sensación de plenitud o integridad en una postura del yoga. Si esta intención de ofrecer la práctica de nuevo hacia su fuente no está presente, entonces la práctica del yoga se puede convertir en el mayor sistema de autotortura que existe. A los perfeccionistas les encanta apropiarse del yoga para usarlo erróneamente de esa manera. Recuerda que el dharma es único para cada individuo. Si no eres un perfeccionista, el mejor camino no incluirá dejar el perfeccionismo.

Si contemplamos el sistema del karma yoga aisladamente, parece incompleto porque podemos caer en la mentalidad de que el yoga es algo mecánico: si simplemente realizamos ciertas acciones, obtendremos resultados específicos. Hay una escuela de filosofía india que se llama Karma Mīmāṁsā que se dedica a los rituales precisos. La filosofía que sustenta esta escuela propone que si solamente realizas una serie de rituales sumamente detallados sin equivocarte, sin duda recibirás su beneficio, lo cual significa que básicamente irás directo al cielo. La teoría de esta escuela argumenta que los dioses te darán ciertas recompensas si sigues las reglas con un rigor automático. Por supuesto, este tipo de pensamiento está basado en la falacia que reduce el universo a una suerte de máquina y, al hacerlo, reduce el principio del vínculo con los demás a una cárcel predeterminada y automatizada. Fuera de contexto, el karma yoga tiene otra falla en el sistema: cuando el trabajo se vuelve un arte, no ofrece el lenguaje o el refinamiento de la metodología para abordar la profundidad de la experiencia estética que se realiza a través del trabajo. Entonces, después de enseñarle el karma yoga a Arjuna en la historia de la *Bhagavad Gītā,* Kṛṣṇa introduce la práctica del sacrificio que se llama *yajña*.

Al fin y al cabo, todos los posibles trabajos y acciones son una inversión de energía y tiempo que producen algún tipo de resultado. El arte del karma se radica en la capacidad de desapegarte de ese resultado, de entregar los frutos de tus acciones. El sacrificio, o yajña, incorpora la intención de ofrecer el resultado (y el proceso entero) a otro. Esto expande nuestra visión de todo aquello que poseemos y que hacemos, y lo ubica en una matriz infinitamente más grande que nuestras pequeñas necesidades egocéntricas. En la antigua religión védica, se realizaban sacrificios a distintos dioses como un gesto para complacer y nutrir a los dioses y así propiciar los ciclos de la naturaleza. Como recompensa, los dioses aseguraban la lluvia a tiempo para favorecer la cosecha. Luego, la misma cosecha se comía en forma de sacrificio, y se podían realizar ofrendas a los dioses para que toda la rueda de la vida próspera siguiese girando. Aun si no crees en un cosmos politeísta o panteísta, si consideras a los dioses como una representación de los patrones y conjuntos de las ideas en el buddhi, puede resultar coherente que la naturaleza de todas las cosas sea interdependiente. Podemos experimentar el sacrificio visceralmente a través del yoga. Esto ocurre al observar cómo las acciones que ofrecemos en forma de sacrificio ejercen un efecto poderoso sobre nuestra mente y nuestras emociones más profundas, en el funcionamiento del ego (el ahaṁkāra). Aquello que podríamos denominar nuestros dioses internos son funciones de las ideas que tenemos acerca de nuestra identidad y la de los otros. Presentados como fuerzas e impulsos que exceden nuestro control, ejemplifican cómo otorgamos valor a ciertas cosas, cómo evaluamos los resultados de ciertas acciones y cómo visualizamos nuestras intenciones y planes. En la edad védica, el sacrificio del fuego era el ritual principal de ofrenda tanto a los dioses internos como a los externos. En este rito, diversos elementos simbólicos se vertían o se colocaban en el fuego. En su expresión más profunda, estas prácticas de yajña revelaban la visión de que todas las cosas y los procesos de la vida son interdependientes, y se mueven en ciclos de renovación cuyo dinamismo se mantiene mediante el acto del sacrificio.

En la *Bhagavad Gītā*, Kṛṣṇa introduce una interpretación refinada del antiguo sacrificio religioso. Kṛṣṇa dice que él (en su esencia como ātman, el Ser que reside en el corazón de todos los seres) es quien realmente recibe el sacrificio. Ya que Kṛṣṇa es el ātman de todos los otros dioses, no tiene intenciones ocultas y tampoco desea el fruto de las acciones de ningún ser. No está condicionado por el trabajo en absoluto. Si podemos mantener esta idea en mente mientras practicamos el arte del trabajo, experimentaremos una sensación de libertad, de cómo el trabajo nos quita las ataduras que hemos arrastrado durante mucho tiempo. La satisfacción inmensa que resulta de esta forma de práctica nos permite comprender uno de los misterios fundamentales de la *Bhagavad Gītā*: vemos la inacción en la acción y la acción en la inacción, la hermosa mirada no dual del mundo en la que nuestros cuerpos y mentes existen sin un ser separado. Para comprender realmente esta fórmula paradojal de acción/inacción, hay que desvelar las capas mediante las cuales se despliega para unirse con el fondo. La primera capa, que se comprende dentro del contexto del Sāṁkhya, se podría entender de la siguiente manera: cuando experimentamos una acción o un movimiento desde el cuerpo o la mente, prakṛti actúa en relación a prakṛti. Tú (como puruṣa, tu ser verdadero) no haces nada. Existen muchas maneras de decir la misma cosa. Cualquier acción que se realiza sin apego, sin un interés egoísta, no produce karma o un apego adicional que se deba resolver en el futuro. Semejante trabajo consciente produce sabiduría o jñāna. "El yoga es el arte de la acción", dice Kṛṣṇa. Este verso conocido de la *Gītā* resume el misterio del ciclo de la naturaleza:

> Brahman es la ofrenda; Brahman es la oblación que Brahman vierte en el fuego de Brahman. Quien alcanza a Brahman experimenta la acción y a Brahman como una indivisible unidad (IV, 24).

En general, nuestras mentes imaginan a Brahman como el sustrato calmo de dicha pura e infinita que perdura más allá del tiempo. Las formas, acciones y hasta vibraciones se entienden como algo aparte. Esto se debe a la construcción natural que nuestras mentes adoptan para crear imágenes y conceptos sobre Brahman para así concebir significados posibles acerca de Brahman. Pero en última instancia, las formas, acciones y vibraciones tejen un entrelazado infinito y no pueden ser distintas de Brahman.

Si imaginas que la consciencia pura es el fuego, puedes considerar una práctica del yoga como una forma interiorizada del tradicional sacrificio védico. Dentro de la *Bhagavad Gītā*, nos encontramos con algunas sugerencias acerca de cómo podemos realmente tener esta experiencia. Por ejemplo, podemos ofrecer los objetos de los sentidos –como ruidos, olores o cualquier sensación concreta– al fuego de nuestros sentidos. Podemos ofrecer todas nuestras acciones sensoriales y las acciones de nuestro prāṇa al fuego de la consciencia pura. El prāṇa (que controla la inhalación) se puede ofrecer al apāna (que controla la exhalación); y luego podemos invertir el proceso y ofrecer el apāna de nuevo al prāṇa. Esto es, por supuesto, la base de toda práctica de prāṇāyāma. De hecho, en la historia de la *Gītā*, Kṛṣṇa menciona una gran variedad de sacrificios yóguicos, casi como si quisiera eliminar cualquier malentendido o apropiación sectaria de la práctica.

Finalmente, Kṛṣṇa introduce la idea del conocimiento como el sacrificio definitivo. El conocimiento, o jñāna, es el producto de la acción y el sacrificio consciente. En un nivel básico, podemos contemplar el acto de disparar una flecha desde un arco nuevo. El primer tiro cae un poco corto, antes del blanco; esto te da información y modificas tu puntería. El segundo tiro va demasiado lejos, hacia la izquierda, y corriges también ese error de cálculo. Pronto, tú y el arco están calibrados, y ahora llevas en tu mente y tus huesos el arte del tiro con flecha como el jñāna específico de esta actividad, el arco nuevo y las circunstancias particulares que te tocan. Sin acción real –es decir, sin el acto de tirar, errar y corregir– no puede haber un conocimiento real y enraizado. El sacrificio personal concentrado reúne materiales de distintos niveles de sutileza para luego ofrecerlos y soltarlos en el acto del sacrificio. Esta dinámica aumenta nuestra comprensión de la interconexión y, con práctica suficiente, podemos adquirir una visión de la naturaleza de todas las cosas. El sacrificio del conocimiento se entiende de dos maneras. Primero debemos comprender que el sacrificio se realiza bajo el concepto de que el trabajo es desinteresado, y aquí podemos incluir todas las posibles variantes de trabajo; su materia prima es la dicha y por ende no genera ilusión o ignorancia en uno mismo o en los demás. El segundo requiere que uno renuncie o sacrifique el conocimiento. Por supuesto, jñāna no es algo que podemos echar al fuego, pero las fórmulas, los símbolos, las filosofías parciales y los juegos lingüísticos que son los vehículos de la inteligencia pura son un combustible maravilloso. Se deben contemplar como estructuras que dependen de sus contextos, así como los objetos groseros y tangibles que nos rodean. Al sacrificarlos, entramos en un estado del no saber, de no tener una imagen del yo o de quién es el otro.

En el sexto capítulo de la *Bhagavad Gītā*, Kṛṣṇa decide enseñarle dhyāna yoga a Arjuna, el yoga de la meditación. Kṛṣṇa introduce la estructura formal de la práctica clásica del yoga como una meditación. Con sumo cuidado, ayuda a Arjuna a evitar muchos de los obstáculos y malentendidos que usualmente surgen sobre ese camino austero; lo logra al ubicar esta práctica dentro de una visión amplia de la estética integrada, como parte de la experiencia directa del mundo de nuestra vida cotidiana. Mediante este tipo de foco mental, puedes adquirir una experiencia directa del corazón, del ātman, que es simplemente consciencia pura. Hasta un encuentro fugaz con el ātman revela que no se puede experimentar o alcanzar nada que lo supere; es una experiencia de gratificación suprema. El sabor de la realidad es tan contundente que, aun delante del dilema más complejo o el dolor más intenso –incluso delante de la muerte– quienes han experimentado la consciencia pura no salen del eje que establece una profunda experiencia interna del yoga. Toda actividad del yoga se dirige a este estado de ser y, en particular, la práctica del dhyāna yoga, ya que entrena la mente, a través de cada pensamiento, para abrirse a la experiencia de la consciencia pura. Al introducir a Arjuna en la meditación de esta manera, Kṛṣṇa le hizo probar una cuota suficiente de realidad para que se pudiera enfrentar a la situación en el campo de batalla con fuerza y claridad.

En la historia de la *Bhagavad Gītā*, Kṛṣṇa toma el recaudo de señalar a Arjuna que el yoga no es para alguien que "no sepa encender un fuego". Esto quiere decir que el yoga no es para alguien que experimenta el desapego debido a la pereza o a las ganas de evitar el rigor del trabajo. En cambio, el yoga sí es para las personas profundamente inspiradas, quienes trabajan de manera enfocada y concentrada, mientras cultivan una vida auténtica sin apego a los frutos de sus labores. Kṛṣṇa explica que el karma (trabajo) es el mejor camino para los principiantes en la práctica del yoga. En este contexto, el trabajo puede ser la actividad real de estudiar o hacer los āsanas del yoga o la de observar cuidadosamente las sensaciones y sentimientos dentro del cuerpo mientras surgen. Existen etapas de la práctica de meditación sentada que son insoportables y solamente se pueden describir como trabajo arduo. Buscamos el placer fácil, pero la mente puede presentar patrones de sensación, emociones, matrices de pensamiento neurótico o situaciones infernales que rechazamos reflexivamente. En esta situación, nos alejamos de la práctica porque deducimos que la meditación no está funcionando o que somos unos fracasados o que necesitamos otro instructor. Sin embargo, el requisito sencillo de la práctica de *mindfulness* o del discernimiento consciente es la capacidad de "sentarse en la compañía de lo que se presenta" o de "ver las cosas tal como son". Esto es fácil de decir pero no tan fácil de hacer cuando el lado oscuro de nuestro ego emerge como el contenido de nuestra consciencia. El proceso de ver la calidad efímera de los conceptos del dolor y del infierno es absolutamente fundamental para la práctica del yoga. De lo contrario, podríamos pensar que somos practicantes avanzados cuando en realidad estamos bajo el control de un ego inflado. Por ende, el trabajo inicial del yoga es el de observar tu mente cuidadosamente mientras empiezas a alargar la respiración en prāṇāyāma, mientras activas el cuerpo en āsana y mientras toda la gama amplia que va del cielo al infierno se despliega en la mente durante la práctica formal de la meditación. Al aprender a mantenerse atento y enfocado dentro de estos aspectos del yoga, descubres que el trabajo verdadero consiste en la exploración fervorosa y apasionada del momento presente: lo que de verdad está pasando en ese mismo instante. Para el principiante, entonces, el trabajo representa el camino a la liberación.

Para alguien que ha alcanzado el yoga y está auténticamente despierto, se dice que los medios residen en la inacción o el abandono de la acción. En otras palabras, una vez que hayas despertado para presenciar la naturaleza de la realidad, cuando puedas habitar el momento presente mediante una experiencia de consciencia pura, entonces permitirás que el universo tome su curso. Una vez que hayas hecho el trabajo inicial y necesario, todos los profundos mecanismos internos de la mente y el ego, así como los sentidos y el prāṇa, todas estas cosas fluirán por su cuenta. A esa altura, lo único que tienes que hacer es dejar de impedir este proceso. Si eres un principiante en la práctica y tu mente sigue cautiva de ciertas experiencias condicionadas, tu trabajo será el de observar esos patrones de condicionamiento. Cuando has abierto el canal central del cuerpo y se ha removido el bloqueo de la kuṇḍalinī en la apertura inferior del canal central, el prāṇa entra espontáneamente en el camino principal. *En ese momento*, la práctica se trata de simplemente gozar de la amplitud de la experiencia estética. Pero ¡ten cuidado!: la estructura del ego cuenta con diversas estrategias astutas para evitar la disolución. A muchos yoguis les gusta imaginar que han avanzado lo suficiente para radicarse en la inacción. En realidad, les falta la capacidad de enfocar la mente como un láser, para ver la falsedad de los juegos que el ego realiza en la mente y para permanecer contentos y claros aun cuando se asoma la sombra de este circo.

Una gran cantidad de imágenes están tradicionalmente asociadas con los sistemas clásicos del yoga. Está la imagen del asceta que mora en las montañas como un ermitaño o la del meditador que se sienta durante días y días sobre su piel de ciervo o la del yogui que se contorsiona al realizar posturas delante de su cueva. Pero todas estas asociaciones dejan algo afuera porque son meras descripciones desde un punto de vista externo, en lugar de describir lo que ocurre en las profundidades del yogui. La dicha de la práctica se halla en encontrar tu ser verdadero y la libertad que este descubrimiento otorga. Mientras practicas, empiezas a darte cuenta de que existen otros seres como tú que viven atrapados en las vueltas de la rueda del saṁsāra, la rueda de la existencia condicionada. En ese momento, puedes empezar a comprender que no importa cuán detallada sea la descripción o cuán amplia sea la metodología, ninguna palabra y ninguna teoría pueden realmente expresar cómo alcanzar la libertad del yoga. El discernimiento que nos ofrece el yoga es una experiencia totalmente única y personal. Dentro de los sistemas del yoga clásico, uno de los elementos esenciales que conduce a este tipo de iluminación es el acto de entregarse; muchas veces esto se describe como rendirse ante dios. Otro método para alcanzar la iluminación es el de dejar caer la semilla de tu concentración (si es que la tienes) en la tierra fértil del no saber. En su esencia, estos elementos son idénticos porque, si te entregas, debes confiar en la naturaleza de la realidad. Debes abandonar tus teorías, técnicas y métodos para poder estar libre y presente y simplemente recibir lo que sea que aparece durante la experiencia del momento actual. La pregunta del millón es, por supuesto, cómo hacerlo. De hecho, no existe una fórmula específica que te enseñe con certeza cómo abandonar tus teorías, técnicas y métodos. Este también es el caso, por ejemplo, si estás aprendiendo cómo crear arte bajo las enseñanzas de un artista talentoso. El profesor te puede mostrar todo tipo de métodos y técnicas, pero no te puede ofrecer un método o técnica específicos para asegurar que serás un gran artista. Lo que sí puedes hacer es tomar las enseñanzas y ponerlas en práctica; debes comprometerte con ellas en el plano real de su aplicación para así absorber su significado. Para ser un gran artista, debes cultivar tus habilidades para llegar, un buen día, al punto en el que has asimilado el conocimiento hasta saber instintivamente cómo plasmar tu maestría en la creación del arte. La raíz del dilema de Arjuna en toda la historia de la *Bhagavad Gītā* se radica en esta lucha entre la multiplicidad de planes posibles de acción y el esfuerzo de encontrar la técnica o el método correcto que conduce claramente al próximo paso.

Para Arjuna, esta descripción normal de la meditación la hizo parecer como una disciplina ardua y casi imposible de realizar. Él dijo: "La mente es caprichosa y vacilante, tan difícil de domar como el viento.". De la misma manera, la meditación prolongada es para gente sin responsabilidades, crisis, familias hambrientas, o primos y maestros que deban ser aniquilados en la batalla. Kṛṣṇa le asegura a Arjuna que, aun en las situaciones más difíciles, es posible sostener la mente en meditación a través de la práctica constante y el desapego. El yoga es difícil para alguien que no está en contacto con el ātman; pero para quien se une con el ātman, el yoga se vuelve posible mediante la destreza al accionar. Esta habilidad implementada, *upāya*, es el arte real del trabajo o la práctica. En su máxima expresión, nos vincula con el mundo a través de la visión intuitiva del ātman. La profundidad de la experiencia absoluta de la realidad nos puede reorientar, liberándonos de cualquier preocupación compleja sobre nuestra práctica que pueda llegar a desviarnos del camino verdadero. Esta visión del ātman solamente llegará cuando la mente esté calma y lúcida, así como ocurre en la meditación. Las técnicas del yoga y la meditación son el trabajo: el equilibrio principal y el equilibrio opositor, el retorno a la respiración, el acto de unir y luego de soltar. Esta interacción produce un cielo despejado en el que existe la posibilidad latente de indagar acerca del ātman. Pero esta visión no es el resultado directo de una técnica en particular. Es más bien como una corazonada intuitiva e irresistible, el "¡Ajá!" de un relámpago que desciende, la integración inesperada y la belleza de la existencia, la visión del ātman en todos los seres y de todos los seres en el ātman. La disciplina del yoga es nada más que una invitación, el espacio acogedor que recibe el relámpago. Solamente se puede experimentar aquello que el ātman significa o es. No es un conjunto simple de imágenes o conceptos sobre su naturaleza que acarreamos en la mente con el fin de evitar nuestras circunstancias o para apaciguar el ego.

Aunque Arjuna comprenda este aspecto del ātman, su comprensión no es completa. Entonces, Kṛṣṇa nos trae de nuevo a la historia al revelarse personalmente como el ātman supremo dentro del cual residen todos los seres y quien habita en el corazón de todos. Aquí, la belleza poética de la *Gītā* despliega la visión de Kṛṣṇa como una omnipresencia que permea todo lo que existe. En uno de los centenares de versos que ofrecen distintas posibilidades de cómo contemplar el ātman, Kṛṣṇa dice: "Soy el sabor del agua; soy la luz del sol y la luna [...] el sonido en el éter [...] la fragancia de la tierra" entre otros ejemplos que podrían extenderse infinitamente. De hecho, esto está sucediendo a nuestro alrededor en este mismo momento. Podemos experimentar cualquiera de los fenómenos que describe Kṛṣṇa, si permitimos que nuestras mentes se cautiven por lo que sea que se presente, al percibir aquello que notamos con la lente radicalmente distinta que revela al ātman (o a Kṛṣṇa) en todo; de esta forma, podremos experimentarlo sin la opacidad habitual de los conceptos que lo recubren. La meditación se puede iniciar en cualquiera de estas instancias. Es posible reformular cualquiera de estas infinitas experiencias extraordinarias o banales para que aparezcan como manifestaciones nuevas e interconectadas de Kṛṣṇa. Frases como "Soy el tiempo" o "Soy el brillo del fuego" funcionan como mantras potentes que nos permiten meditar sobre la experiencia cruda e inmediata de los sentidos con nuestra atención completa. ¡Estas manifestaciones infinitas son una buena noticia! Nos dan oportunidades ilimitadas para practicar la aparentemente difícil disciplina de la meditación.

Al revelar que él, Kṛṣṇa, es la totalidad de los fenómenos (incluso las cualidades mentales e internas que rodean a Arjuna), declara que el amor o bhakti es el corazón del método del yoga y la realización del yoga. Estos cuatro versos del décimo capítulo se consideran el punto central del texto:

> Yo soy el origen de todo. De Mí, todo fluye. Al saber esto, los seres despiertos [buddhas], dotados con un estado meditativo, Me adoran. Con toda su mente engarzada en Mí, su prāṇa encauzado hacia Mí, se alegran y se regocijan al despertarse mutuamente y hablar constantemente de Mí. Para ellos, quienes están siempre unidos en el yoga, cuya devoción está repleta de afecto, a ellos les doy el yoga de la inteligencia [buddhi yoga], que es una vía hacia Mí. Desde la compasión que les tengo, Yo, al morar en sus corazones, destruyo la oscuridad que nace de la ignorancia con la linterna brillante del conocimiento [jñāna]. (X. 8-11)

Estos versos revelan que la compasión y la entrega son aquellas fuerzas que crean el relámpago capaz de unir la brecha entre nosotros y los demás, entre el saber y lo inconcebible, entre la técnica y la realización.

En este momento en la *Gītā*, se vuelve aun más importante comprender qué y quién es Kṛṣṇa. El texto ofrece centenares de ejemplos más: que él "devora la muerte"; que es, en definitiva, tu propio ser; y que sus "manifestaciones divinas son infinitas". Arjuna, que tambalea sobre la cornisa de la comprensión, todavía está un tanto abrumado, no solamente por el dilema que sufre en el campo de batalla sino también por la personalidad tan amplia de su amigo y carrocero. Es difícil comprender y recordar la variedad de manifestaciones, explicaciones, yogas y cosas para observar. Al principio del onceavo capítulo, Arjuna pide ver la forma opulenta y principesca de Kṛṣṇa; es decir, su naturaleza verdadera. Quizás Arjuna pensaba que una forma podría unir todos esos elementos diversos y que de esta manera lograría tranquilizarse.

Kṛṣṇa responde inmediatamente al pedido de Arjuna –"Entonces, ¡observa mis centenares de miles de formas divinas!"– y en ese momento le ofrece a Arjuna una visión inmediata de todos los dioses y diosas que él reúne en su cuerpo. Le muestra a Arjuna que tiene una cantidad ilimitada de bocas y caras, así como una infinidad de brazos que se extienden hacia la eternidad. Arjuna se queda asombrado; relata que todas estas manifestaciones son extraordinariamente radiantes y brillantes, como si miles de soles se hubieran presentado simultáneamente en el cielo. Arjuna recibe un golpe total, una demostración plena de la expansión del proceso del mundo. La enseñanza ya no era verbal o intelectual sino directa y visceral. Al soltar su propia historia, así como sus miedos y preocupaciones, al dejarse llevar para experimentar durante un instante la fuerza completa del momento presente, Arjuna toma contacto con una verdadera y radical experiencia mística; esta transforma toda su existencia, desde su raíz más profunda. Pero de repente, en el medio de esta experiencia mística, se vuelve a confundir porque empieza a analizar, pensar y preocuparse. Se asusta porque comienza a entender que el requisito para aceptar la realidad de la forma universal de Kṛṣṇa es equivalente a aceptar la disolución de su mundo inmediato y familiar, de su propia forma. Debe abandonar su ego. La visión de la forma universal es, al fin y al cabo, la visión de la transitoriedad, la interdependencia y la interconexión de todas las cosas. Es la experiencia de la gran matriz de la consciencia en toda su amplitud.

Frente a las formas universales de Kṛṣṇa, Arjuna termina de nuevo con sus pelos de punta, angustiado y agobiado. Se encuentra exactamente en el mismo dilema que sufría al comienzo del libro: saboteado por su propia mente. Otra vez, Arjuna le pide a Kṛṣṇa que le muestre una sola forma que le resulte familiar. Kṛṣṇa accede y se muestra como el dios Viṣṇu. Viṣṇu tiene una cara hermosa y sonriente. Lleva una corona elaborada y tiene cuatro brazos; uno lleva un disco, y en los otros sostiene una flor de loto, un mazo y una caracola de mar. Esta forma de Viṣṇu representa una religión, un orden social y un estilo de vida que Arjuna reconoce. Entonces, comienza a relajarse un poco. Piensa que "ya está", que puede encasillar su experiencia de Kṛṣṇa dentro la forma de Viṣṇu. Esta propuesta reconforta a Arjuna, pero una vez más lo invita a perder la oportunidad de tomar contacto íntimo con lo que realmente se le ofrece, con la experiencia profunda de la forma. Él extraña la manera en la que se estructuran las figuras sagradas y cómo sus formas están diseñadas para inducir una experiencia mística. Aunque se sienta un poco más cómodo al ver en vivo y directo la forma de Viṣṇu con sus cuatro brazos, Arjuna no está totalmente relajado o satisfecho. Entonces, Kṛṣṇa le revela su forma natural y humana, de tamaño mediano, que le resulta aun más familiar a Arjuna: su viejo amigo Kṛṣṇa. A pesar de que la piel de Kṛṣṇa es un azul oscuro resplandeciente, Arjuna lo reconoce y por fin se tranquiliza.

Esta parte de la *Bhagavad Gītā* se puede comprender de muchas maneras distintas. Una interpretación propone que aquello que consideramos común o normal es, en realidad, lo más sagrado de todo. Consideremos el cuento del estudiante que le pregunta a su gran maestro "¿Cuán grande es dios?"; el maestro responde que dios tiene un tamaño totalmente promedio. Por su naturaleza, la mente interpreta nuestra experiencia directa y cotidiana como algo demasiado normal y mundano para entrar en la categoría de lo sagrado. Sin embargo, posiblemente la experiencia más profunda e inmediata de dios es aquella que sucede aquí y ahora, en el momento presente. Por ese motivo, lo que se presenta delante de nuestros ojos se debe tomar como el objeto de meditación, y se debe observar sin compararlo a una forma idealizada. Podemos estar sentados en una iglesia y sentirnos espontáneamente inspirados por un rayo de luz. Esta experiencia es milagrosa y también podemos acceder al mismo nivel de verdad profunda e inspiración mientras esperamos en la estación del metro o leemos el diario o llegamos a la cima del Monte Kailāsa en el Himalaya. Por supuesto, existen algunas circunstancias que son más propicias que otras para inspirar una experiencia mística; pero aquello que realmente crea las condiciones fértiles para ese estado es permitir que la mente se funda con *lo que sea* que se presente. Al final de la *Bhagavad Gītā*, Kṛṣṇa explica que la única manera en la que Arjuna puede ver su forma final, la forma de Kṛṣṇa como el mejor amigo de Arjuna, la forma que lo reconforta por completo, es mediante el bhakti o el amor. Kṛṣṇa le señala a Arjuna que esta forma esencial es exactamente la que aparece frente a sus ojos. Luego, elabora este pensamiento al explicar que el bhakti no se obtiene al seguir los Vedas o a través del sacrificio. Tampoco se adquiere mediante el karma yoga, jñāna yoga o dhyāna yoga. El bhakti no es una religiosidad hipócrita, una compasión condescendiente o el canto meloso de la devoción superficial. El bhakti es algo que supera la metodología. Es sencillamente la esencia del amor puro.

Otra razón por la cual a Arjuna le resultó difícil ver la presentación actual de la realidad como una forma entrelazada con otras formas (al igual que nos pasa a nosotros), es que una visión semejante nos revela (al igual que Kṛṣṇa le revela a Arjuna) que nuestros propios cuerpos son una manifestación de la forma universal. Cuando entramos en la matriz del cuerpo que aguarda en las profundidades del canal central, la experiencia es tan vital, tan cruda e inmediata, tan dichosa, que las ideas de nuestras mentes acerca de la naturaleza del mundo y sus conceptos sobre quiénes somos simplemente se caen. En ese momento, vemos que la forma universal es tanto más asombrosa que cualquier conceptualización. Es natural que este conocimiento aterrorice a la mente; su esencia (y en particular el aspecto de la mente que llamamos el ego) tiene todo tipo de esperanzas y deseos profundos que están muy bien diseñados para sostener su absoluta importancia en el esquema de quién eres. La mente tiene grandes planes para torturarte con estas ideas (basadas en el ego) durante el resto de tu vida. Si el proceso yóguico logra realmente dar sus frutos y mostrarte la naturaleza de la realidad, entonces la mente no podrá hacerte sufrir más. Por ende, para su propia supervivencia, la mente está programada para interpretar hasta una profunda experiencia mística de tal manera que nunca te volverá a pasar. Es casi como si la mente, para defender su existencia, *debiera* jugar a las escondidas con el discernimiento agudo acerca de la esencia de la realidad. Con el tiempo, la observación serena de este juego se convierte en un elemento constituyente de una práctica madura del yoga.

Parte de la confusión para Arjuna, así como nos sucede a todos los que buscamos la claridad mental, surge del hecho de que existen muchos abordajes, muchos métodos o escuelas dentro de un sistema del yoga que pueden surcar el camino a la iluminación. En cualquier escuela de práctica siempre existe el peligro, especialmente para un narcisista, de que el camino se pueda convertir en una herramienta para fortalecer el ego, en lugar de aquello que propicia su disolución. En casi todas las formas de abarcar el yoga, es mucho más fácil que el ego se realce en lugar de que los métodos de la práctica cumplan con su propósito de exponer cómo funciona. Esto se debe a la actividad de la mente así como la plantea el sistema del Sāṁkhya: la mente crea símbolos e imágenes sin cesar para lo que sea que emprenda. Después, la misma mente confunde los símbolos que ha creado por la realidad o el proceso verdadero que el símbolo representa. Es probablemente la tentación más humana e inevitable elegir una escuela del yoga que nos gusta y trivializarla o vulgarizarla, para convertirla en una vía de escape: un entretenimiento, un monumento al ego o un medio para evitar la realidad.

La mente nos convence de alejarnos de la experiencia mística al confundir el contenido de nuestra experiencia con la naturaleza verdadera de la experiencia en sí. Esta es la ignorancia primordial: intercambiar el símbolo que asociamos con la experiencia mística con la experiencia real. Aquello que puede conducir a la libertad o a la experiencia mística, a ese primer destello de la iluminación, no depende del contenido específico de tu mente sino de tu capacidad de ver claramente la esencia vibratoria o temporal de ese contenido original. De esta manera, todo tipo de contenido refleja la realidad de una consciencia pura y abierta y, por ende, nos puede llevar a un estado iluminado. Este discernimiento acerca de la naturaleza de lo que se presenta nos encamina eventualmente a liberarnos, a la experiencia mística, a degustar la iluminación. Sin embargo, la función de la mente es ver y reinterpretar el contenido del pensamiento para identificarse naturalmente con el contenido específico y luego fabricar un símbolo que lo represente. Sin querer, la mente crea un cortocircuito en la experiencia mística para cumplir con su función primordial: asegurarse de que nuestras experiencias se pueden explicar, clasificar, indexar y estar al servicio del ego.

Por ejemplo, un día soleado vas a una iglesia y te sientas en un banco mientras alguien interpreta una pieza de Bach en el órgano. Un rayo de sol atraviesa un panel de vidrio de colores mientras disfrutas de la música. La luz se refleja en el suelo, y de repente sientes una increíble sensación de armonía infinitamente precisa. Tus cabellos se ponen de punta, tu lengua por una vez se calla y tu oído interno se abre para recibir todo tipo de sonidos. Tienes una experiencia mística, ¡la quintaesencia de la experiencia estética! Enseguida tu mente trata de comprender la experiencia. Suma toda la información que tiene acerca de lo que acaba de pasar y, de esta forma, identifica las cualidades específicas de la experiencia con su contenido. Entonces sales de la iglesia y tomas nota: "¡Ah!, esta era una iglesia protestante" (o cualquiera haya sido su orientación). Luego, al volver a repetir el mismo contenido idéntico al día siguiente, tu mente busca repetir la misma experiencia. Vuelves el próximo día y te sientas en la misma silla, al lado de la misma ventana, y esperas que el mismo rayo de luz pase por la ventana para inspirarte. Pero lo que siempre descubrimos es que nuestra experiencia nunca se encastra exactamente con nuestra imagen de la experiencia. La armonía tan precisa de la experiencia mística previa nos elude. Podríamos estar en presencia de un conjunto maravilloso de circunstancias nuevas que podrían inspirar una experiencia mística nueva. Pero, a la espera de aquello que vivimos ayer, perdemos la experiencia de hoy. Cuando esperamos lo que imaginamos que define la experiencia estética, se nos escapa la inspiración fresca que se presenta delante de nuestras narices. Nos encontramos de nuevo en la encrucijada entre lo que se presenta en la forma de nuestra experiencia inmediata y lo que pensamos que debería presentarse como nuestra experiencia mística. Resulta que una parte inherente a la función saludable del ego cuenta con la programación de la mente para que juegue precisamente de esta manera con nuestro discernimiento acerca de la naturaleza de la realidad. En lugar de teorizar sobre esta tendencia de la mente, en lugar de intentar aplastar o liquidar el ego, podemos observar el juego en sí sin buscar eliminarlo. Esta observación puede formar parte de la práctica que nos lleva al conocimiento profundo.

Sin embargo, la ignorancia primordial y el ego son tan astutos y huidizos, que están rodeados y protegidos por emociones irracionales arraigadas. El mejor contrincante para estas emociones es el yoga del amor, o el bhakti. Nuestras emociones más intensas yacen en las profundidades del cuerpo. Hasta que tomamos contacto con esta dimensión de nuestro ser, estas emociones actuarán en nuestra contra para distraernos de la práctica genuina y de la vida misma. Desatendidos, estos sentimientos primordiales sabotearán hasta nuestros esfuerzos más enaltecidos. El bhakti reconoce todas estas emociones de base y las resuelve a través del amor estático. Este amor funciona así: en cuanto más feliz se encuentra el amado, más feliz te volverás tú. El amado verdadero, el otro ser, está fuera del círculo de tu ego y de las categorías de tu conocimiento. En la práctica del bhakti, no te enfocas en tu felicidad porque en el centro de tu ser reside otro: el amado. De la misma manera, en el centro del corazón del amado tampoco está el amado, sino otro ser. En la metáfora de la *Bhagavad Gītā*, todos los seres habitan en las profundidades del corazón de Kṛṣṇa, y Kṛṣṇa se regocija al hacer felices a los demás. Al mismo tiempo, Kṛṣṇa reside en las profundidades del corazón del devoto, quien se regocija al sentir el deleite de Kṛṣṇa. En cierto sentido, ambos son desinteresados porque se identifican con el otro desde su centro verdadero. En el yoga del bhakti, te encuentras con algo parecido a una máquina de movimiento perpetuo en la que dos espejos se enfrentan sin interés propio. Cuando uno ve la felicidad del otro expandirse, la felicidad propia florece; y en el momento en el que el otro percibe la felicidad en el corazón de quien tiene por delante, también entra en éxtasis. El resultado es una expansión ilimitada de consciencia en la forma de una dicha pura e inalterada. Esto se llama *ānanda*. La palabra *da* significa "dar". El acto de dar al amado encauza la felicidad propia.

Podríamos preguntar en qué consiste este sendero sin forma del bhakti, o del amor. Al percatarse de que el bhakti posee un gran valor, la mente lo quiere atrapar, empaquetar, hasta venderlo. El ejemplo más claro de lo que la mente hace mejor es reducir al amado a una imagen del amado. Esto es exactamente lo que Arjuna quería: reducir la forma universal de Kṛṣṇa a una única forma; pero Kṛṣṇa crea una infinidad de formas divinas. Al reducir al amado a una sola forma, nos convertimos en idólatras. En este proceso, se extingue la corriente central del puro amor fluido y nos quedamos con las reflexiones opacas de la esencia del amor o el bhakti. El bhakti se puede degradar fácilmente, hasta volverse una idolatría o un fundamentalismo religioso exclusivo que produce una suerte de desdén suprimido o un odio constante para todos salvo el amado o, mejor dicho, una imagen del amado. Kṛṣṇa no es solamente un gran ego que ganó el juego egocéntrico en el que participan todos los seres. Kṛṣṇa no tiene un "ser" en el centro de su corazón. Esta ausencia del ser en el Ser supremo es irónica, pero es precisamente lo que posibilita todas las conexiones en la gran red de todos los seres.

La enseñanza final que Kṛṣṇa ofrece a Arjuna es "abandona todos los dharmas en todas sus formas y simplemente ven a Mí, ampárate en Mí. Te liberaré de todos los males. Deja tu preocupación.". Es decir, deja los dharmas estar, suéltalos. Como sabemos, dharma tiene muchos significados. Visto desde una perspectiva, se considera la obligación, el deber ser y las formulaciones religiosas. Pero los dharmas no representan solamente el camino correcto; también reúnen los factores mentales y los elementos que crean y estructuran tu experiencia inmediata. Abandónalos, déjalos ir. De nuevo, estas ideas recuerdan el sistema del Sāṁkhya y se pueden comprender desde su perspectiva y la noción de que todas las capas de prakṛti dependen de su contexto y no cuentan con un ser separado. Aquello que realmente importa no se encuentra en los elementos de tierra, agua, fuego, aire y espacio. El buddhi tampoco es tan importante o especial. Entonces, si *realmente* quieres hacer yoga y abandonar el patrón dominante de tu mente, así como las percepciones inmediatas de tus sentidos y sentimientos, la clave no es una técnica. La clave es aceptar y confiar simplemente en la esencia del amado, en la esencia del vínculo directo que entablas con el amado. Imagina que Kṛṣṇa le sirve una taza de té a Arjuna. El té es el amor, es el jugo, el mensaje verdadero. La taza, por supuesto, es el recipiente. Necesitas la taza para ofrecer el té caliente; sin la taza no se puede servir. Podría ser una taza descartable o una muy elaborada de porcelana. Cualquier vehículo para servir el té está bien. Arjuna se fascina con el contenedor y piensa que la taza es lo que vale, pero Kṛṣṇa le dice "¡Prueba el té, Arjuna! No te preocupes por la taza.". Lo que vale es la experiencia directa de lo que sea que se presente. (En este caso, el té.) Esto también es prakṛti, aquello que crea el lenguaje, el papel y la tinta para el mensaje. Las palabras, técnicas, formas e imágenes todas dependen de otra cosa: el contexto. Cambiarán, así como cambiarán el cuerpo y los factores que impulsaron la manifestación de prakṛti y el mundo.

"Simplemente ven a Mí" asume que el corazón está abierto y, por ende, que el amado está muy accesible. La enseñanza de la *Bhagavad Gītā* no es una fórmula o una técnica. Nos enseña que el amor propicia el refinamiento de una multiplicidad de técnicas y prácticas que, así como el maṇḍala de prakṛti, se repliegan mutuamente y se transforman para crear la experiencia indescriptible e inefable del momento presente. Nos enseña quiénes somos. La *Bhagavad Gītā* es una herramienta fantástica que fue creada para el uso activo y no para admirar sobre un pedestal como un ídolo. Es un texto que debemos leer y releer, con el que podemos entrar en conflicto, que podemos consumir, digerir y luego soltar.

7

Tantra y la tierra radiante

Los cantos llorones de cucos
que se aparean sobre los brotes de mangos,
sacudidos por abejas en busca del perfume meloso
de capullos en flor,
levantan fiebre en los oídos de viajeros solitarios.
De alguna manera sobreviven a estos días,
al saborear el aire de la unión de amantes
en instantes colmados por la meditación.
—La *Gītā Govinda* de Jayadeva, I.36

Cuando comprendemos que la esencia del yoga es ese amor puro, el puro bhakti, es normal pensar que entonces queremos hacer precisamente eso: abandonar todo y descubrir este amor. Pero inevitablemente nos encontramos con la pregunta sobre cómo se abarca eso desde el cuerpo y la mente. Los sentidos y la mente pueden ofrecernos un destello de discernimiento acerca de la enseñanza del bhakti, pero seguimos confundidos por la tarea de decidir qué hacer para actuar de una forma que refleje el amor puro. Entonces, la mente despliega sus talentos naturales: comienza a clasificar, teorizar, apegarse a ciertas ideas y, desde un lugar de sinceridad, nos topamos con el peligro de utilizar el camino del yoga para alimentar nuestro propio ego mientras pensamos que estamos siguiendo fielmente el camino del yoga. Utilizar la mente, los sentidos y el ego para alcanzar el yoga es como pedirle al elefante que arregle la porcelana que acaba de tirar del estante en un bazar; existe el peligro muy real de que el elefante haga un lío aun mayor. En nuestra práctica del yoga, en cambio, no nos queda otra opción que buscar el discernimiento a través de nuestra propia experiencia.

La práctica verdadera del yoga no puede suceder hasta atender todos los aspectos de la experiencia que transcurren durante el día y la noche con una intención y devoción singulares. Entre todas las cosas que haces, todo lo que constituye la vida real se puede experimentar como el yoga. De no ser así, nuestras acciones y los acontecimientos de nuestra vida se pueden convertir en distracciones y rincones en los que el ego se puede esconder. Por ejemplo, los actos de cocinar y comer pueden formar parte de la práctica o ser una fuga en la dirección contraria. Una alimentación desequilibrada, ya sea atracarse con comida chatarra o castigar al cuerpo con una dieta de puras hojas verdes, es una herramienta común del ego para sabotear el yoga. Por el contrario, uno puede elegir, tocar y preparar la comida como si fuera un medio para beneficiar o comunicarse con el amado: una vía para conectar sensorialmente con la consciencia pura a través de las papilas gustativas. La práctica se convierte en una oportunidad para sentir el gusto de la comida mientras se piensa: "El amado en mí está degustando esta ofrenda a través de mi cuerpo y esta misma comida es la deidad suprema.". Esta misma concentración y consciencia se pueden experimentar cuando caminamos, corremos, trabajamos y pensamos; hasta se puede incorporar en placeres como el amor y la relajación. Esta profundidad de devoción se puede incorporar en cada respiración, cada pensamiento y cada instancia de nuestra práctica del yoga. Cuando descubrimos que nuestra necesidad de practicar el yoga y la meditación ha tocado cada aspecto de nuestros mundos internos y externos, entonces ha llegado el momento de meterse en el mar vasto de lo que se llama tantra, la revelación vivencial de la realidad.

Tantra es una de esas llamativas palabras de moda que cautiva al oído e invoca imágenes sensuales, exóticas y misteriosas. Complejos rituales de ocultismo, hechizos mágicos y contacto con el lado oscuro de las cosas están todos asociados con el tantra. Sin embargo, si miramos las múltiples escuelas, prácticas y filosofías del tantra, vemos un lado brillante y bello, cosas que son esenciales para el conocimiento de un estudiante del yoga. Tantra significa tender un hilo o entrelazar varios; también implica el proceso de extender algo sobre un telar para formar una red o matriz. El tantra forma un complejo vasto de prácticas y rituales específicos que se realizan con una infinidad de detalles para santificar cada aspecto particular de nuestra experiencia. Dentro de la matriz de prácticas tántricas, predomina la adoración de deidades femeninas, ya que las deidades principales en la cultura védica eran masculinas. Tantra no solamente rima con las palabras *mantra* y *yantra*, sino que su significado también se entreteje con estas prácticas. Los mantras son cantos vibrantes que nos propician una consciencia y concentración enaltecidas; los yantras son formas geométricas que se dibujan o visualizan para aumentar la concentración. Las diferentes escuelas del tantra no comparten un único punto de vista filosófico, y tampoco promueven ideas que no están presentes en otras escuelas más ortodoxas. Por ende, es difícil explicar la historia del tantra. Se podría decir que el tantra es un mosaico de todas esas prácticas y puntos de vista que comparten las fronteras entre varias filosofías del yoga. Se ha convertido en el idioma de intercambio entre distintas escuelas de práctica.

Miles de años atrás, en la época de los primeros Upaniṣads y el Buddha, había mucha gente que practicaba el yoga. Experimentaba con una gran variedad de técnicas y abordajes para comprender el significado de la realidad. Gradualmente, estos métodos evolucionaron, convirtiéndose en escuelas filosóficas que nacieron del intercambio que entablaron sus practicantes con sus actividades, sus filosofías y sus experiencias. Esto ocurría tanto en el mercado del pueblo como en la mesa del comedor. El tantra fluía en ese mundo, en el que las escuelas participaban en una conversación viva, en los pasajes entre los distintos *ashrams*. El tantra es como una lengua franca, la moneda corriente que comunica a varias escuelas entre sí. Aquí la práctica y la experiencia tienen un gran valor, y lo que más importa no es establecer una escuela con una larga trayectoria, una secta o una religión dominante. En cambio, el tantra es la canasta tejida desde la cual surgen múltiples escuelas de filosofía y práctica; también es el mar hacia el cual esta gran variedad de pensamiento y práctica retorna en algún momento. Existe una evolución natural en el proceso de todo pensamiento filosófico: mientras se profundizan las corrientes y las ideas maduran, diferentes escuelas aparecen para acomodar los nuevos conceptos innovadores que se presentan. A veces, como las ideas son tan complejas y ricas, hasta controvertidas, los nuevos sistemas crean escuelas de práctica secretas, ocultas y variadas. Esto ocurre de la misma manera en la que las prácticas del tantra han evolucionado dentro de la tradición del yoga. Así como sucede con la mayoría de estas escuelas secundarias, incluida la del tantra, estas prácticas y corrientes pueden resultar extremas o ridículas para un observador externo. Sin embargo, las ideas tántricas no están diseñadas para ser excéntricas; por el contrario, se han construido para ser plenamente absorbentes, para depositar cada gramo de la atención del practicante en la esencia o el jugo de lo que sea que se presente. Si te encuentras con un devoto del tantra, descubrirás a un practicante totalmente único e inmerso en el mundo; estará completamente enfocado y dedicado a simplemente realizar las prácticas como una forma de tomar contacto con la belleza profunda y la dicha de la liberación, para el beneficio de ellos mismos y los demás. Este proceso de despertar es el néctar, el jugo de la práctica auténtica del tantra.

En la filosofía india, el término *rasa* se utiliza para describir el néctar de la experiencia estética. *Rasa* literalmente significa "jugo" o "esencia" y refiere a los vínculos que se forman entre las personas y objetos, en conjunto con los distintos estados de ánimo y variantes de belleza y dicha que nacen de estas experiencias. Los diferentes rasas sirven para encauzar la mente en un estado de meditación profunda. Una experiencia tangible y literal de rasa emerge de los distintos sacrificios y *pūjās* que se realizan en templos para el deleite de las deidades. En estos rituales, los sacerdotes cantan, ofrecen incienso y untan a las estatuas de las deidades con mezclas diversas de leche, miel, agua, yogur y otros líquidos. Al recorrer la figura de la deidad, estos líquidos se vuelven sagrados. A veces se canaliza este rasa para que fluya por un tubo que sale del templo, y luego se recoge para que los devotos lo puedan tomar como parte de su práctica. Tantra se considera equivalente a este rasa ritualista. En sus formas más elevadas, se enfoca en la experiencia estética directa y el jugo metafórico de las emociones extáticas que crean las prácticas y meditaciones exitosas. Naturalmente, todos los líquidos toman la forma del recipiente que los contiene, pero el líquido no posee intrínsecamente la forma del recipiente. De la misma manera, las filosofías y prácticas del tantra son simplemente envases para entregar el rasa -en su esencia, el amor-, el néctar de la liberación que fluye a través de cualquier práctica auténtica. Este elixir de la iluminación es el foco real del tantra.

Néctar de la luna (6)

Uno de los significados de la palabra *rasa* es "vínculo"; y se refiere al placer estético que surge del intercambio de uno con el otro. Los diferentes rasas, o sabores, del amor corresponden a una sensación fuerte de alegría luminosa, intensa y placentera que parece surgir desde la raíz del paladar. La raíz del paladar se encuentra cerca la glándula pituitaria y se puede experimentar al relajar el paladar suave, como si sonrieras. La quintaesencia de todos los rasas se llama *amṛta*, o néctar. Su principal cualidad es la compasión. El néctar gotea hacia abajo por los pétalos del sahasrāra, la flor de loto de mil pétalos, hasta llegar al embalse que se llama luna y que se encuentra justo por encima de la raíz del paladar. Cuando se realiza mūla bandha o *yoni mudrā* correctamente, el néctar gotea de esta luna e inunda todas las nāḍīs, hasta que el cuerpo y todas las sensaciones del practicante rebalsen de consciencia y alegría.

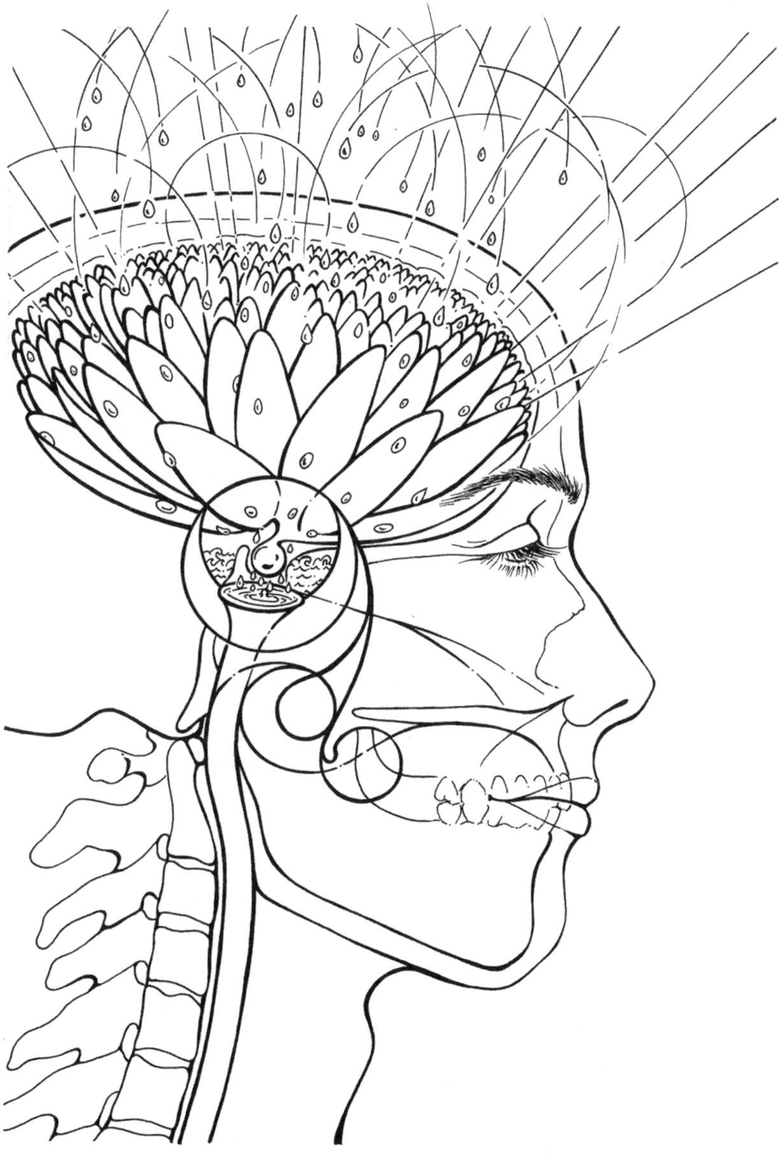

Si adoptamos un punto de vista más amplio, descubrimos que las enseñanzas del haṭha yoga son, de hecho, tántricas. En la *Haṭha Yoga Pradīpikā* se dice que la kuṇḍalinī, el despertar del poder del aliento interno que recorre el canal central del cuerpo, es la base de todo el tantra. Como el foco fundamental del tantra es esta experiencia visceral del momento presente, las prácticas tántricas siempre guardan una cualidad secreta, porque la verdad que habita el canal central es sutil e inasible, algo que solo se puede experimentar personalmente. Si concordamos en que el secreto del tantra reside en prestar atención a lo que surge en el momento presente, entonces la mente dice "¡Oh! Eso suena bastante simple"; o por lo menos hasta que intentamos prestar atención a lo que realmente está pasando. Inmediatamente, descubrimos que la mente que crea conceptos (un proceso que siempre externaliza la experiencia mediante sus teorías) es incapaz de simplemente observar lo que se está presentando. El tantra logra absorber la mente a tal punto que puede observar el despliegue de la realidad mientras ocurre. Este es el proceso profundo del tantra. El tantra se basa en ritualizar experiencias sensuales y mentales (a veces con un rigor detallista agotador) que ocurren todos los días para así estimular y enfocar la mente, libre de toda teoría. En ese estado, el practicante puede presenciar directamente los sentimientos, pensamientos o sensaciones de toda experiencia. Al aprender a tomar contacto con las pequeñas corrientes de rasa que se crean desde la unión habilidosa de los opuestos, se produce la liberación de las cosas y los objetos de los sentidos para que se unan con el trasfondo. Esta práctica es, al fin y al cabo, la misma que propone el yoga y el Sāṁkhya. Pero una metáfora tántrica para la práctica giraría en torno a la extracción placentera del jugo, en lugar de la sencilla observación de la mente.

Por ejemplo, a través del uso de la mudrā, o la unión de los dedos o de las manos para formar patrones precisos (que es un clásico rito del tantra), puedes visualizar y experimentar plenamente a la diosa divina. Puedes imaginar que tus pulgares representan diferentes aspectos del cuerpo de la deidad. A través de mantras y meditaciones que dedicas a las sensaciones que nacen del contacto entre tus pulgares, se produce una conexión espontánea a lo que sea que se presenta en tu consciencia. Al concentrarse en las puntas de los dedos del medio, el anular y el pequeño, la meditación se puede profundizar. Tu foco se puede extender a los centros de tus palmas y luego a las profundidades del sistema nervioso, como si la práctica te permitiera ritualizar varios puntos de contacto y las sensaciones que permean todo el cuerpo. Todas estas son simples técnicas para ayudarte a despertar al secreto primordial que permanece delante de tus ojos en todo momento: el mundo actual y presente es absolutamente sagrado y misterioso. Nuestro cuerpo y el mundo son el cuerpo divino y la mente de la diosa. A través del tantra y otras formas del yoga, descubrimos que el acto de prestar atención cuidadosamente a lo que aparece nos revela sus profundidades insondables; nos deja en un estado de asombro, rebosantes de conocimiento acerca de la esencia de la mente y de la realidad.

En tantra, una metáfora popular es la del juego y la interconexion del dios Śiva y su consorte Śakti. Su unión es la base de toda experiencia posible y, de hecho, de la totalidad de la creación. A diferencia del dualismo formal del Sāṁkhya, una variedad de diferentes escuelas del no dualismo reconoce a Śiva y Śakti, Kṛṣṇa y Rādhā, y hasta puruṣa y prakṛti como dos aspectos de una sola consciencia impoluta. Al ser consciencias puras, libres, sin contenido, Śiva atraviesa y brilla a través de Śakti. Estas consciencias aparecen como capas superpuestas que reaccionan y se inspiran mutuamente. Cada una está auténticamente desinteresada y siempre encuentra su propio ser en la otra. Cada una es un espejo de la otra y se vinculan a través del bhakti más puro. Se pueden sentir tangiblemente en nuestros cuerpos como el juego del prāṇa y el apāna, o el movimiento principal y el movimiento opositor que el prāna y al apāna producen en nuestros cuerpos y en nuestra práctica de āsana. Prāṇāyāma y āsana se perfeccionan cuando dejamos al prāṇa y el apāna exprimirse entre sí y entrelazarse en esta unión afectuosa.

Una de las verdades axiomáticas de todas las prácticas del yoga y del tantra es que deberíamos levantarnos de la misma tierra en la que nos hemos caído; y como sabemos, la mente es el autor principal de nuestro sufrimiento, pero también es la herramienta para nuestra liberación. Al enfrentarse con la avidyā, o ignorancia, que percibe la realidad erróneamente a través de filtros mentales dualistas, las prácticas tántricas ofrecen una forma de apaciguar este sufrimiento. Estas prácticas nos ayudan a reconocer nuestra tendencia a confundir aquello que es permanente con las formas temporales que se manifiestan en nuestras mentes. Por supuesto, debemos utilizar la mente para despertar y salir del campo de la avidyā, y para eso las prácticas tántricas están diseñadas para ampliar todo el espectro de la imaginación y las emociones. Luego, pueden abarcar la mente en cada aspecto particular (o en todos) con un foco afilado y penetrante. De esta manera, nuestras circunstancias actuales se pueden experimentar directamente como el entramado de Śiva y Śakti. Esto alivia nuestro sufrimiento automáticamente porque le permite a la mente seguir un hilo de discernimiento hasta llegar al centro profundo de la realidad.

Las prácticas tántricas están armadas deliberadamente para utilizar la palabra y la forma con este fin: como un medio que enfoca la mente para luego utilizar su propio poder, sus propias percepciones, para finalmente despertar de la ignorancia que nace de la confusión. Las construcciones de la mente se pueden ver con absoluta claridad porque, hasta la función más simple de la vida o el detalle más mínimo, se considera el centro de la experiencia. La experiencia se observa, se enfrenta y se penetra desde la inteligencia. Es imposible negarla o darle la espalda. Mediante las prácticas, podemos experimentar la vacuidad de las formas de la mente y ver que no tienen estructuras permanentes. De esta manera, la forma es sagrada y vemos que sus manifestaciones específicas cuentan con un resplandor puro. Por este motivo, una de las características de las escuelas del tantra es enfocarse en detalles tan específicos, para que todo se pueda extraer momentáneamente y para luego volver al entramado que lo une con la matriz plena del transfondo. Cada cosa particular y única atraviesa y brilla desde todas las otras cosas únicas y particulares. Esta también es la visión ideal del cuerpo divino de la diosa. Los rituales tántricos son métodos excelentes para situarnos en el momento presente, pero debido a su foco intenso en los detalles, las escuelas tántricas también tienen el potencial de perderse en los conceptos y las particularidades de la forma.

Cuando mencionas la palabra *tantra* en la India, mucha gente levanta las cejas para mirarte con desprecio por el solo hecho de que conozcas la palabra. Esto ocurre porque el estudio vasto del tantra no cuenta solamente con el discernimiento más profundo que sostiene las propuestas de los Vedas, los Upaniṣads y el *Yoga Sūtra*, sino que también incluye algunas prácticas que pueden (y suelen) implementarse errónea y abusivamente. Por ejemplo, a lo largo del tiempo, algunas prácticas tántricas han evolucionado hasta incluir la recitación del mantra y la contemplación del yantra para beneficiar la acumulación del poder y la experiencia sensual personal. Estas prácticas se han realizado sin preocuparse por los demás o por el sentido profundo que ofrecen dentro del esquema más amplio de la realidad. En el mundo actual, es importante reconocer las connotaciones implícitas, secretamente eróticas, ilícitas, inmorales y desarraigadas que están presentes cuando usamos la palabra *tantra*. Como consecuencia de su mal uso, hoy la palabra *tantra* puede evocar imágenes de orgías sexuales o de prácticas y rituales que nos parecen exóticas y repulsivas. Muchas prácticas tántricas se hacen desde una perspectiva egocéntrica, fuera de contexto y sin un maestro. El contexto yóguico de las prácticas propone examinar cada rincón de la vida (aun aquellos que consideramos normalmente tabúes o reprimidos) para así abrazar las sombras de nuestras propias construcciones mentales en lugar de negar su presencia.

Es una lástima que el tantra a veces se reduzca a sus aspectos visualmente llamativos. El tantra más enaltecido y profundo contempla todo el campo de nuestra experiencia como algo sagrado, parte de una matriz interrelacionada de experiencia y conocimiento. Las percepciones erróneas del tantra se deben, en parte, al hecho de que dedica su atención a las cosas que tendemos a ignorar (o las cosas que nuestra cultura busca ignorar) y las ve como sagradas. Por ende, las prácticas tántricas muchas veces involucran áreas de experiencia extremas, tanto de la mente como de los sentidos. Descubrimos a varias deidades, diosas y dioses dentro de la mitología hindú que participan en historias emocionantes de extrema violencia o pasión. Por ejemplo, hay una imagen de una diosa que lleva un collar de calaveras que penden de su cuello; fácilmente podríamos interpretarla como algo demoníaco o totalmente exótico. Pero estas calaveras muchas veces representan las letras del alfabeto y sugieren que la diosa ha cortado el lazo entre las palabras y sus significados, liberándonos (y a los objetos) del laberinto del lenguaje que reduce todos los objetos a nombres y pensamientos que fabricamos en la mente. Podríamos decir que el tantra examina aquellas partes de nuestra mente y nuestra existencia que no queremos afrontar: entre ellas, las más urticantes son la transitoriedad (la muerte) y la abnegación. Por ejemplo, están las historias de la matanza de seres vivos en gran escala, algo que de hecho el universo realiza a diario pero que preferimos no contemplar. Pero si damos un paso hacia atrás y observamos el proceso del tiempo, vemos que el universo (desde un cierto punto de vista) es una gran máquina asesina que lleva a cabo una masacre interminable de seres de la que no se escapa nadie. Todas las emociones, las aversiones y los miedos que la mente puede generar cuando consideramos esta idea de la muerte –o cualquier otro aspecto de la vida que nos cuesta enfrentar– se elaboran en la mitología india y en las prácticas del tantra para que podamos experimentar el potencial completo de nuestra imaginación sin revestirlo con teorías.

Al explorar el mundo de la sensación y el sentimiento a través de āsana, nos dedicamos todos los días a prestar atención a los aspectos más desagradables de lo que sea que se presente en nuestra práctica del yoga. Exploramos y abrimos las articulaciones del cuerpo, destapamos campos de sensación y tono, y exponemos nuestras emociones más profundas para experimentarlas sin apego. De esta manera, desvelamos todas las áreas de experiencia y los espacios de potencial que existen en la mente, de la misma manera que se puede formar un abanico con un mazo de cartas. Esto crea el efecto de frenar la mente en el momento que deja caer sus supuestos. Nos liberamos de la imaginación y del totalitarismo que el ego ejerce para dominar la mente. En ese instante, cuando el yoga está funcionando, nos abrimos a una experiencia directa de la realidad. Las prácticas tántricas del yoga en particular nos permiten explorar los polos extremos de la imaginación, desde las visiones más positivas y celestiales a las más negativas e infernales. Aunque algunos prefieren pensar que el tantra es exclusivamente una vía para explorar el mundo de la sexualidad, este es un aspecto muy limitado de la totalidad que ofrece. Ya que la sexualidad se sublima en tantas culturas, y ya que las prácticas sexuales pueden liberar la mente de su constante facultad de pensar, la idea tántrica de experimentar la realidad mediante el momento presente puede traducirse erróneamente en la noción de que el trantra se refiere solo al sexo. Algunos sabios de la antigüedad consideraban que los rituales tántricos eran el mejor método para sublimar o para encauzar el poder e impulso soberanos que los seres encarnados experimentan en relación al goce sexual. De hecho, la consciencia de la sexualidad es integral a cualquier práctica disciplinada del yoga que abarque todo el cuerpo. Así, si profundizamos en el haṭha yoga a través de āsana, prāṇāyāma y meditación, tomamos contacto con nuestra propia energía sexual cuando sentimos el prāṇa en el centro del cuerpo. Si negamos esta energía, puede aparecer de repente y sabotear hasta al yogui más sincero de formas sutiles o groseras. Este mismo prāṇa, o patrón de sensación, se ramifica mediante múltiples niveles de deseo, apego e imaginación, mientras construye nuestra experiencia del mundo, pero si no se resuelve en un plano sexual profundo, ese mismo prāṇa puede influir en la mente de formas mezquinas.

La percepción errónea de que el tantra es exclusivamente un grupo de prácticas relacionadas con la sexualidad también nace del hecho de que el yoga comprende el despertar del poder de la serpiente kuṇḍalinī, que se visualiza como algo enroscado y dormido que bloquea la entrada del canal central. Una vez despierta, se desenrolla y abre la boca del canal central. Luego, se da vuelta y entra a la suṣumnā. Su movimiento en este canal central, el camino del medio del cuerpo sutil, inspira a la mente, al citta, a sumergirse en capas cada vez más hondas de la meditación. Existe un paralelo obvio entre el potencial sexual que reside de forma latente en el cuerpo y la presencia y el despertar de esta serpiente que mora justo por encima del suelo pélvico. Esta cualidad concentrada y latente de la energía sexual, que está presente normalmente en la mayoría de las personas, bloquea el canal central y nos impulsa a proyectar nuestros deseos sexuales externamente hacia los objetos de los sentidos. El citta (la mente y la inteligencia) que sigue al prāṇa también se enrolla y superpone símbolos sobre los procesos, estableciendo la imagen mental de la separación de los objetos de los sentidos. Visto de esta manera, comprendemos que la kuṇḍalinī representa mucho más que el deseo sexual. También ejemplifica nuestro deseo de saber las cosas, el impulso fervoroso de no sufrir y la aspiración de liberarnos en conjunto con todos los seres. El estudio y la práctica equilibrados del yoga enfocan nuestra atención sobre la naturaleza verdadera de los demás y de la mente, así como la interconexión entre tantos aspectos de la vida. Si no estamos enraizados plenamente en el hecho verdadero de la transitoriedad, un foco exclusivo en prácticas tántricas oscuras (que se dedican al despliegue de nuestra energía sexual) nos puede exponer a la dominación de poderes imaginarios y del ego. Estos son estados elevados e intoxicados de la mente en los que separamos el deseo, la sensación y el sentimiento en sujeto y objeto. Para empezar, lo que nos mete en este lío es la división entre sujeto y objeto, la cual gira alrededor del ego y nace de la ignorancia primordial de la avidyā. En la práctica habilidosa del yoga tántrico, surge un despertar de la energía interna y una experiencia de la intensidad plena de los sentimientos y sensaciones que describimos como la *sexualidad.* En ese despertar, cuando la práctica está equilibrada, el ego afloja su tendencia natural a aferrarse a la división de sujeto y objeto, para no generar tanto sufrimiento y frustración.

En una de sus grandes enseñanzas, la *Bhagavad Gītā* nos advierte que *kāma* –que significa lujuria– se considera un gran pecado y un enemigo tremendo porque incita al odio o la ira. Las emociones intensas suelen surgir de un estado de lujuria porque es un estado mental fundado en el ego y que representa un quiebre absoluto entre sujeto y objeto. Debido a esta división, es casi imposible satisfacer el tipo de deseo ilimitado que crea la lujuria. El residuo de esa insatisfacción produce ciclos de confusión y engaño. De hecho, debido a su naturaleza, el ego nunca se puede satisfacer realmente, no importa cuánto placer o gratificación pueda obtener en el proceso. Solamente se puede disfrutar de una satisfacción profunda al percibir la unión de los opuestos, cuando se experimenta la interconexión ininterrumpida entre el primero y el segundo plano. Por definición, el ego siempre está separado de todo lo demás y nunca se puede sentir realizado. Las prácticas del yoga y del tantra cultivan la inversión total de las tendencias del ego y de la mente para dividir los sujetos y los objetos. La práctica correcta no busca eliminar el deseo: elimina la percepción de la dualidad entre sujeto y objeto. De esta manera, la práctica abre una puerta hacia un interminable contentamiento y placer duraderos que se nutren de la realización del deseo, sin proyectar ese deseo hacia todo objeto. La kuṇḍalinī, que une múltiples niveles de deseo profundo, se despierta de su sueño enroscado desde el suelo pélvico y fluye hacia el camino del medio y su amado Śiva, la consciencia pura que reside en la coronilla. La diosa kuṇḍalinī corresponde, por supuesto, al prakṛti del sistema del Sāṁkhya; y Śiva, al puruṣa. El yoga es la satisfacción y el placer absolutos que se reúnen en el momento presente sin la intervención del ego. Esto ocurre cuando el ser (el sujeto por excelencia) deja de definirse y, por ende, de atrapar o rechazar un objeto que percibe como ajeno.

En el yoga tántrico, se propone que el despertar de la kuṇḍalinī estimula una corriente enormemente satisfactoria de dicha, placer y emoción profunda que excede cualquier sentimiento o sensación que nos podemos imaginar o describir. Este despertar habilita el florecimiento de una calidad de consciencia que no se concibe ni se imagina para que nuestras percepciones se vuelvan inmediatas, esenciales, vibrantes y vivas. Sin la activación de esta energía en las profundidades del cuerpo, existe un potencial mayor para que la fantasía y un elemento de deseo insatisfecho o intelectualización nazcan de la raíz de la práctica del yoga. Esto ocurre porque el cuerpo almacena la historia de nuestras actividades mentales dentro de sus patrones habituales –en los músculos y los tejidos conectivos–, así como en los hábitos de percepción y movimiento. La *Haṭha Yoga Pradīpikā* resume esta noción en su último verso:

> Mientras el prāṇa no entra y fluye por el camino del medio y la gotita del bindu no se vuelve firme como consecuencia de amarrar los vientos pránicos; mientras la mente no asume la forma de un devenir espontáneo y sin esfuerzo; hasta alcanzar este punto de maestría, toda mención de la sabiduría es solamente un conjunto de parloteo infundado e hipocresía absurda.

Otro aspecto importante del tantra se basa en su elección deliberada de utilizar lo que podríamos llamar el "factor asqueroso" como un método para enfocar nuestra atención con nitidez. Dicho de otra forma, las enseñanzas tántricas muchas veces incluyen facetas de nuestra vida cotidiana que solemos obviar y que a veces ni se reconocen en una sociedad "como corresponde". Por ejemplo, para mucha gente es casi imposible comprender y aceptar el hecho de que todos nos vamos a morir y que el cuerpo que tanto amamos y con el que estamos tan identificados un día se volverá irreconocible, transformado en un estado de descomposición que se podría considerar desagradable. La disolución inevitable del cuerpo puede provocar mucho miedo y negación. Para enfrentar esta realidad a la hora de contemplar la muerte, sin separar al sujeto y el objeto desde un patrón de miedo, rechazo y negación, algunas escuelas del tantra sugieren que sus alumnos busquen cadáveres. Los pueden desenterrar, si están bajo tierra, o encontrar antes de que sean cremados, con el propósito de sentarse encima del muerto para meditar. Existen mantras y ofrendas especiales que están prescritos para los vertederos de cadáveres. En este contexto, el sacrificio védico del fuego realiza un giro interesante, ya que el cuerpo mismo está considerado como la mejor y la más completa de las posibles ofrendas para el fuego sagrado de la cremación. Algunos tántricos hasta comen la carne del muerto. Estas prácticas no se realizan con el único propósito de asquear al practicante (o a cualquier ser desafortunado que observa semejante acto), sino que están concebidas como un medio para demostrar y contemplar la transitoriedad y las percepciones que construimos mentalmente acerca de la mayoría de nuestras preferencias y nuestras repulsiones. Este es solamente un pequeño ejemplo de cómo algunas prácticas tántricas parecen extremas inicialmente. Representan una herramienta poderosa para enfocar la mente, que cuenta con la capacidad de liberarla de sus preconceptos y de facilitar el proceso de la disolución del ego.

Dentro del yoga tántrico hay una práctica conocida que se llama el *pañcamakāra*, o las cinco M. Las cinco M son: *madyā*, que significa "vino" o "bebidas alcohólicas"; *māṁsā*, que significa "carne"; *matsya*, o "pescado"; mudrā, que significa "granos secos", "granos tostados afrodisíacos" o "un sello que une los opuestos al presionarlos entre sí" (o la pareja sexual, en la tradición budista); y, por último, *maithuna*, que significa "relaciones sexuales". Para los integrantes de la sociedad hindú "correcta", es considerado tabú participar en algunas de estas cinco actividades, y la mera idea de contemplarlas les podría inspirar náuseas. Dentro de lo que se llaman las escuelas de práctica de tantra de mano izquierda, se consume vino y se come carne y pescado de una forma ritualista. Esta experiencia puede ser muy intensa si eres vegetariano, como lo son muchos hindúes. La idea de mudrā, o la presión mutua, se practica al comer granos o al experimentar la presencia de una pareja sexual. Este momento se culmina, al final del rito, a través del coito. Generalmente, la práctica de pañcamakāra no se toma a la ligera; las actividades se realizan con el cuidado profundo de un ritual y con la recitación de muchos mantras. Aunque puede ser una práctica muy formal, también se puede llevar a cabo con un espíritu tranquilo y ameno. Aun en las escuelas de tantra de mano izquierda, no reina un clima de libertinaje. El ritual está diseñado cuidadosamente para prevenir nuestro hábito de reducir a otras personas, así como a nosotros mismos, a nuestras teorías al respecto.

Para gente de la sociedad moderna que come carne y pescado regularmente, que toma vino con cada comida y que ha sido expuesta a la actividad sexual desde la primera adolescencia, la práctica de pañcamakāra no les causaría mucha impresión. Para algunos, deleitarse con las cinco M sería como cualquier noche de salida. Por ende, el efecto que produciría no sería el mismo que para un hindú devoto. Quizás se podría crear una variante nueva de las cinco M para gente moderna. Tendría que incluir cosas que contengan una cualidad atrayente y sensual, pero que también nos resulten tabú. Alguien que participa regularmente en actividades sexuales debería encontrar una vuelta de tuerca nueva para que esta práctica tenga el efecto previsto. La gente que asocia el tantra con el sexo quizás asuma que estas prácticas son simplemente el equivalente de tener sexo en exceso, participar en orgías o tener sexo de formas exóticas. Sin embargo, una verdadera práctica del tantra podría pedir que tengas sexo con alguien que no te atrae, o si te consideras una persona con una alta carga sexual, podría significar abstenerte del sexo totalmente. Dentro del yoga tántrico, los tabúes se invierten y el practicante cruza líneas que no son solamente la obra de la sociedad sino de su propia mente. Cruzar este tipo de barrera produce un efecto muy potente y puede llevarte casi a la locura si no estás totalmente consciente y si no mantienes tu ego bajo control. Al mismo tiempo, estos estilos de prácticas pueden inducir u ofrecerte la oportunidad para experimentar las profundidades más recónditas de la naturaleza de tu mente y de tu propia realidad; pero solamente si te mantienes centrado y atento.

Varias de las escuelas del tantra se consideran de mano derecha. Esto significa que los practicantes son célibes o casados o son personas muy conservadoras (dentro de estos contextos). Un practicante del tantra de mano derecha consideraría que la práctica de las cinco M se puede realizar de manera simbólica, como un medio para despertarse y experimentar el proceso interno del yoga. Practicantes muy experimentados creen que las vivencias profundas e internas son las más atrayentes y, por lo tanto, la práctica simbólica de las cinco M sería suficiente para abrir los sentidos y la mente. Es interesante notar que los monjes célibes sienten compasión por quienes deben practicar las cinco M con el fin de captar algún aspecto de la naturaleza de la experiencia interna. También es cierto que muchos tántricos se compadecen de los monjes célibes.

Un beneficio extraordinario de las prácticas del tantra es que están diseñadas para ayudarte a relajar y soltar todo. Te enseñan la capacidad de dejar las cosas ser como son. El tantra puede revelar que la realidad es simultáneamente mucho más sutil y compleja que lo que la mente jamás podría comprender y que también es tanto más bella y profunda que lo que se podría imaginar. Las prácticas desenmascaran la mente como un solo aspecto de la verdad, y demuestran que la mente no puede ni aceptar ni controlar la vida.

Entonces, el tantra es una buena noticia para el practicante promedio. En su esencia, es un método para presentar la perspectiva de que la vida es maravillosa y eufórica; su naturaleza misma es de dicha pura. Tantra también nos permite revisar con lujo de detalles los aspectos horribles de la existencia. Aborda el hecho de la transitoriedad, de la muerte, la decadencia de todo y, en última instancia, del fin del cosmos. Podemos desmenuzar todo esto –tanto las partes alegres como las horripilantes– sin caer en la trampa de buscar atraparlas o negarlas; sin ninguna sensación de albergar deseos insatisfechos o miedo. Las prácticas del tantra nos muestran que las cosas que se pueden considerar como los aspectos más horribles de la vida, así como las más dichosas e íntimas, aquellas que nunca se pueden decir en voz alta (especialmente frente a los niños), pueden abastecer la fuente de una enorme felicidad. El tantra nos permite percibir y fundirnos con toda la gama más amplia de la vida *tal cual es*. Nos permite estar presentes en cada práctica del yoga, libres de los extremos del idealismo y el perfeccionismo. Quizás el regalo más estimable del tantra es que subraya la sensación de que –así como ocurre en todas las áreas de la vida– entramos en una matriz que nos envuelve como los brazos de una gran madre amorosa. Allí, podemos estar totalmente felices y en paz, sin la exigencia de *ser* alguien o de *saber* algo en particular. El tantra se vuelve un método para explorar las enseñanzas más profundas del yoga y para darnos cuenta de que las cosas son bastantes interesantes aquí y ahora, justo como son en el momento presente.

8

El *Yoga Sūtra*

No se sabe mucho sobre la historia real del sabio Patañjali, el autor del *Yoga Sūtra*. La tradición lo considera una encarnación de la serpiente divina Ādi Śeṣa, el residuo primordial, que tiene una única cola pero una cantidad ilimitada de cabezas. Esta misma serpiente sirve de lecho para el dios Viṣṇu y toda la creación (el mundo); toma formas distintas para cumplir un papel secundario cuando sea necesario. Ādi Śeṣa es el arquetipo de la postura bien alineada del yoga, así como el residuo que se utiliza como material de meditación en el profundo samādhi. El nombre Patañjali significa "caído de la oración" o "caído de manos que rezan". Según una versión, cuando su madre tomó en brazos a su bebé recién nacido, quedó tan sorprendida al ver su mitad serpentina que lo dejó caer; se deslizó entre sus manos, abiertas en oración. Más allá de la diversidad de historias sobre su origen, las explicaciones que el *Yoga Sūtra* ofrece acerca del camino del yoga han sido tan útiles y penetrantes que la gente considera que su autor es verdaderamente divino.

Muchos eruditos consideran que el *Yoga Sūtra* se compuso alrededor del año 250 a. C. Esto fue después del florecimiento de la escuela Mahāyāna del budismo, en la que prima un fuerte énfasis sobre la compasión y la doctrina no dual de la vacuidad. En el texto del *Yoga Sūtra* nos encontramos con muchísimos términos que son inusuales para la tradición del yoga, pero estos conceptos funcionan bien cuando los comparamos con textos del budismo. Esto es interesante de por sí porque demuestra que los pensadores dentro de los sistemas yógicos y budistas estaban en contacto y se influenciaban. El *Yoga Sūtra* se inicia con las palabras "atha yoga anuśānam", que se traducen como "ahora la exposición del yoga". La palabra *atha* significa "ahora" y en este caso se refiere al momento presente, el aquí y ahora. Este comienzo del *Yoga Sūtra* con la palabra *ahora* implica que hemos llegado finalmente al punto en el que estamos listos para indagar acerca de la verdad y experimentarla directamente. También implica que hemos intentado todo lo que se nos ocurre como un medio de aliviar nuestro sufrimiento: el sexo, las drogas y el rock and roll, la religión, la piedad y los seminarios de autoayuda. Pero nada de todo eso ha realmente funcionado, entonces *ahora* finalmente estamos listos para investigar la causa de raíz del sufrimiento y para explorar los métodos y el camino para eliminarlo.

El próximo aforismo que Patañjali ofrece es una definición breve y útil del yoga: "Yoga es el detenimiento de los movimientos de la mente" (yogaḥ citta vṛtti nirodaḥ). El término *nirodha* se puede interpretar de muchas formas. De hecho, en nuestro estudio del *Yoga Sūtra*, es valioso explorar las posibilidades diversas de significado que ofrecen los numerosos comentarios que sabios y eruditos han propuesto sobre diferentes sūtras a lo largo de varios siglos. Nirodha puede significar el aquietamiento de las presentaciones de la mente, o puede significar el acto de soltar la agitación de la mente. También puede significar el detenimiento total de las presentaciones de la mente; esto implica que algunos de los estados del yoga más profundos son experiencias que exceden el pensamiento y la construcción cognitiva. Cuando se produce esta quietud en la mente, se dice que el observador (que es, en su esencia, la consciencia pura, o el puruṣa en la terminología del Sāṁkhya) descansa libremente en su forma verdadera. Dicho de otra forma, ya no existe la identificación del observador con aquello que es observado: es decir, las construcciones de la mente (el prakṛti). Se dice que este es el primer estado o el primer destello de la iluminación o la liberación. En todos los otros estados, cuando la mente hace piruetas en forma de vṛttis, surge la percepción errónea y la identificación del observador con lo que sea que aparezca en la mente. Cuando esto ocurre, la tendencia natural de la mente es decaer en un estado que busca atrapar o rechazar el objeto de identificación, según el valor percibido de la presentación en relación al ego.

Cuando no se suspenden o no se perciben con lucidez a través del yoga, estas piruetas circulares del citta impiden el despliegue de la naturaleza orgánica y radiante de la consciencia pura; esta percepción errónea es la raíz de un gran sufrimiento. Patañjali describe dos categorías para estas vueltas del citta. Algunas crean sufrimiento, y se llaman *kliṣṭa*. Otras, llamadas *akliṣṭa*, son neutras y no crean conflicto o sufrimiento. Este es un punto de suma importancia que se establece desde el principio del *Yoga Sūtra*. Una gran cantidad de citta vṛttis son importantes y necesarios. Sirven de sostén para la meditación y proveen el contenido del pensamiento inteligente. El movimiento de los vṛttis que nos afligen se detiene gracias al trabajo de fondo que realizan aquellos que no nos afligen. De la misma manera, los vṛttis no molestos son absolutamente necesarios y también sueltan sus formas y estructuras a través de los estados y formas de meditación más profunda. Efectivamente, el yoga realmente mejora el proceso del pensar, en lugar de crear un estado catatónico. Es importante recordar que, aunque los procesos más profundos del yoga nos conducen a un estado de absoluta quietud de los pensamientos, el yoga no es una práctica antipensamiento. En cambio, el yoga es el refinamiento del arte del pensamiento. Dentro del cielo abierto de la compasión y la inteligencia, habilita el despliegue de líneas interconectadas de pensamiento. En lugar de rendirnos con una actitud desganada –"Vamos, los pensamientos nos han metido en todo este lío y mejor no pensemos en absoluto"– el yoga nos permite pensar de una forma clara y aguda. Es realmente asombroso contemplar la frecuencia y facilidad con las que este tema ha sido malinterpretado a lo largo de siglos. Este error es el resultado de la incapacidad de algunas personas de disfrutar de las paradojas del pensamiento que revela una práctica sana y equilibrada del yoga.

En el próximo sūtra del primer *pāda* (capítulo), se definen las cinco variantes de los vṛttis o procesos mentales. La primera es *pramāṇa*, la percepción verdadera. Estos son pensamientos que reflejan un pensar correcto y claro que crean propuestas honestas y verdaderas acerca del mundo. Pramāṇa está asociado con la percepción precisa y directa, el pensamiento lógico, inequívoco, y la capacidad de aceptar información atestiguada por personas confiables. En cambio, *viparyaya* (percepción errónea) se entiende como una idea equívoca, la percepción incorrecta o simplemente una idea o teoría falsa. Viparyaya es una propuesta creada desde un malentendido acerca de los fenómenos externos o internos. Es crucial comprender la distinción entre pramāṇa y viparyaya. Ambos tipos de pensamiento son citta vṛttis, pero así como su definición indica, no todos los pensamientos son igualmente sólidos y tampoco todos los pensamientos son igualmente precisos y verdaderos. Es importante poder ver las cosas claramente dentro de la práctica del yoga, y si uno crea un concepto erróneo, es crucial descubrir la confusión y corregir la mala percepción mediante la investigación inteligente.

El siguiente vṛtti que se describe en el *Yoga Sūtra* es el estado de la mente llamado vikalpa. *Kal* significa "imaginar" y *vi* significa "dividir"; por ende, *vikalpa* significa "imaginación dividida". Esto es sencillamente la manera en la que la mente construye su experiencia a través de lo que se puede describir como la imaginación o mediante un conjunto de imágenes y percepciones que surgen del proceso del pensar. Esto ocurre sin ningún intercambio con una sustancia o fenómeno concreto. A veces, vikalpa se utiliza para describir la dinámica completa del mundo y de la mente. Desde este punto de vista, vikalpa es toda construcción dividida y, como tal, es parte de todas las creaciones mentales, hasta de las percepciones correctas. Es esencial comprender la idea de vikalpa si vamos a entender la descripción (según el *Yoga Sūtra*) de cómo la mente se une con la imaginación desde la raíz de todos los otros estados de la mente, todos los otros vṛttis. La imaginación es tan vasta y profunda que la mente se pierde fácilmente en sus laberintos. Esto ocurre aun más si no somos conscientes de la tendencia natural de la mente de fluir hacia vikalpa, o la construcción dividida.

El sueño, o *nidrā*, se considera la cuarta variante de los vṛttis. El sueño profundo y el estado onírico pueden ser totalmente cautivantes, y por ese motivo a veces se confunden con el estado del samādhi (absorción) o con el estado de nirodha (el aquietamiento de la mente agitada). En el samādhi, la mente está alerta y despierta. El sueño, en cambio, suele bloquear estos estados más radiantes. A diferencia del samādhi, un estado de sueño profundo se caracteriza por una inercia muy potente. En lugar de vitalizar la mente y aumentar su capacidad de concentración, esta pesadez viene acompañada por sensaciones físicas muy fuertes que tironean a la mente y alimentan su disolución. Para un principiante en la práctica del yoga, nidrā se puede confundir con un estado de samādhi. Te quedas dormido durante la práctica de la meditación sentada y piensas "¡Epa! Alcancé un estado de paz muy profundo. ¡Debe haber sido samādhi!". Pero este tipo de sopor no define en absoluto la esencia del yoga. El yoga es un estado de vigilia sumamente brillante, calma e inteligente. De hecho, el sentido verdadero de la palabra *buddhi* (inteligencia) es el despertar continuo de las distintas capas de la ignorancia. El yoga siempre es un despertar constante que se reinicia a cada rato, liberándonos de las vueltas ficticias de la mente para habitar el momento presente con lucidez.

El último vṛtti que se describe en el *Yoga Sūtra* es *smṛtayaḥ,* la memoria. Smṛtayaḥ se refiere a nuestros recuerdos profundos, recuerdos que documentan toda la trayectoria de nuestra vida, incluyendo nuestra infancia. Si contemplamos el esquema de la transmigración del cuerpo sutil, smṛtayaḥ se podría considerar como un recuerdo que establece el puente entre una vida y la siguiente encarnación. Dentro de este tipo de memoria arraigada, aparece la oportunidad para comprender los patrones múltiples de nuestro condicionamiento y de experimentar cómo la práctica de la meditación nos libera de las restricciones que imponen los recuerdos parciales e inexplorados. La memoria se relaciona con sentimientos radicados en nuestras profundidades que se manifiestan como el condicionamiento del prāṇa; contiene una gran cantidad de nuestras actitudes inconscientes, nuestras ansiedades y nuestros miedos. Cultivar la consciencia de smṛtayaḥ nos ayuda a establecer conexiones con nuestra experiencia actual, y estas percepciones facilitan nuestra capacidad de ver cómo estamos programados por asociaciones que se entrelazan con el pasado. Smṛtayaḥ permite que nos desencadenemos de la experiencia y del pensamiento antiguos que nos han conducido a la percepción errónea y la mala interpretación de la realidad en el momento presente. Esta clarificación de las capas que pueblan la memoria se realiza mediante la práctica de la meditación y al observar lo que sea que se presente sin meterse en el medio, sin intentar modificar o "arreglar" la situación, sin aferrarse ni rechazar el recuerdo.

Se dice que las cinco variantes de vṛttis pueden ser miserables o dolorosas (kliṣṭa); o pueden ser consideradas como no miserables o indoloras (akliṣṭa). Cuando te comprometes con la práctica del yoga, los vṛttis en sí mismos (sean miserables o no) se convierten en pasos a seguir dentro la práctica. Se vuelven objetos sobre los cuales uno puede meditar sin apego, y de esta manera se vuelven extremadamente útiles. Al observar la presentación cognitiva (el vṛtti) a través de una mente cuya cualidad dominante es meditativa, el vṛtti se vuelve estable y lo puedes examinar con claridad. Esta indagación te brinda la posibilidad de explorar su naturaleza verdadera como algo sagrado. Cuando el vṛtti se une con su trasfondo y sus contextos inmediatos, cuando se extiende de forma ilimitada para tomar contacto con la totalidad, podemos decir que es sagrado. En conjunto con este cambio de perspectiva, soltamos el vṛtti naturalmente y el discernimiento del yoga nace de esa nueva perspectiva. Con el tiempo, podemos ver que todos los estados de la mente, todos los estados del ser, todo lo que se presenta, es sagrado. Esta visión acerca de la esencia de la realidad nos lleva naturalmente hacia el nirodha. Alcanzamos un estado en el que se detiene la agitación mental de forma automática, como si quedáramos estupefactos delante de la profundidad, la belleza y la sencillez del ātman.

Aprendemos del *Yoga Sūtra* que el nirodha se realiza a través del proceso doble de *abhyāsa* y vairāgyam. Abhyāsa describe el esfuerzo que requiere practicar desde la repetición o mediante un patrón que se replica. Se posibilita el acceso al nirodha a través de un patrón que delimita y vuelve a reformular el contenido de la mente. Esta observación íntima del proceso mental nos conduce a su detenimiento.

Abhyāsa incluye todos los esfuerzos de reunir la mente y el cuerpo mediante āsana, meditación, canto de mantras y prāyāṇāma. Estas prácticas revelan los manejos de la mente. La otra cara de la moneda que nos lleva al nirodha es la práctica de vairāgyam o del soltar, del desapego. Una vez que vemos los patrones que ocurren en la mente, podemos simplemente permitir que sean como son, en vez de intentar cambiarlos o "arreglarlos". Esto es vairāgyam. No ignoramos los patrones; no los negamos y tampoco los fortalecemos al entrar en una lucha activa con ellos. Les damos espacio y apoyo, sin interferencia. De esta forma, pueden seguir su curso natural y fundirse con el trasfondo. De esta manera, vemos que el yoga es un proceso dual que establece patrones de la práctica que habilitan la posibilidad naciente del discernimiento. Luego, dentro de esa percepción nueva, tomamos la oportunidad para soltar completamente los patrones que nos han llevado hasta ese punto esclarecedor. Soltamos el discernimiento en sí. En cuanto más liberamos estos patrones, más nos sentimos liberados en todos los distintos niveles de nuestro ser. Esta visión nos otorga una cualidad distendida en nuestra mente y nuestros pensamientos, de la misma manera que experimentamos una relajación en todo el cuerpo: en el ombligo, en el corazón. Nos envuelve y nos inunda.

El próximo concepto importante que se presenta en el *Yoga Sūtra* es el del discernimiento consciente, o lo que se llama viveka khyātiḥ, y es una de las claves del *Yoga Sūtra* (y de la práctica del yoga) que nos posibilita un despertar pleno. El discernimiento consciente también es uno de los temas de fondo del sistema del Sāṁkhya, sobre el cual está basado el lenguaje del *Yoga Sūtra*. Viveka khyātiḥ es la capacidad de discriminar o de discernir entre aquello que es real y aquello que no es real. Aquello que posee las cualidades de permanencia, consciencia y dicha es real; y aquellas cosas que son compuestas, temporarias e inconscientes son irreales. Dentro del buddhi, la función de viveka khyātiḥ percibe y desarma continuamente la presentación falsa del ser que aparece en todo lo que surge como contenido de la mente. Una buena práctica del yoga nos ayuda a cultivar esta capacidad para adquirir una discriminación aguda y también permite que la consciencia se manifieste a través de una sensación de entrega total y de desapego. Desde esta lucidez, cuando desarrollamos la destreza para ver lo que sea que se presente a través del discernimiento consciente, surge espontáneamente el estado de ser llamado samādhi. Se dice que el samādhi se caracteriza por diferentes niveles de un foco profundo de la mente en el que el proceso del pensamiento se refina naturalmente en la concentración total.

Dentro del *Yoga Sūtra*, Patañjali define cuatro niveles diferentes de samādhi. El primero es *vitarka*, que significa el proceso de concentración profunda que se engarza en el contexto del discernimiento cognitivo. Cuando estamos en vitarka, es como si existiera una corriente subterránea de consciencia que pasa por debajo de la superficie de la mente concentrada; esto es algo similar a la imagen del agua que corre por debajo de una capa de hielo. En vitarka, hay un diálogo mental de pensamiento filosófico: un movimiento que oscila entre un pensamiento y un contrapensamiento y luego se transforma en otros pensamientos y nuevos contrapensamientos. Esto forma un tubo metafórico mediante el cual la atención fluye mientras se enfoca en el objeto preciso de contemplación. En este funcionamiento de la mente, un pensamiento solamente puede crear un marco parcial alrededor de un objeto. Nunca se puede expandir por completo alrededor de ese objeto, ya que requiere la intervención de un contrapensamiento para cubrir todos los ángulos que no pudo abarcar inicialmente. Este proceso cognitivo (que habitualmente ocurre en relación a la contemplación de objetos físicos groseros o de sensaciones) es como el andamio que cumple la función de enmarcar el objeto, creando un fondo que permite a la mente quedarse quieta, mientras se abre y se aclara.

Otro nivel más profundo del samādhi se llama *vicāra*, cuyo significado literal es "indagación". Es un movimiento hacia un objeto elegido, más sutil. Vicāra podría referirse a ciertas preguntas filosóficas más profundas e inasibles que tienden a producir un efecto de asombro en la mente, el cual permite que estas indagaciones no se resuelvan completamente. También podría ser la contemplación de objetos sutiles, como los campos sensoriales, en lugar de objetos específicos de los sentidos. Dentro de lo que se considera vicāra, el trasfondo de las cosas o los movimientos finos de las emociones también se pueden contemplar.

Existe un nivel de samādhi aun más profundo, que se llama ānanda. Aquí, la naturaleza innata de la mente, cuya esencia es dichosa, se vuelve el foco de nuestra concentración. Se considera que esta dicha abarca la cualidad independiente de los sentidos abiertos y purificados, sin un objeto de concentración de apoyo. La atención puesta en las experiencias profundas y sutiles del cuerpo interno yóguico, cuyos chakras y nāḍīs están limpios y fluyen libremente, también posee esta cualidad de dicha innata, o ānanda. Pero recuerda que este ānanda no es necesariamente la dicha del ātman impoluto, sino que aún existe la presencia posible de los guṇas de tamas y rajas y el ruido de fondo del egoísmo.

El samādhi de *asmitā* se encuentra en un nivel más profundo que el de ānanda. Asmitā es el principio del "Yo" o del "Yo soy"; este nivel de samādhi toma contacto con los procesos medulares a través de los cuales la mente crea experiencias. Asmitā, además de ser un nivel de samādhi, es el principio de la mente que se puede convertir en la ignorancia (avidyā) al superponer al ser sobre aquello que la mente está tratando de contemplar. Asmitā es el proceso de crear el núcleo alrededor del cual se forman los mapas mentales. En el samādhi acompañado por asmitā, no se generan más mapas; solamente queda la consciencia pura que se refleja hacia el origen de la autocreación, y ese proceso se refleja de nuevo, proyectándose sobre la consciencia abierta de la sensación del "Yo soy".

Estas cuatro variantes del samādhi se denominan *saṃprajñāta* samādhi, es decir: samādhi con una semilla o el samādhi que cuenta con algún contenido de la mente. Estos tipos de samādhi difieren de *asaṁprajñāta* samādhi, o el samādhi sin contenido, el cual ocurre en los espacios que se crean cuando se suelta o se cae el contenido observado. Dentro del *Yoga Sūtra*, un estado mental que contiene las semillas de alguna estructura grosera o sutil y un estado mental sin las semillas de una estructura cognitiva reúnen los dos términos que describen las distintas formas del samādhi. Tomando en cuenta esta distinción, entendemos que la naturaleza verdadera de la mente busca concentrarse naturalmente en el samādhi para luego soltar el foco y disolverse en el no saber. A través de la práctica del yoga, aprendemos a concentrarnos de una manera en la que la mente puede asumir cualquier patrón de sensación, sentimiento o pensamiento que esté presente. Es como si la mente fuera una joya cristalina; delante de cualquier fondo, la joya refleja y refracta lo que sea que esté, sin prejuicio alguno. De la misma manera, la mente cristalina percibe sin desarticular la percepción en sujeto y objeto. Al hacer esto, la mente puede descansar de sus tareas de clasificar, teorizar y comprender. Así, simplemente percibe la forma emergente como sagrada. Cuando se percibe *cualquier* forma mental como sagrada, luego se libera. Esa liberación forma el espacio en el que surge la oportunidad para ver claramente y experimentar la consciencia plena, sin depender de una estructura o una forma. Por supuesto, aun para el practicante habilidoso del yoga o la meditación, casi instantáneamente se presenta otra forma en la mente. Luego la mente se reorganiza, quizás en un nivel más sutil. Pero de nuevo, cuando se produce un samādhi, esa nueva formulación se suelta. Este ciclo de la concentración de la mente se profundiza cada vez más, volviéndose gradualmente más sutil dentro del marco de la práctica del yoga. Son estos espacios, entre las formas que se presentan, que habilitan el discernimiento. Por ende, esta concentración verdadera y profunda de la mente que nos permite realmente prestar atención a lo que está sucediendo (es decir, el samādhi), es la herramienta básica del yoga. La trampa que se tiende es la siguiente: el discernimiento del yoga solamente llega cuando puedes soltar la imagen que ha sido el objeto de concentración de la mente. Por ende, nuestro concepto y comprensión del samādhi en sí mismo se debe soltar para que la práctica pueda continuarse.

Patañjali define el samādhi como aquello que ocurre cuando el objeto de concentración carece de forma propia. Esto significa que el objeto es una composición de su trasfondo más extenso. No está separado; no tiene ni ego ni yo, y por definición, es transitorio. De esta manera, la función más profunda del ego no tiene con qué identificarse en el proceso de contemplación. La liberación del objeto vacío es natural; no es un rechazo del objeto o un intento de sacarse el objeto de encima. Este ciclo de "atrapar y soltar" del samādhi es la madre del discernimiento consciente que percibe la diferencia entre la inmutabilidad y la transitoriedad. Esta comprensión gradualmente inicia una revaluación de todo nuestro cuerpo, mente y nuestra percepción del mundo. En una práctica del yoga, esta visión clara se alcanza a través del discernimiento (viveka khyātiḥ). Al saber esto, podemos reconocer que el samādhi en sí mismo no es la meta del yoga, sino que es la herramienta principal del yoga. Así como lo señala Patañjali, si existe una identificación con el citta vṛtti, con la presentación en la mente, entonces no hay un estado del yoga.

Mediante el yoga, cultivamos la capacidad de observar la presentación de la mente con muchísima atención. Esto sucede a través de la meditación y del proceso de concentrar la mente en los diferentes grados del samādhi. Podemos acceder a la visión de que nadie reside en el estado mental (nuestro *propio* estado mental); nadie ocupa el vṛtti. De esta manera, ya no se sostiene la identificación entre el observador y la presentación de la mente, entre puruṣa y prakṛti, entre la consciencia pura y las percepciones mentales. Entrenar la mente para descansar en este estado aparentemente paradójico de discernimiento es una práctica en sí, una que debemos abordar de forma sistemática. En realidad, es bastante sencilla: cuando se presenta algo en la mente mientras practicas, simplemente observas lo que sea que surja (un sentimiento, un pensamiento, una sensación). Con el tiempo, podrás enfocarte en cualquier presentación de la mente y, mediante la observación aguda, reconocer que ese material cognitivo no eres tú. No hay nadie dentro de lo que se presenta; no hay nadie en el patrón particular del sentimiento, el pensamiento o la sensación que aparece. Todas tus percepciones carecen de forma propia. Este tipo de observación, en la que los patrones germinales de nuestra concentración se liberan, conduce a un estado de samādhi, y se debe practicar a través de la respiración, el cuerpo, las sensaciones y la mente de la forma más continua posible. Para algunas personas muy particulares, este proceso es bastante fácil y se produce espontáneamente la soltura que lleva a un estado liberado de la mente. Sin embargo, la mayoría de nosotros no entra en el samādhi sin hacer un gran esfuerzo.

El samādhi sin contenido, asaṁprajñāta samādhi, también se podría llamar el samādhi de la pausa, de la suspensión o del residuo. A menos que entres fácilmente en ese espacio o pausa, Patañjali dice que a ese estado se accede por cinco pasos previos: *śraddhā*, *vīrya*, *smṛti*, samādhi y *prajñā*. Śraddhā es la práctica de la fe y de la confianza. Esto se traduce en la capacidad de poder descansar apaciblemente en el estado del no saber. Vīrya es vigor, entendido como fuerza e intensidad. El texto se explaya para sugerir que uno debe practicar con mucho vīrya para cultivar la confianza. Esto quiere decir que deberíamos practicar con un gran entusiasmo, un entusiasmo que surge desde el corazón abierto que cultivamos mediante la práctica de āsana y prāṇāyāma. Las cualidades que forman la raíz del samādhi y la liberación que posibilita el yoga son la confianza y la capacidad de permanecer en contacto íntimo con lo que sea que se presente (mientras esto sucede), así como la fortaleza de morar en lo desconocido con vīrya. Smṛti es la memoria y admite la percepción de patrones de largo plazo, además de la capacidad de ver muchos puntos de vista en relación a cualquier tema. Smṛti nos ayuda a aprender la lección de la transitoriedad, y el samādhi es la capacidad de enfocarnos en cualquier cosa para ver que carece de forma propia. Prajñā es el discernimiento y la sabiduría acerca de la naturaleza interconectada de todos los fenómenos que nacen del samādhi. Es la apreciación absoluta del ātman en todas las cosas.

Patañjali también recomienda la práctica de Īśvara *praṇidhāna*, la entrega a Dios o a Īśvara, como otro medio para alcanzar el asaṁprajñāta samādhi. Aquí, la entrega tiene dos connotaciones. Una es la de la entrega pasiva en la que el practicante se esfuerza para simplemente dejar que las cosas sean como son; la confianza provee los cimientos de esta estructura. En este contexto de Īśvara praṇidhāna, dejas de interferir en las cosas mientras suceden. Al dejar de interferir en tu respiración, en tus sentidos y en toda la corriente de tu mente y tus emociones, practicas este tipo de entrega dentro del contexto de tu propio cuerpo. Al saber que todos estos están conectados de alguna forma a Īśvara, o de hecho *son* Īśvara, puedes (con práctica) aceptar tus circunstancias por completo. Otra interpretación contempla la posibilidad de una entrega activa en la que atiendes a Īśvara, ofreciéndole sacrificios y tu servicio a este ser que es considerado el gurú original o el gurú interno que reside en el corazón de todos los seres. Reconocer este vínculo primordial permite que la entrega sea más aceptable para algunos. Dedicar los frutos de tus acciones a Īśvara activamente se puede volver un acto liberador y, al hacer esto, te recuerdas que practicas por el bien de los demás. En el próximo paso, ofreces tus esfuerzos a Īśvara, lo cual se realiza mediante la ofrenda de tu servicio hacia otros seres. Patañjali menciona que la palabra *oṁ* se considera una manifestación acústica de Īśvara y que una posible práctica consiste en entonar *oṁ* mientras reflexionas sobre su significado. Una práctica con estas características te puede liberar de un modo fragmentado y externalizado de pensar. La combinación de contemplar el significado de Dios o Īśvara, y de permitir que el sonido *oṁ* resuene dentro de tu cuerpo, te permite traer tu atención hacia las profundidades que residen en el centro de tu corazón. Atender a Īśvara e internalizar la esencia del significado de ese acto, esta doble entrega, tanto pasiva como activa, es una de las formas de inducir el samādhi.

La siguiente sección del *Yoga Sūtra* aborda nueve dificultades y distracciones comunes que pueden presentarse e interferir en nuestra práctica y en la manifestación del yoga. *Cómo* se manifiestan estos obstáculos suele ser la clave para profundizar y discernir en nuestra práctica personal. Encontrar el camino a la liberación y la resolución de los obstáculos no consiste en evitarlos; en cambio, enfrentarse plenamente a las dificultades y las distracciones nos permite madurar y evolucionar verdaderamente. El primer obstáculo es *vyādhi*, que significa "enfermedad". Este es fácil de entender. Cuesta mucho trabajo concentrar la mente si estás enfermo, si tienes dolor o te sientes desequilibrado. Entonces, debes ocuparte de la enfermedad directamente y hacer lo que sea necesario para curarte: ir al médico, cambiar la dieta o tu estilo de vida, etc. Esto es esencial si vas a enfocar la mente. En segundo lugar, nos debemos concentrar y practicar de la mejor manera posible, aun si estamos enfermos. En general, este intento nos exige una redefinición de aquello que constituye realmente la práctica, y nos apoyamos en el acto sencillo de *mindfulness* que observa sensación y respiración, quizás hasta en el rezo. Un día nos enfermaremos sin recuperarnos. Nos llevará la muerte. La práctica real, la puesta de atención en el ātman, o la naturaleza verdadera de todas las cosas, debe mantenerse como una práctica para atravesar el proceso de la muerte.

El próximo obstáculo para el yoga es *styāna*, cuyo significado es "opacidad" o "estar estancado"; es algo que siempre se debe abordar si el yoga va a funcionar. Dicho de otra manera, precisas de vitalidad. No debes caer en la trampa de estados físicos o mentales dominados por tamas, por prácticas desequilibradas o por malas elecciones en tu estilo de vida. La práctica de āsana, las prácticas respiratorias y un despertar de los sentidos son todas herramientas útiles para superar el obstáculo de styāna.

Un gran obstáculo que mucha gente nunca supera es el de *saṁśaya*, o la duda. La duda no es necesariamente algo malo en sí; simplemente significa que ves los dos lados de un argumento o que puedes ver diferentes maneras de realizar una práctica. Si no puedes decidir entre los dos lados o las dos perspectivas, te quedas en un estado de confusión y duda. Puedes pensar que como no sabes qué hacer, es mejor no hacer nada. En el yoga, esto pasa todo el tiempo. Un alumno puede seguir a dos maestros distintos: uno sugiere hacer la postura de una forma mientras que el otro aconseja realizarla de una manera diferente. Esto nos deja en un estado de saṁśaya y nos podríamos quedar paralizados por esa duda, preguntando cuál de los dos tiene razón, cuál de las técnicas es la más segura y beneficiosa. La forma de superar el saṁśaya es, por supuesto, a través de śraddhā, o la confianza. Cultivar śraddhā depende de nuestra capacidad de entender que, frente a una multiplicidad de perspectivas, son todas esencialmente contingentes y dependen del contexto y las circunstancias. Puede que no veas de qué forma se enganchan o cómo una surge en reacción al exceso de otra, o que una es brillante y la otra un delirio; pero la fe y la confianza te salvarán de sentirte desalentado o paralizado. Por ende, el acto de resolver la duda nos pide meternos más de lleno en la confusión. En lugar de actuar superficialmente según una creencia fija o un dogma, esto significa ser capaz de aceptar la paradoja de una situación (sin cerrarte) para que puedas iniciar tus acciones desde el centro medular de tu ser. Este es uno de los grandes obstáculos en cualquier práctica del yoga, y muchísimos practicantes se rinden cuando se topan con saṁśaya. Generalmente, no podemos aceptar la duda que se presenta en nuestras profundidades, ya que la duda nos parece una traición a la fe ciega y al rol que nuestro ego juega en la práctica, en lugar de una manifestación de nuestra inteligencia innata.

Otro obstáculo es *pramāda*, que significa "delirio" o "descuido" y es la incapacidad de ver las cosas como son. Esto es igual al segundo citta vṛtti (viparyaya) y se supera al profundizar nuestro entendimiento de los temas en cuestión. Aquí debemos explorar un poco más y consultar a otras personas, estudiar filosofías tradicionales del yoga, indagar internamente y escuchar las devoluciones de otros practicantes. También pramāda se puede resolver si prestamos atención a la devolución que recibimos de nuestro propio cuerpo y respiración, para luego responder con inteligencia.

La pereza, o *ālasya*, es otro obstáculo en el camino del yoga y se refiere a la pereza y la letargia, en el sentido genérico de una carencia energética. También puede ser el apego a estados mentales placenteros, un apego a la paz, a la dicha o a cualquier idea preconcebida que ocupa nuestra mente y que nos ofrece un escondite de las realidades de la existencia. Este tipo de apego se puede convertir rápidamente en un obstáculo significativo porque tiende a suprimir la función indagadora de la mente y a sabotear toda posibilidad de poner en práctica el discernimiento consciente. El apego que produce ālasya te puede inducir a dejar de explorar preguntas como "¿En qué consiste la verdad?". Esta carencia de curiosidad te puede conducir a olvidar el hecho de que la naturaleza del mundo es sufrimiento y que es un lugar de fragmentación y muerte (de la misma manera que es un lugar dichoso). Esta incapacidad para comprender la transitoriedad te puede engañar aun más, desde el falso amparo de un rincón oscuro o de una nube de intoxicación. No solo puedes perder experiencias valiosas del yoga, sino que puedes evitar las transformaciones que ofrece la vida cotidiana.

El próximo obstáculo se llama *avirati*, que significa "anhelo" o "añoranza". Si has practicado yoga de forma regular y a lo largo del tiempo, cuando empiezas a meterte en la práctica, surgirá un estado meditativo, una sensación de intensidad calma y clara que nace de ti espontáneamente. Una especie de placer vibrante puede acompañar este sentimiento, y una vez que lo has experimentado, no es inusual que lo añores. A veces, cuando abarcamos la observación profunda de procesos medulares en el cuerpo, se estimula una sensación casi erótica; se enciende la imaginación y nos encontramos distraídos por distintos deseos. Estas sensaciones placenteras que rodean el eje central del cuerpo funcionan como parte del mecanismo de defensa de la mente, como un reflejo diseñado para asegurarse de que no experimentes la intensidad pura y el placer profundo del canal central. Si lo experimentaras, la mente estaría obligada a disolverse en el centro del cuerpo y esto sería muy peligroso para el ego. Entonces, existe una suerte de repulsión natural en relación al efecto intrínseco de la práctica. Avirati despista a practicantes que necesitan aprender a observar todo tipo de sensaciones –placenteras, neutras y desagradables– simplemente como sensaciones. El placer verdadero, el *rati* auténtico, está allí en el eje central del núcleo del cuerpo. Cuanto más te acercas a disolverte en el eje central, más riesgoso se vuelve este proceso para la mente. Esta es la razón por la cual la mente, casi en defensa propia, expulsa o proyecta el placer de su propio centro como un medio para sabotear su propia disolución.

El próximo obstáculo es *bhrānti darśanam*, que significa una "mala apreciación", una "visión falsa" o una "perspectiva errónea". Esencialmente, es lo que llamaríamos filosofía barata o el impulso de llevar cualquier postura filosófica al extremo. La filosofía barata puede ser un sistema ingenuo e inmaduro o, más generalmente, un sistema malentendido. La filosofía honesta, horneada en el fuego dialéctico del tiempo y la experiencia, brinda una visión clara, la compasión, el discernimiento práctico y la dicha. En bhrānti darśanam, tu filosofía se vuelve un sistema rígido en el que se pierden la complejidad y el contexto de sus ideas. Luego, las ideas del sistema ejercitan su dominio sobre tu vida, sobre la totalidad, sobre los demás. Te quitan la posibilidad de apreciar el mundo o a los otros seres tal como son. Por ejemplo, puedes desarrollar un punto de vista que es tan realista que se vuelve excesivamente literal, y por lo tanto, dejas de ver el poder de las ideas y el hecho de que existen muchas maneras de conceptualizar cualquier situación. Dentro de esta mentalidad literal, casi fundamentalista, te encuentras excesivamente aferrado a tu práctica, tu religión y tus creencias. De lo contrario, puedes caer en el punto de vista del otro extremo y convertirte en un relativista moral. En este otro polo puedes pensar que todas las creencias y prácticas son igualmente positivas. Esta forma contemporánea de bhrānti darśanam presenta el yoga como una disciplina sin opiniones o busca sugerir que el juicio es malo o que "todo es uno" desde un marco perezosamente inmoral. Entre las garras de bhrānti darśanam, pierdes tu aptitud para discernir (viveka khyātiḥ) y esa agudeza de la mente.

El próximo obstáculo, *alabdha bhūmikatva*, es la incapacidad de encontrar tierra firme o una sensación arraigada en cualquier estado. Esto resulta de un desequilibrio en las tensiones varias que constituyen una práctica del yoga. Por ejemplo, puede haber mucho abhyāsa, o práctica, pero poco vairāgyam, o desapego. Puede haber una cualidad excesivamente relajada y una ausencia total de práctica, o puede haber temas no resueltos con los demás o una falta de estudio y entrenamiento en la meditación o el prāṇāyāma.

El último obstáculo es *anavasthitatvāni*, cuyo significado es "inestabilidad". Anavasthitatvāni ocurre cuando logras, mediante la práctica, sentirte establecido y arraigado con un foco continuo, pero de repente la mente se distrae. Generalmente, caes en un estado de anavasthitatvāni debido a los saṁskāras que se activan a raíz de la intensidad de una mente concentrada. Āsana, y particularmente prāṇāyāma, buscan y revelan estos puntos gatillo profundamente escondidos, y la activación de estos puntos impulsa la mente en la dirección contraria. Muchas veces la inestabilidad puede nacer de otros aspectos de tu vida, fuera de las prácticas del yoga, que crean un proceso profundo de agitación inconsciente. Este obstáculo se trata en detalle más adelante en el *Yoga Sūtra* cuando Patañjali presenta las distintas ramas del yoga (los *aṅgas*). Aquí, el sabio presenta la idea de que debes aplicar (y hacer) todas las prácticas del yoga en todos los aspectos de tu vida si deseas que el yoga realmente funcione.

Se dice que estos obstáculos, que son formas mentales que distraen, vienen acompañados por efectos cognitivos y fisiológicos que se describen como: angustia, temblor de los miembros del cuerpo y respiración agitada. El texto ofrece una solución muy sencilla: si simplemente practicas una verdad -*eka tattva*- puedes eliminar todos estos obstáculos y sus efectos fisiológicos. Resulta que eka tattva es la práctica misma del yoga y se realiza al fijar la atención sobre cualquiera de los elementos, o los campos sensoriales o focos elegidos para la concentración. Una práctica de eka tattva acepta todo lo que se presente -aun si parece ser un obstáculo- como la única realidad interconectada. Por ende, un practicante honesto escogerá algo que forma parte de las circunstancias de su vida mundana como su objeto de contemplación. Los practicantes experimentados observarán aquello que reside en su corazón y lo abarcarán de forma meditativa y respetuosa. Esto se conoce como la práctica de la unidad o de la verdad única. A través de la práctica de eka tattva, puedes empezar a ver que aquello que aparenta ser un obstáculo también tiene su profundidad. Al observar cuidadosamente el impedimento de cerca, puedes ver su complejidad y su interconexión con todas las cosas.

Un medio tradicional para la práctica de eka tattva es el de considerar que todo obstáculo en tu camino es obra del dios con cabeza de elefante, Gaṇeśa. Cuando cambias tus perspectivas de esta manera y puedes imaginar que un problema tuyo es en realidad un regalo especial que Gaṇeśa te ofrece, entonces habilitas un espacio de apertura hacia la enseñanza que mora en el corazón del problema. Por ejemplo, si te duele la cabeza, puedes interpretar que la molestia que experimentas no es un obstáculo, sino que el dios Gaṇeśa te está dando un empujón para invitarte a observar los sentimientos y sensaciones específicos que constituyen la distracción que llamamos "dolor de cabeza". De esta forma, puedes entrar en un estado de meditación aun en la presencia del obstáculo. Hasta podrías considerar que el obstáculo, sus causas y sus efectos son Gaṇeśa. En conjunto con este cambio de perspectiva, el obstáculo se convierte en el objeto de meditación y se transforma, pasando de ser un obstáculo a convertirse en la puerta de entrada hacia un nivel más profundo de práctica.

Otro método para superar los obstáculos es simplemente practicar la amabilidad y la compasión. La raíz de tantos impedimentos está entrelazada con nuestros vínculos con los demás y nosotros mismos. Nuestras ideas y creencias acerca de quiénes somos nosotros y los otros seres ofrecen una fuente óptima para crear obstáculos. Patañjali dice que tu mente se aclarará si practicas la amabilidad para quienes son felices, si practicas la compasión para quienes sufren, si practicas la dicha cuando te encuentras con alguien virtuoso y si practicas la indiferencia absoluta cuando te encuentras con alguien no virtuoso o alguien que crea miseria en su entorno. Es importante darnos cuenta de que este no es un proceso exclusivamente externo que aplica a la gente que encontramos en el mundo que nos rodea, sino que cuenta también con un elemento interno. Estas prácticas rigen una influencia sobre la felicidad que podemos experimentar en nuestro cuerpo y nuestra mente, y podemos abordar estos diferentes estados en nuestro interior con la misma ecuanimidad. Frente a los estadíos que se presentan en tu propio cuerpo y mente, la capacidad de practicar la amabilidad, la compasión, la dicha y la indiferencia hacia ti mismo representa un paso notable hacia la práctica de la amabilidad y la compasión por los demás. En un sentido, esta práctica es el camino rápido al yoga, porque todas las estructuras y los condicionamientos de la mente –todos los saṁskāras profundos– se entrelazan con nuestro corazón y nuestros vínculos con los demás.

El acto de meditar sobre la luminosidad o de contemplar a seres inspiradores (que ya están iluminados) es otro camino simple que nos encamina hacia la meta de liberar la mente a través del yoga. De alguna forma, esta es la misma recomendación que ofrece Patañjali: practicar la dicha o experimentar una sensación de virtud profunda. Esto ocurre casi automáticamente cuando te encuentras con alguien virtuoso. Imagina, por ejemplo, que estás tomando el té con amigos cuando, de repente, ¡el Dalái Lama entra en el café! Aun si fueras un sinvergüenza, la presencia de alguien tan virtuoso te colmaría y podrías hasta sentirte virtuoso. Cambiaría el estado de tu mente, mejoraría tu postura y naturalmente soltarías las distracciones mentales que te tenían tan preocupado antes de la entrada de este hombre santo. En relación a esta idea básica, Patañjali nota que incluso podemos experimentar cosas en nuestros sueños que nos conmueven profundamente y que nos afectan al punto de depositar una semilla de contemplación en nuestro interior. Esto de por sí puede restaurar el autodominio de la mente y calmarla. De hecho, la sensación de ser conmovido por aquello que es virtuoso, real y honesto también sucede mediante una meditación sobre cualquier cosa que es deseable o agradable. Esta es la enseñanza profunda de Patañjali: cualesquiera sean las circunstancias particulares de tu vida, si descubres algún contenido agradable de la mente que te inspira (porque todo puede ser el origen de tu contemplación) entonces enfócate en esto. Esta enseñanza del *Yoga Sūtra* demuestra un abordaje notablemente amplio que se basa en la intención de enseñarle verdaderamente a la gente para que pueda encontrar un método para liberar la mente. El *Yoga Sūtra* también se podría considerar una descripción no sectaria del proceso genérico de cómo se cultiva una experiencia mística genuina.

El *Yoga Sūtra* se compone de cuatro libros, o pādas. Como hemos visto, el primer libro, o Samādhi Pāda, establece la perspectiva fundacional de lo que constituye el yoga, y también describe las técnicas que estabilizan esa visión. Los tres pādas siguientes detallan y profundizan este abordaje del yoga desde puntos de vista ligeramente diferentes y con distinto énfasis. Los pādas adicionales nos permiten ponernos más cómodos con los temas de base del yoga y también nos invitan a explorar un poco más, mientras construimos nuestro entendimiento del contenido que Patañjali nos presenta. En particular, el segundo pāda, o Sādhana Pāda, nos da las herramientas que nos permiten sentirnos realmente enraizados a través de la práctica del yoga. La mayoría de nosotros hemos experimentado momentos de gran inspiración y cambio de perspectiva en nuestras vidas, pero estos suelen ser pasajeros. Después de un destello de inspiración, volvemos a nuestro estado de consciencia habitual (confundido y miserable). Esto es perfectamente común y una situación que Patañjali reconocía. Después de exponer los conceptos básicos del yoga en el primer pāda, nos empieza a "bajar a la tierra" en el segundo pāda. En el Sādhana Pāda, Patañjali explora la vida como si fuera el eje central de las enseñanzas; ofrece la idea de que el discernimiento que nace de la vida cotidiana puede ayudar a prolongar nuestros destellos pasajeros de claridad. En este segundo libro, aparece una definición totalmente nueva del yoga, la del *kriyā* yoga, o el yoga de la acción. La definición del kriyā yoga es tripartita: tapas, que significa "práctica" o "austeridad"; *svādhyāya*, que significa "autoestudio" o "autoreflexión"; e Īśvara praṇidhāna, la entrega absoluta a Dios o el acto de entregar todo a Dios.

Tapas es calor: la luz y la luminosidad que surgen cuando finalmente ponemos un límite a la actividad de la mente. Tapas sucede naturalmente cuando entramos en un espacio que hemos identificado o establecido como sagrado. Cuando entramos en una mezquita o iglesia, cuando estamos en la presencia de un maestro sumamente inteligente e inspirador o (en un aspecto más mundano) cuando nos paramos en la esterilla del yoga para practicar, hemos definido ciertos límites para la mente, así como la cualidad sagrada del espacio. Sin hacer nada, es probable que sintamos una sensación palpable de calor o intensidad que surge de esta acción fundacional de definir el espacio o la situación como algo excepcional, como algo sagrado. Aunque existe la tendencia natural hacia tapas, también hay otro tipo de fricción que se produce inicialmente al entrar en un espacio o una situación nueva. Esto ocurre porque la mente (que se nutre de la distracción) quiere irse a otro lugar y hacer otra cosa: cualquier cosa que no exija la presencia completa y la quietud en una situación que aún le resulta desconocida. Pero si podemos acorralar la mente cuando entramos al espacio, comenzamos a generar calor, y esto sucede automáticamente cuando sea que concentremos nuestra mente de esta manera. Si permanecemos en contacto con la concentración, entonces el tapas crea un estado natural de autorreflexión que nos permite indagar acerca del origen de nuestro sufrimiento. Si esto ocurre, podemos iniciar el proceso de explorar quiénes somos realmente. Desde este acto de autorreflexión llegamos a Īśvara praṇidhāna. *Praṇidhāna* significa "entrega a" o "el acto de estirarse delante de". Se puede explorar desde dos puntos de vista diferentes, uno pasivo y el otro activo. En el contexto del kriyā yoga, ayuda examinar la forma activa en la que podemos ofrecer nuestro servicio a Īśvara, quien, como se explicó anteriormente, es considerado el gurú primordial que reside en el corazón del yogui. Īśvara es todo: nuestras intenciones, acciones, las funciones de los sentidos; es la corriente de la respiración, las fantasías, las decepciones, las emociones. Todo lo que se presenta luego se ofrece a Īśvara. Mediante esta ofrenda a Īśvara, cultivamos la visión de que Īśvara es el centro del corazón de todos los demás seres, incluyendo a todos los demás seres humanos. Descubrimos que Īśvara es, verdaderamente, su identidad definitiva. Al rendir nuestro servicio a los demás de esta manera (primero al poder ver quiénes son realmente y luego al atenderlos como si fueran Dios), podemos acceder rápidamente a las profundidades más recónditas del yoga.

Uno de los propósitos del kriyā yoga es el de realizar el samādhi. Desde este estado meditativo profundo, en el que participamos plenamente con cualquier objeto de nuestra atención, ya no existe concepto alguno de la dualidad de sujeto/objeto. Por ende, el estado de samādhi se vuelve la herramienta básica para sondear las profundidades de la realidad. Otro propósito del kriyā yoga es el de apaciguar o disminuir los *kleśas*, que son los tormentos o las aflicciones que se consideran como la raíz del sufrimiento. El *Yoga Sūtra* describe cinco kleśas. Cuatro de ellos nacen del primero: avidyā, o la ignorancia. Se dice que la ignorancia es la confusión de aquello que es transitorio, impuro y temporal -aquello que no es realmente el ātman, o el ser- con aquello que es permanente, puro y dichoso. Esta mala identificación básica de lo efímero con lo permanente, de la felicidad con la infelicidad, de lo puro con lo impuro es una confusión que genera todo tipo de miseria. La segunda miseria es *asmitā*, que significa "yo soy" o establece el concepto de un ser que existe en separación de todo lo demás. Cuando te ves como algo separado de la totalidad, la mente va en busca de objetos que satisfacen los sentidos; quiere acumular una gran cantidad de cosas para comprobar su hipótesis falsa de que la mente es algo totalmente único y separado. Desde este estado de confusión, surge *rāga*, o el deseo, acompañado por una sensación de aferrarse a las cosas que sustentan la hipótesis falsa de que el ser es separado. Esto también viene acompañado por *dveṣa*, que es un estado de repulsión que rechaza aquellas cosas que son percibidas como amenazadoras o inútiles para el (falsamente definido) ser separado. Cuando nos aferramos a algo, también estamos rechazando activamente su opuesto con la misma intensidad. A la mente le cuesta mucho comprender esta verdad fundamental. Este proceso de aferrar y rechazar es una causa medular de tanto sufrimiento. Esto ocurre porque las cosas que buscamos son, en realidad, incapaces de darnos la disolución y el placer que la mente realmente anhela. La misión para obtener cosas es, a fin de cuentas, un método inadecuado para encauzar la mente de nuevo a su estado natural de samādhi, que es lo único que realmente nos brinda placer verdadero y una felicidad duradera.

La primera parte del Sādhana Pāda ofrece una imagen real del cielo y del infierno que se puede visualizar como un árbol gigante cuyas raíces de sufrimiento, de odio (o del infierno) crecen y se mantienen firmemente arraigadas en la tierra. Mientras estas raíces se extienden hacia abajo, las ramas y las hojas de su opuesto (el cielo) se elevan hacia arriba. Pero el árbol es una única cosa, un aspecto específico de una matriz mucho más grande de las expresiones interconectadas de la vida. Si contemplamos la imagen del árbol, eventualmente nos daremos cuenta de que todas sus partes están compuestas de los elementos primordiales de prakṛti, o la energía creativa. Entonces, podemos abandonar la imagen del árbol entero, ya que sabemos que –aun en toda su complejidad– no se puede separar de su trasfondo. En ese acto de soltar, se inicia el proceso del yoga. Cuando logramos ver e indagar en la creación intrincada de nuestra mente y en una nueva visión del mundo entero como una red inmensa e interconectada de felicidad y tristeza, calor y frío, de innumerables pares de opuestos, llegamos al kleśa final: la última raíz del sufrimiento. Se dice que hasta los sabios sufren de este kleśa, *abhiniveśa*, que significa "aferrarse a la vida". Curiosamente, abhiniveśa, o el miedo a la muerte, está íntimamente relacionado a las experiencias más profundas de una práctica madura del yoga en la que empezamos a sentir que todo alrededor nuestro se empieza a disolver, como si nos estuviéramos muriendo. No solamente vemos que se dispersan las cosas que nos gustaría disolver, sino que además vemos que todas las cosas –hasta las que quisiéramos conservar– también desaparecen. Reconocemos que las cosas que existen en el plano más vasto y lejano, así como las cosas que tenemos muy cerca, están en el proceso de desvanecerse. Sucede exactamente lo mismo con las cosas que habitan el núcleo más condensado de nuestras propias mentes, así como nuestras emociones y cuerpos. Naturalmente, frente a este reconocimiento de nuestra transitoriedad, reaccionamos en primera instancia con pánico o un miedo desolador. Pero, si podemos simplemente apoyarnos en la comprensión de que todo es transitorio, y si podemos confiar en el proceso del no saber (ambas son cualidades integrales del cambio), entonces podemos vislumbrar el regalo que nos ofrece la transitoriedad. Este acto de comprensión se considera el amanecer de la luz del discernimiento consciente. Una buena práctica del yoga nos ayuda a cultivar esta sensación de que todo a nuestro alrededor está compuesto exclusivamente por vibraciones y, por lo tanto, es transitorio; revela cómo la ignorancia de no ver que todo es efímero crece desde el campo de la avidyā, así como el resto de los kleśas. El trabajo verdadero del yoga es, entonces, el esfuerzo de quitar esta ignorancia de la cual nace la experiencia de sentirse separado de la totalidad.

Se dice que los kleśas se pueden manifestar porque somos conscientes de la confusión y el dolor que generan, así como de la sensación de separación y del ego: el apego, el rechazo o el miedo que podemos sentir. Pero los kleśas también pueden ser intangibles. Se pueden experimentar como emociones o molestias cuya raíz no logramos identificar. En esa forma sutil, los kleśas moran en el centro más profundo de la mente; pero se pueden modificar a través de lo que se llama *pratiprasava*, que significa "revertir la corriente", para así redireccionar el flujo de los kleśas hacia su origen. Si, por ejemplo, nos enojamos o nos ponemos tristes sin un motivo aparente, podemos observar esta señal del malestar que denominamos "enojo". Si, a esta altura, podemos soltar la ola de emoción que nos inunda, quizás podamos darnos cuenta de que la emoción que estamos experimentando podría estar conectada a la muerte reciente de un amigo o hasta a la presencia subconsciente de la muerte producida por la noticia del fallecimiento de una figura pública. Nuestro sentimiento también podría estar relacionado a un malestar general que se debe a cualquier modificación o transformación de algo en nuestro mundo. Podemos seguir la trayectoria de nuestras emociones, miedos y apegos para sincerarnos con nuestra repulsión primordial a la muerte y la transitoriedad, con nuestro apego a quien se murió o con la situación que ha cambiado, y con nuestra identificación con el concepto que hemos confeccionado sobre nosotros mismos en el transcurso de estos eventos. Finalmente, nuestra angustia se remonta al hecho de que en nuestras profundidades existe una partecita que se siente totalmente separada y aislada de todo lo demás. Esta es la causa fundacional de nuestro sufrimiento: la ignorancia que llamamos avidyā. Una vez que hemos seguido el sendero de nuestras construcciones mentales y de nuestros sentimientos intensos hacia su origen en nuestras mentes, podemos ver allí la esencia vacía de nuestro error inicial de percibirnos como separados. A partir de esa instancia podemos permitir que la cadena de la consciencia se disuelva en nuestros corazones y mentes, reubicando la consciencia en las circunstancias que están pasando aquí y ahora. Podemos apreciar y ver la corriente de los kleśas en todo momento: desde la avidyā a la asmitā y al abhiniveśa. Cuando nos enfocamos en el patrón del vṛtti, seguimos el vṛtti y observamos cómo fluye a través de los kleśas para resolver el sufrimiento que experimentamos por el ego hasta llegar a la ignorancia fundamental. Es posible disolver aquellos kleśas más flagrantes que se han manifestado como citta vṛttis, los aspectos del sufrimiento que podemos nombrar con mayor facilidad: como el enojo que sentimos cuando alguien nos desafía el ego o la frustración que se produce cuando no conseguimos lo que nos gusta; el proceso de disminuir su fuerza se realiza a través de la práctica del dhyāna, o la meditación sobre el estado mental que se produce en cada momento. Entonces, de nuevo vemos que toda la práctica del yoga, y el camino a la liberación, trata de ir a la raíz de lo que se está presentando en cada momento.

No es fácil cultivar una percepción honesta de este concepto profundo y subyacente de la separación que nos mantiene bajo el dominio de la mente y la emoción. Es un abordaje que se debe abarcar una y otra vez mientras la mente se desliza naturalmente de nuevo hacia el reino seguro de la función del ego que nos identifica como algo separado de los demás y del resto del mundo. Hasta emprender realmente el yoga, solemos pasar nuestro tiempo y organizar nuestras actividades con el foco puesto en reparar la superficie de las cosas para así crear un estado de felicidad placentera en nuestras vidas. Mientras pasamos por la vida y por innumerables experimentos de nuestras interacciones con el mundo, descubrimos que el acto de alisar el plano superficial de las cosas no sirve. Este abordaje nunca resulta en una felicidad duradera. Mientras persisten la raíz del sufrimiento y su condicionamiento radicado en la memoria, todos los hábitos y técnicas de la negación que hemos desarrollado para ayudarnos a navegar por la vida (o posiblemente durante muchas vidas) no nos liberarán del sufrimiento. Esto se debe al hecho de que la causa de nuestro sufrimiento es la gran ignorancia de la avidyā: la percepción errónea que afirma que somos entidades separadas del fondo. Por supuesto, esta misma confusión nos conduce al impulso automático de arreglar la superficie de nuestras vidas. El punto de partida para seguir el camino que nos libera del sufrimiento (creado por la avidyā) nace de la visión de que no existimos como algo separado, que la verdad o Dios es el enlace interconectado que se extiende entre cada ser "separado". Cuando empezamos a ver que cada molécula, cada pensamiento, sentimiento o sensación es parte de una red entrelazada de la vida, necesariamente desarrollamos el don del discernimiento que nos permite funcionar con claridad y compasión.

Desde esta perspectiva, el *Yoga Sūtra* describe ocho ramas diferentes que ayudan a cultivar la sabiduría consciente. Si consideras la idea de la visión lúcida y pura, podrías pensar que *una* rama sería la práctica verdadera porque la percepción que se adquiere es una experiencia inmediata de la verdad. Sin embargo, aunque el discernimiento es lo que nos otorga la sabiduría, no es una práctica en sí. La única forma de realmente alcanzar el estado del yoga es la de contar con muchas ramas, o de abordar la enseñanza desde una multiplicidad de ángulos para cultivar el discernimiento desde varios aspectos diferentes de la consciencia. Es muy desafiante pedalear por un sendero arriba de un monociclo, sobre todo si llegas a un obstáculo. Más fácil que un monociclo es una bicicleta, y un triciclo es más fácil que una bicicleta porque tienes estabilidad lateral, etc. Ocurre lo mismo con el estudio de un tema complejo como el yoga. Es mucho más difícil abarcarlo a través de un solo punto de vista o una sola rama, en vez de los beneficios de emprender un abordaje multifacético. El *Yoga Sūtra* describe un vehículo de ocho extremidades, parecido a una araña, que nos conduce al discernimiento. Entonces, cuando llegamos a un obstáculo en el yoga, podemos abordarlo desde una multiplicidad de puntos de vista: ángulos fisiológicos, puntos de vista psicológicos y sus perspectivas filosóficas. Las diferentes ramas del yoga nos permiten considerar el problema de la existencia y cultivar una visión clara de la verdad de una forma variada, comprensiva y enraizada. Este vehículo de ocho partes que constituyen una práctica equilibrada del yoga se llama aṣṭāṅga yoga. *Aṣta* significa "ocho" y *aṅga* significa "ramas" o "miembros". Las ocho ramas son: yama, la conducta ética; *niyama*, las observancias personales; āsana, las posturas; prāṇāyāma, la extensión de la respiración interna; pratyāhāra, la abstracción de los sentidos; dhāraṇā, la concentración; dhyāna, la meditación; y samādhi, la meditación profunda en la que desaparece toda división entre sujeto y objeto. Al principio, estas ocho ramas pueden parecer secuenciales, como si debieras empezar con los yamas y seguir de forma sistemática antes de tomar contacto (aunque ligeramente) con los sentimientos liberados y compasivos que asociamos con el samādhi. Si miramos un poco más de cerca, descubrimos que las ramas de la práctica están entrelazadas y que cada una reside en todas las otras (y sus prácticas), de la misma manera que la experiencia del samādhi se profundiza continuamente si sostenemos nuestra práctica en el tiempo.

Aunque toda práctica sólida del yoga debe nacer de una base ética bien establecida (es decir, de los yamas y niyamas), mucha gente inicia su práctica del yoga desde la práctica de āsana. Āsana es más comprensible y menos intimidante que las otras ramas porque requiere el movimiento físico del cuerpo: nos flexionamos para crear todo tipo de formas interesantes y tomamos contacto con los sentimientos y las sensaciones que se presentan mediante el trabajo corporal. Para muchos principiantes, es muy sensato entrar a la práctica por la puerta de las posturas. Después de practicar āsana durante un tiempo, es probable que nos interese la meditación o que la idea de los vínculos éticos y morales capte nuestra atención. Con el tiempo, veremos la conexión entre las ramas diversas de la práctica. Los estudiantes descubren que les hace falta apoyarse más en diferentes ramas en diferentes momentos, mientras su práctica evoluciona y su estudio madura. Cuanto más avanzamos en este proceso, empezamos a comprender que ninguna de las ramas representa la "meta" real del yoga: la cantidad de tiempo que logramos retener la respiración en prāṇāyāma, si logramos o no meter el pie detrás de la cabeza en āsana o cuán velozmente podemos enfocar la mente. La "meta" (si así se la puede llamar) es alcanzar un estado de discernimiento, es recibir una experiencia directa de la esencia de la consciencia y el ser puros, así como experimentar la naturaleza y forma de la mente misma.

Además de las ramas de estudio que ofrece la práctica del yoga, el *Yoga Sūtra* también describe cinco yamas, o la base de la conducta ética que resulta esencial para una práctica del yoga. Otros textos tradicionales mencionan diez yamas, otros nombran hasta quince, pero podemos captar el sentido general con estos cinco; actuar éticamente hacia los demás y hacia nosotros mismos forma la base de la práctica. El primer yama es la no violencia, o ahiṁsā. Esto significa sencillamente no hacer daño ni causar sufrimiento en las vidas ajenas o la propia. Descubrimos que ahiṁsā no requiere un gran esfuerzo y voluntad, sino que fluye naturalmente desde una práctica constante del yoga. Mientras progresamos en la práctica de āsana y prāṇāyāma, aumenta nuestra capacidad de prestar atención y empezamos a ver cómo nuestras actitudes de rāga y dveṣa (nuestros sentimientos de atracción y repulsión), se activan espontáneamente aun desde los campos sensoriales o nuestra propia respiración. Al practicar la no violencia hacia nosotros mismos, empezamos automáticamente a respetar hasta nuestras percepciones sensoriales más inmediatas como algo sagrado. En la presencia de toda entidad que nos resulta sagrada, es muy natural sentirse abierto, amable, compasivo y conectado. Por ende, la no violencia es el primer yama en la etapa inicial de la práctica de las ocho ramas. Su importancia es primordial.

El yama que Patañjali describe a continuación es *satya*, o la veracidad. Esto significa simplemente decir la verdad y ser honestos para luego actuar en congruencia con estos preceptos. Satya, en cambio, no significa necesariamente la verdad objetiva, sino que sugiere actuar en armonía con la verdad del *Yoga Sūtra*. Esta es la verdad de la consciencia pura que se libera en el momento presente. La gente que se jacta de ser totalmente honesta (y que puede considerarse moralmente superior a los demás) a veces puede implementar la verdad de una manera que quiebra el voto de ahiṁsā, o la no violencia. Estas personas pueden manipular los hechos para transgredir los principios más profundos de la veracidad y la no violencia. Por ejemplo, podría ser cierto que alguien tiene una nariz muy fea, pero señalarle eso a esa persona y a todos los demás no puede tener otro objetivo que humillarla y hacerle sentir vergüenza. Satya, por ende, no es el primer yama que se presenta. Se construye sobre la base de la ahiṁsā, el principio de la no violencia y la bondad.

El tercer yama, *asteya*, significa "no robar". Por supuesto, esto aplica en el nivel más obvio e implica no ser un ladrón: no robar bancos o supermercados, bicicletas y autos. Pero asteya también implica muchos niveles más sutiles de abstenerse del robo, como no plagiar o no apropiarse de ideas sin citar su fuente verdadera. Significa no acumular cosas que no son realmente tuyas, no ser falso, no adueñarte de lo que es, en su esencia, ajeno. Hasta aplica a las cosas que están bajo nuestro dominio como, por ejemplo, la propiedad material –una casa propia– que en última instancia resulta ser igual de transitoria que todo lo demás. A fin de cuentas, asteya significa no designar nada como propiedad exclusiva y, por ende, separada de todo lo demás. Hasta se podría considerar una forma de robo si no podemos ver que nuestro propio cuerpo y nuestras percepciones sensoriales no nos pertenecen, que no existen en separación de su trasfondo: la red interconectada de la existencia vital de la que también formamos parte. Al practicar asteya, vemos cómo las cosas integran esa totalidad entrelazada y, a raíz de esa visión, podemos permitir que todo sea tal como es para seguir su corriente natural y verdadera.

Al próximo yama, *brahmacarya*, muchas veces se lo traduce como "celibato". También nos ayuda entender el significado literal de brahmacarya: "actuar desde Brahman" o "actuar desde Dios" o "consciencia pura". En lo concreto, brahmacarya implica una conducta sexual sumamente ética. Por ende, si llevas una vida monástica, o si estás comprometido con un vínculo que incluye relaciones sexuales, brahmacarya requiere que el vínculo siga los votos de ahiṁsā, satya y asteya. El primero de los yamas nos pide que no hagamos daño a los demás mediante nuestras interacciones y que tampoco perdamos de vista el hecho de que el ātman reside en el corazón del otro. Brahmacarya puede sugerir, en un sentido esotérico, el que entra en lo que se llama la brahma nāḍī, o el canal dentro del eje central del cuerpo. Se dice que la brahma nāḍī es un hilo delgado que se visualiza dentro de la suṣumnā nāḍī (el canal central). Una vez que el prāṇa entra a la brahma nāḍī, uno puede experimentar la realidad en su plenitud. Por ende, ser un brahmacarya auténtico no significa actuar como una persona que se niega a sí misma los placeres de la vida desde el ego, sino que es alguien que ha entrado en el epicentro de la realidad.

El último de los yamas que se presentan en el *Yoga Sūtra* es *aparigraha*, que significa "no aferrarse a las cosas". Aparigraha es la tendencia de la mente, bajo el mando del ego, de arrebatar todo lo que alcanza y luego proclamar que es suyo. La mente se desplaza como si dijera "Con esto me identifico, con aquello no.". Naturalmente, la mente hace esto en todos los posibles esquemas de la realidad: las áreas políticas, interpersonales, psicológicas. Aun en nuestros pensamientos privados podemos empezar a coleccionar y acumular cosas. Esta búsqueda fervorosa se vuelve un gran peso y un obstáculo que interfiere en nuestros vínculos con los demás. Esto es un impedimento para una práctica profunda del yoga, ya que el vínculo con los demás constituye el corazón de la práctica, y la quintaesencia del vínculo es la confianza, la justicia y el amor. Si practicamos los yamas, entonces el amor puede fluir libremente y operar desde el centro de nuestras vidas. La práctica de los yamas, así como se describe en el *Yoga Sūtra*, se considera el *mahāvrata*, o el gran voto. Para cualquier persona que emprende la disciplina del yoga, significa que los yamas se practican en todas las circunstancias y en todo momento. Desde esta comprensión profunda acerca de qué se trata el yoga realmente, uno descubre que es posible practicar en cada momento del día, todos los días.

Luego de los yamas, el *Yoga Sūtra* ofrece una descripción de los niyamas, que son disciplinas yóguicas específicas. El significado del primer niyama, *śauca*, o la pulcritud, tiene varios niveles. La definición más inmediata es la de la higiene personal que es, por supuesto, vital para una buena práctica del yoga, ya que está relacionada con la prevención de las enfermedades y el malestar innecesario. Pero "estar limpio" implica mantener los sentidos frescos y vibrantes para poder propiciar la observación clara de las cosas tal como son. Es similar a mantener limpio el parabrisas de tu auto, algo que realmente ayuda cuando estás manejando. Entonces, śauca no es solamente el acto de preservar la limpieza del cuerpo sino el de cuidar el ambiente en el que vivimos. Esto nos permite respetar un orden simple y claro que nos facilita la posibilidad de sentarnos y practicar el yoga. Śauca nos ayuda a practicar el próximo de los niyamas, *saṅtoṣa*, o el contentamiento. El contentamiento es la capacidad de estar felices aquí y ahora sin un motivo particular. Puedes cultivar esta sensación al simplemente decidir "Ahora me voy a sentir satisfecho.". Esto puede sonar demasiado simplista, pero lo que realmente significa es que en este mismo momento vas a suspender tus preocupaciones, tus deseos y necesidades; vas a dejar caer tus teorías y conclusiones acerca de lo que está pasando para simplemente experimentar el resplandor del ser puro. Podemos cultivar la capacidad de estar satisfecho con las circunstancias de la vida, la habilidad de ver la esencia sagrada del mundo mientras se manifiesta y también de tener paciencia mientras el mundo se revela; esta es una de las claves que nos da acceso a la práctica del yoga en toda su amplitud. Esto no significa que tienes que estar de acuerdo con todo lo que sucede, y tampoco significa que debes pensar que todo es perfecto y maravilloso, abdicando de tus responsabilidades en la vida. En cambio, significa que permaneces atento y en la presencia de la verdad sin filtro de lo que sea que se presente: bueno, malo, feo, maloliente o sublime. Significa que cultivas un espacio claro y compasivo en el que la vida se despliega y tus acciones reflejan esta claridad y compasión. Desde un estado de contentamiento o satisfacción, podemos practicar tapas o prácticas que generan el calor del yoga. A raíz de esta claridad que surge del tapas, podemos ir más adentro y practicar svādhyāya, la autorreflexión o la meditación sobre el ser. Mediante el fluir de esta práctica, podemos entregarnos a Īśvara; nos permite confiar en Dios y así entregarle todo. Es a través de este proceso que se alcanza el samādhi, y a través del samādhi, retornamos a la raíz primordial de la mente. Eventualmente, nos arraigamos plenamente en el momento presente, anclados en el discernimiento consciente.

La siguiente de las ocho ramas, y seguramente el componente más conocido de este vehículo de ocho ruedas del yoga es el āsana, o la práctica de posturas. Aunque la mayoría de los occidentales considera que las posturas forman la parte principal de su práctica del yoga, hay solo dos versos en el *Yoga Sūtra* dedicados al āsana. Si salimos de nuestros propios preconceptos, debemos reevaluar lo que realmente implica la práctica de āsana. Según el *Tejo Bindu Upaniṣad*, un buen āsana del yoga es aquello que habilita la meditación espontánea con facilidad. En lugar del abordaje que a veces implementamos, āsana no es una excusa para torturar el cuerpo. La palabra āsana viene de la raíz *as*, que se refiere al acto de "sentarse"; entonces, en algunos contextos, *āsana* simplemente significa tener un buen asiento, una silla estable, un cojín cómodo. A través de la práctica de āsana, el cuerpo se transforma en un asiento y simplemente se apoya en ese lugar agradable. El yoga se convierte en la plataforma desde la cual la consciencia pura se manifiesta. Una buena postura del yoga se considera tanto *sthira* como sukha; *sthira* significa "enraizado" o "estable", y *sukha* significa "feliz" o "fácil". Dentro de una práctica de āsana, una vez que estamos enraizados y felices en una postura, hemos llegado al punto en el que todo el esfuerzo se cae y la mente naturalmente se funde en la contemplación de ananta, o la reflexión sobre el infinito. Por supuesto, dentro de la matriz del yoga, cada apoyo posible de la mente y *toda* presentación inmediata de la mente se experimentan como lo infinito: ilimitado e interconectado. A través de la práctica de āsana, la mayoría de nosotros puede experimentar esta cualidad infinita desde la experiencia más banal o cotidiana. Cuando las posturas están bien establecidas, el practicante está listo para abarcar la próxima etapa de la práctica, prāṇāyāma.

Cuando iniciamos nuestro estudio de prāṇāyāma (las prácticas de respiración asociadas con el yoga), debemos recordar el axioma de la tradición del yoga que dice que la mente, el citta, siempre se mueve en relación a la respiración interna o prāṇa. Por ende, prāṇāyāma es la práctica de soltar o quitar las restricciones que puede sufrir el prāṇa y, de alguna manera, es una forma de liberar el aliento interno. Muchas veces, prāṇāyāma se traduce erróneamente como "la práctica de controlar el prāṇa". Sin embargo, la palabra *ayāma* significa literalmente "quitar los controles o las restricciones" y, por lo tanto, prāṇāyāma se define más correctamente como el acto de "eliminar las restricciones que inhiben la corriente profunda y natural de la respiración". Inicialmente, las prácticas de prāṇāyāma nos entrenan para cultivar y enfocarnos en un fluir consciente del prāṇa a través de lo que aparentan ser técnicas para controlar la respiración en un plano más superficial. Pero la práctica nunca trata de inhibir la respiración. De lo contrario, en la práctica de prāṇāyāma viajamos al centro del cuerpo, así como al centro de la mente; allí, desde la respiración, iniciamos el proceso de desarmar los condicionamientos de la mente, al desarticular algunas de las asociaciones que se han fijado en la mente (y por ende en las emociones y el cuerpo físico). Desde la observación, permitimos que los pensamientos y las sensaciones que experimentamos en nuestras entrañas se puedan desenredar. Se dice que la práctica de prāṇāyāma quita el oscurecimiento de la luz y que propicia la meditación, la próxima forma de la práctica.

Se considera que las primeras cuatro ramas -yamas, niyamas, āsana y prāṇāyāma- son las externas. Estas son cosas que realmente podemos *experimentar* en carne y hueso. Cuando te comprometes con estas cuatro ramas, puedes luchar con ellas y, si cultivas una maestría clara y firme en su práctica, las ramas internas y contemplativas se vuelven mucho más fáciles de abarcar. Las ramas contemplativas son: pratyāhāra, que significa el retiro de los sentidos; dhāraṇā, o la concentración de la mente; dhyāna, la meditación; y samādhi.

Mientras practicas, observarás que las ramas internas son difíciles (casi imposibles) de abordar si no has establecido las ramas externas con disciplina. Por ejemplo, si te sientas a meditar y tu vida ética está en caos, si tu vida sentimental está repleta de confusión, si tu cuerpo está mal alineado o si tu respiración está irregular, entonces va a ser casi imposible que te sientes en un estado meditativo para observar la agitación de la mente con lucidez. El compromiso con las cuatro ramas externas del yoga reduce la probabilidad de que te pierdas en todo tipo de tempestades, ya que te habrás vuelto más equilibrado y, en consecuencia, las ramas internas de la práctica se volverán mucho más accesibles. Es importante notar que los aspectos meditativos de una práctica del yoga se pueden convertir en distracciones si se realizan desde el ego. Dentro del *Yoga Sūtra*, Patañjali describe que la metodología para realizar una práctica de meditación enraizada y sincera depende de la estructura preestablecida de las primeras cuatro ramas del yoga; pero también afirma que depende de la capacidad del practicante de distinguir entre lo que se experimenta como el objeto de la consciencia y la consciencia en sí.

Mientras examinamos los diferentes aṅgas o componentes del yoga, solemos progresar de uno al otro de una forma secuencial para poder entender cada uno claramente. En la práctica, sin embargo, de la misma manera que nos pasa con los kleśas, es fundamental que volvamos constantemente a cada una de las ramas para así mantener los pies en la tierra y la mente lúcida. En la práctica de prāṇāyāma, por ejemplo, tenemos que volver a los yamas y niyamas, también a āsana. De esta manera, la práctica siempre se inicia de nuevo y siempre se alimenta a sí misma. En la secuencia de los aṅgas presentados en el *Yoga Sūtra*, pratyāhāra sigue a prāṇāyāma. *Pratyāhāra* significa literalmente “no comer, no consumir”. Cuando experimentamos algo a través de los sentidos, surge una tendencia natural a aferrarse al objeto de percepción. En esa búsqueda ferviente, la mente suele superponer un nombre o un concepto sobre las sensaciones crudas asociadas con la experiencia; el proceso es parecido a deglutir una comida y luego intentar digerirla. Este es un proceso natural de la mente que anhela algún tipo de referencia para entender la experiencia que nos toca vivir. Si no está ocupada en el consumo activo de los objetos de los sentidos, la mente se esfuerza para rechazar los objetos sensoriales con el mismo tipo de energía intensa y fracturada. Pratyāhāra, entonces, apacigua el impulso de devorar lo que sea que cruce el campo de nuestros sentidos. Permite que estos objetos simplemente sean como son. En una práctica saludable del yoga, este acto de soltar permite que los sentidos sigan a la mente con libertad, lo cual facilita el pasaje fluido de la mente a un estado meditativo. Así como las abejas comunes siguen a su reina, así los indriyas (los sentidos) seguirán a la mente para profundizar en la práctica del yoga. En ese estado, los sentidos se liberan del consumo perpetuo de los objetos que se generan conceptualmente. En pratyāhāra, se sueltan los objetos sensoriales. No son rechazados o tomados con fervor; sino que el practicante los aprecia como vibración pura en lugar de fijarlos como objetos. Se dice que la perfección de pratyāhāra es la capacidad de ver o experimentar directamente el ātman o la existencia pura desde el lente de un sentido en particular o de la totalidad de sentidos.

Después de pratyāhāra, la sexta rama, o dhāraṇā, se define como el acto de sujetar la mente a un solo campo de experiencia. Mantener la mente dentro de las actividades de un solo aspecto de la consciencia podría insinuar que este tipo de concentración tiene una cualidad exclusiva, que existe una suerte de esfuerzo que nos "obliga" a enfocar la mente como si usáramos anteojeras. Pero la concentración, en realidad, ocurre espontáneamente, si dejamos que la mente se funda con el campo pleno de la consciencia (en lugar de limitar su atracción hacia algún aspecto que surge naturalmente en el área de la percepción). Dhāraṇā se puede realizar mediante una práctica, pero también sucede en circunstancias normales. Todo el mundo lo hace, sea practicante del yoga o no. Cuando encuentras un tema que te interesa muchísimo y pones tu foco allí, estás buscando "sujetar tu mente a un único campo de experiencia". Bloqueas todas las otras áreas potenciales de experiencia posible para poder concentrarte y satisfacer tu mente. Por ejemplo, cuando escuchas algo interesante o te topas con algo particular en la naturaleza o ves algo por televisión que te cautiva. Si es especialmente notable, agudizas tu foco hacia el objeto que estás en el proceso de percibir. Al aquietar las distracciones de la mente y según cómo implementas la respiración o si realizas algún movimiento (tanto sutil como grosero), permites que la mente se concentre naturalmente. Por supuesto, eventualmente experimentarás algún conflicto, ya que existen otros aspectos de la mente que están excluidos de este núcleo de interés. Verás que siempre existen presiones, desde adentro y desde afuera, que compiten por la atención de tu mente. Sin embargo, para poder concentrarse, tu mente se encapsula temporalmente para protegerse de todo el resto de la información que está recibiendo.

Mientras se profundiza el yoga, descubrimos que la práctica de dhāraṇā (concentración) progresa hacia la próxima de las ocho ramas, dhyāna o la meditación. Dentro de este estado de ser, se produce una corriente mental que se encauza hacia un solo campo de consciencia, y esto produce una sensación espontánea de relajación y de soltura. En dhyāna, ya no existe la fricción del conflicto entre aspectos fragmentados de la mente, pero al mismo tiempo existe un reconocimiento del hecho de que todo lo que se presenta en el campo de la consciencia tiene una cualidad auténticamente sagrada.

En este contexto, *sagrado* simplemente significa un aire desconocido, misterioso o cautivante que agiliza el fluir de la mente. En este estado mental, se puede intuir que el segundo plano (o aquellas cosas que quedan afuera del campo de consciencia elegida) está interconectado con lo que ocupa el primer plano (aquellas cosas que sí quedan dentro del campo de consciencia). El primer plano y el segundo plano se pueden apreciar como cosas totalmente diferentes cuando estamos en un estado de dhyāna, pero tampoco se perciben como separadas. Psicológicamente, aparece la sensación de que la mente no tiene por qué moverse para poder concentrarse. Luego, al profundizarse la meditación, surge un momento en el que la mente se funde en la experiencia del momento presente. Ya no existe concepto alguno de la dualidad de sujeto u objeto. No existe ni la sensación de un observador que contempla lo observado. De lo contrario, el campo o el objeto elegido para la contemplación parecen estar vacíos, carentes de toda existencia separada que la mente ha fabricado. Una vez que se ha alcanzado este estado, es posible ver que el campo elegido de contemplación está vacío de *svārupa*, vacío de su propia forma. Esto se considera samādhi.

Las últimas tres ramas del camino de los ocho aṅgas son dhāraṇā, dhyāna y samādhi. Juntas, se llaman *saṁyama*, que significa "reunir". Articuladas en conjunto como saṁyama, esta entidad colectiva se concibe como la herramienta primaria del yoga. A través del saṁyama, podemos volver al punto de partida de la práctica para explorar el cuerpo como un patrón interconectado de la existencia que excede infinitamente las fronteras del cuerpo en sí. Somos capaces de llevar las formas de los āsanas hasta grados extraordinariamente sutiles, para así tomar contacto con aspectos profundos de la sensación y el sentimiento que surgen como un vehículo que nos trasporta a espacios recónditos y refinados de la mente. Mediante el saṁyama, se puede desarrollar una práctica madura de prāṇāyāma. Y a raíz del saṁyama, empezamos a comprender los vínculos y, de la misma manera, a los otros seres. Cada una de las ocho ramas del yoga se vuelve más funcional y útil una vez que nos adentramos en las últimas tres, las cuales nos ayudan (con más inmediatez que las anteriores) a prestar atención a lo que está realmente sucediendo aquí y ahora.

A fin de cuentas, esta progresión de práctica y conocimiento nos conduce a una visión lúcida de la esencia interconectada de la mente y el universo. Podemos experimentar cada cosa como parte de la matriz en la que todo elemento elegido de sensación o percepción contiene a todos los demás puntos de sensación o percepción, revelando la cualidad natural y autoiluminada del ser mientras se manifiesta. Podemos ver entonces que la práctica del yoga es simplemente el despliegue de la mente. Es un proceso que utiliza una serie de prácticas que nos permiten prestar mucha atención. Con la madurez que adquiere la práctica, nuestro corazón se vuelve vasto y más sensible, y a la vez, nuestra inteligencia se agudiza. Simultáneamente, desarrollamos una inteligencia que sabe discriminar y nos permite profundizar una y otra vez, hasta que las pulsaciones fundamentales de los tres guṇas (rajas, sattva, tamas) ya pierden el objeto que utilizan para proyectarse. En ese momento, se dice que los tres guṇas de prakṛti han cumplido con su propósito real: revelar a prakṛti a través del discernimiento. En esta etapa de la práctica, cuando un objeto se presenta, somos capaces de percibir su vacuidad. Vemos que no cuenta con un ser inherente. Sin el soporte de un ser falso, los tres guṇas se retiran de nuestra percepción activa y se funden con el trasfondo primordial de la energía creativa. En esta instancia, el desvanecimiento de los aspectos más sutiles y profundos de la mente creativa revela, una vez por todas, la naturaleza del ser verdadero, o el ātman. La conclusión del *Yoga Sūtra* es la expansión total del espejo de prakṛti y se llama *kaivalya*, o "soledad"; se entiende como la esencia extática y natural de todos los seres. En este contexto es importante notar que no estás solo en tu soledad. Lo que sugiere el concepto de kaivalya es que somos ajenos a prakṛti. No estamos enredados o atrapados por los hilos de nuestra energía creativa, una energía que funciona a través del principio de la superposición, como ocurre con un palimpsesto. Desde kaivalya, no estamos comprometidos con la energía y los estados mentales que crean el tiempo, el espacio y los múltiples universos; no estamos gobernados por la estructura de la separación desde la cual la mente fabrica el sufrimiento. Por ende, el *Yoga Sūtra* nos da una visión radical del potencial de nuestras propias vidas. Al despertarnos para ver nuestra esencia abierta, fresca y radiante, el *Yoga Sūtra* es como un remedio potente, una pócima que nos cura de nuestra avidyā. Es positivo tomar unos pequeños sorbos de este remedio cada tanto, y de vez en cuando, tomar un gran trago. Las enseñanzas del *Yoga Sūtra* siempre nos recordarán las profundidades verdaderas que ofrece esta gran variedad de prácticas, así como el potencial real de nuestras vidas. De lo contrario, es fácil simplificar todo excesivamente y perder de vista la sutileza, los matices, la complejidad y la belleza de lo que realmente constituye el yoga.

9

Atravesando el fundamentalismo

Me inclino ante los pies de loto de
(la pluralidad) de gurús, quienes despiertan el discernimiento
de la felicidad del ser puro, que conducen
hacia la dicha absoluta,
el chamán de la selva, eliminando la ilusión
causada por el veneno del saṁsāra
(el veneno de la existencia condicionada).

Me postro ante el sabio Patañjali, quien tiene miles de radiantes
cabezas blancas (en la forma de la serpiente divina, Ananta) y quien,
hasta sus brazos, ha asumido una forma humana que sostiene
una caracola de mar (el sonido divino),
una rueda (un disco de luz o del tiempo) y una espada
(la discriminación).
OṀ

Este epígrafe es una invocación tradicional para el aṣṭāṅga yoga y se entona generalmente antes de iniciar la práctica. Es una meditación sobre el gurú, o el maestro, y en particular sobre Patañjali, quien se considera el autor del *Yoga Sūtra*, y un gurú importante para todos los estudiantes del yoga. Para mucha gente, el concepto del gurú es posiblemente uno de los más exóticos y simultáneamente problemáticos de una práctica tradicional del yoga. Esto se debe, en parte, al hecho de que la cultura moderna se ha apropiado del término *gurú* y que mucha gente asocia todo tipo de ideas extrañas con la figura del maestro. Si podemos comprender la función del maestro o el gurú dentro del contexto del yoga tradicional, podremos obviar algunos de los problemas o enredos que suceden si buscamos o rechazamos a un maestro. Así como ocurre con muchos temas que son complejos (y, de cierta manera, paradójicos), es a través de la figura del gurú que se aprende el yoga. En cualquier disciplina compleja, es sumamente útil encontrar a alguien que haya progresado más en la materia en cuestión, incluso aunque no haya adquirido un dominio completo del tema. De esta manera, cuando surgen dudas, preguntas y conflictos (como seguramente sucede y debe suceder) contarás con una fuente que te ofrece una perspectiva informada para enriquecer tu proceso de aprendizaje. Con respecto al yoga, es todavía más importante seguir a un maestro porque el gurú no solamente aclarará la confusión del alumno, sino que el vínculo en sí se vuelve una demostración de los cimientos que forman la base de la estructura ética y teórica de la filosofía que el yoga aborda: que los vínculos trasparentes y fuertes se construyen desde la capacidad de explorar la naturaleza interconectada de la consciencia pura. Las creencias y técnicas particulares, así como los detalles del arte específico que el gurú transmite, son secundarias al amor esencial y al vínculo que se establecen en el momento presente entre maestro y alumno.

La palabra *gurú* tiene muchos significados. El más común sostiene que el gurú es "quien elimina la oscuridad". Dentro del contexto del yoga, esta traducción es especialmente apropiada: la oscuridad de la ignorancia se elimina desde el centro del corazón. Esto ocurre mediante el vínculo que desarrollas con tu maestro y a través de la experiencia del amor y el respeto profundo que uno puede sentir hacia él o ella. La palabra *gurú* también significa "pesado". Por supuesto, esto no significa que el maestro debe ingerir una gran cantidad de comida para volverse redondo, aunque algunos lo han hecho y así han creado una de las imágenes más tiernas del gurú venerado. Los gurús se consideran "pesados" en el sentido de que la influencia de los demás no los desplaza y tampoco tiñe su conocimiento. Un buen maestro no pierde su eje ante los fenómenos cambiantes del mundo; es capaz de permanecer en total quietud y silencio en el centro de su propia experiencia. En contraste a esta idea del gurú como "el pesado" en el vínculo maestro-alumno, el discípulo se llama *laghu*, que significa "peso pluma". Esto insinúa, por supuesto, que el alumno aún no posee el mismo caudal de conocimiento que el maestro. Por este motivo, no es inusual que los alumnos principiantes se encuentren en órbita alrededor del maestro, atraídos (para bien o para mal) por el inmenso campo gravitacional del gurú. Con el tiempo, si se compromete con sus estudios y plasma las enseñanzas en su cuerpo, el laghu se convierte en gurú; el alumno descubre la existencia del gurú en el centro de su corazón. Al mismo tiempo, es muy poco común que gurús auténticos y establecidos identifiquen sus egos con el principio que descubren sus alumnos, aquel principio que se radica en sus profundidades. Si alguien se proclama un gurú, si dice que irradia la luz de un verdadero despertar e iluminación, esto debe despertar una señal de alerta en la mente del alumno. La fijación del ego es la raíz de un grave problema que se presenta para muchos gurús que se desvían de su camino como maestros porque se enamoran de su propia grandeza, tal como la ven proyectada en la mirada de sus discípulos. De esta manera, caen en la trampa de glorificar su propia figura.

La primera parte de la invocación que se recita en el aṣṭāṅga yoga (y que inicia este capítulo como epígrafe), se refiere a los dos pies del gurú, los cuales revelan la esencia paradójica de todos los vínculos: dos entidades que se encuentran. Así como el gurú tiene dos pies, existen (por lo menos) dos perspectivas en cada vínculo. Por ende, el potencial de la paradoja está siempre presente cuando otras perspectivas son aisladas del trasfondo que comparten y consecuentemente se consideran como separadas. La invocación, en relación a los dos pies o la multiplicidad de perspectivas, prepara el escenario para iluminar el hecho de que la visión más lúcida se realiza con dos lentes distintos, como los binoculares. Muchas veces, cuando nos relacionamos con otra persona, lo hacemos desde una perspectiva única que nace de nuestros preconceptos acerca de quiénes somos, qué necesitamos y qué deseamos. Todo esto se conjuga con la visión que tenemos de la otra persona, con lo que creemos que puede hacer por nosotros o con lo que imaginamos que hará en relación a nuestra idea de quiénes somos. Indudablemente, esto genera problemas.

Se dice que el maestro tiene un pie rojo y un pie blanco, lo cual simboliza que los dos pies del gurú nos iluminan con la luz de diferentes perspectivas. Dentro de muchas tradiciones del yoga, se visualiza que los dos pies residen en la coronilla de la cabeza. El pie blanco representa las enseñanzas metafóricas; es decir, que no se debe interpretar la sabiduría del gurú literalmente sino como algo impregnado de un propósito más profundo que la metáfora específica y transmisora. El pie rojo sí representa la enseñanza literal que el gurú utiliza para explicar cómo enfrentarse a las circunstancias inmediatas y prácticas de la vida. Un vínculo completo con un maestro es muy profundo y espiritual pero, al mismo tiempo, es extraordinariamente inmediato y práctico, porque dos formas de sabiduría se iluminan en simultáneo. En las mejores enseñanzas, el conocimiento esotérico o místico se entrelaza con el conocimiento acerca de las artes prácticas cotidianas: cómo actuar compasivamente hacia los demás, cómo hacer lo que sea necesario en este mundo con la máxima destreza. Es un arte identificar todos estos aspectos pragmáticos en su contexto. Requiere un grado mayor de maestría soltar el conocimiento práctico y la inteligencia para así conectar con el lado más esotérico de la vida que, a su vez, se funde con las profundidades del vínculo inmediato con el tema en cuestión, el maestro y el momento presente.

Los dos pies (7)

Los dos pies del gurú representan el proceso dialéctico que disuelve la ignorancia de una perspectiva única. Los dos pies simbolizan las tradicionales parejas de los opuestos como Śiva y Śakti, sol y luna, prāṇa y apāna, iḍā y piṅgalā, noche y día, pluralismo y absolutismo, relativismo y fundamentalismo, monismo y dualismo, discernimiento y destreza práctica, la vacuidad y la compasión, masculino y femenino. Un pie se ubica en el reino de la metáfora y el mito. El otro se arraiga en el mundo real de carne y hueso. En las enseñanzas del no dualismo, la verdad se presenta de dos formas: la verdad suprema y absoluta, y luego la verdad del mundo práctico y relativo. Los dos pies del gurú nos permiten vivir en el ámbito en el que ninguna fórmula o doctrina es absoluta, y también en el terreno donde tienes que enfrentar temas prácticos con herramientas reales. Se dice que Paramārtha, o la verdad suprema, es la verdad que abarca Brahman en su totalidad. Saṁvṛti es la verdad que esconde esta realidad absoluta (aquella que es Brahman) y nos obliga a tomar una posición y actuar decididamente en el mundo real.

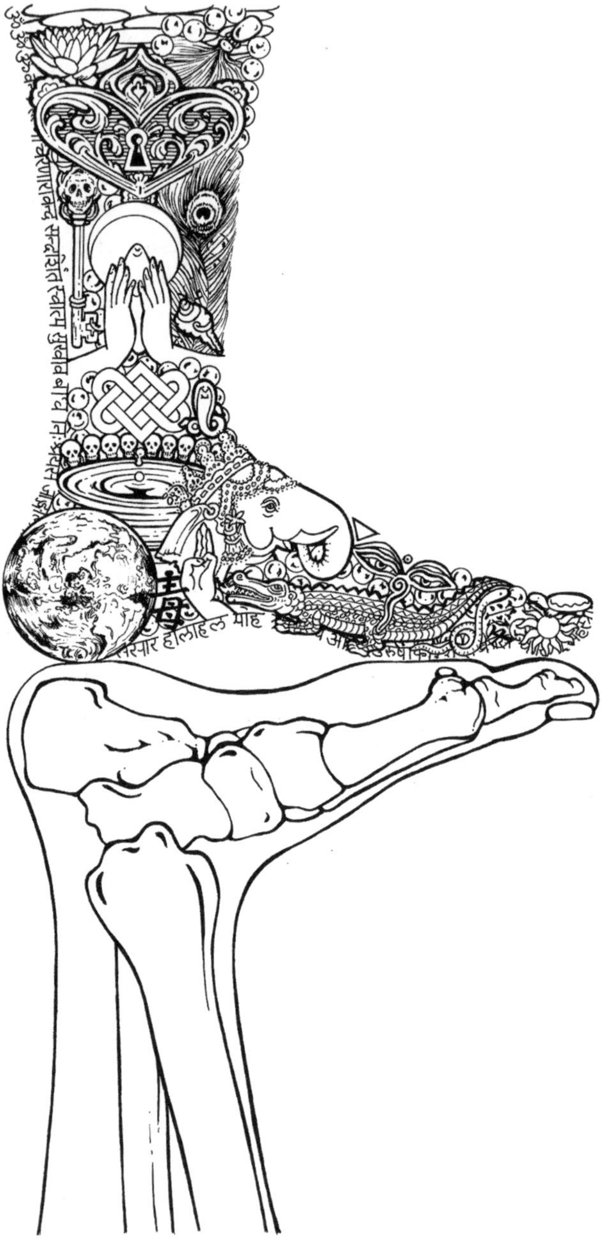

Se dice que el gurú de los gurús es el verdadero maestro; pero en lugar de identificar al gurú del gurú como una persona particular o compuesta o una fórmula específica, es mejor dejar esta indagación a un lado. De hecho, la capacidad de la mente para ahondar en lo desconocido revela al maestro verdadero de los maestros y, de alguna manera, esta habilidad *es* el gurú de los gurús. En conjunto con la indagación continua, es fundamental abarcar la tradición del yoga con una mente abierta y confiada. Dentro del proceso del yoga, todas las conclusiones que se pueden presentar siempre están sujetas a más exploración. El corazón curioso observa todas las conclusiones y las mira con tanta atención que no queda otra opción, en última instancia, que soltarlas. La fascinación infinita por el conocimiento es aquello que buscamos en el vínculo con el gurú o, de hecho, con todo maestro y con todas las manifestaciones de la vida. A través de una relación sana con un maestro, podemos ver que el acto de mantener el corazón abierto y la indagación activa nutren la raíz de todos los vínculos. El tema del vínculo es siempre una pregunta abierta en todas las relaciones que entablamos con un ser querido.

Un corazón permeable es aquel que observa con tanta sinceridad y profundidad que se disuelve en el gran abanico de respuestas que se presentan como pensamiento y forma. La intensidad del proceso de exploración es precisamente lo que propicia esta disolución. Meditar sobre los dos pies del gurú (la naturaleza paradójica de todos los vínculos) disipa lo que se llama el saṁsāra *hālāhala*. En la mitología india, hālāhala se considera el veneno que se creó cuando los dioses y los demonios juntaron fuerzas en el proceso yóguico de batir el océano del saṁsāra (la existencia condicionada) en un intento de generar el néctar de la inmortalidad. Según el mito, el primer producto de sus esfuerzos no fue el néctar de la inmortalidad sino algo llamado hālāhala, un derivado letal del proceso yóguico. Todos los seres sensibles empezaron a sufrir los efectos malignos de esta toxina, mientras inundaba todas las playas y áreas cercanas al mar yóguico. Según cuenta el mito, como no sabían qué hacer con esta sustancia venenosa, apelaron al gran dios Śiva. (Śiva, por supuesto, se considera el gurú de los gurús.) Él apareció y bebió el hālāhala. Tomó el veneno que salió del proceso inicial de indagar acerca de la verdad. Sin embargo, Śiva no tragó el veneno, sino que lo suspendió en su garganta: sin ingerirlo del todo, tampoco escupió la toxina. Śiva simplemente permitió que el hālāhala permaneciera en su garganta, sin aceptar o rechazar el veneno inicial que resultó de la búsqueda de la verdad. En este acto, se estableció una de las paradojas fundamentales del yoga: el veneno se tomó, pero no se digirió. Este acto de dejar que el veneno resida en el espacio luminoso, atento y radiante de la garganta transformó algo tóxico en discernimiento. Mediante el proceso, la garganta de Śiva se tornó azul. Por eso, uno de los nombres de Śiva es Nīla Kaṇṭha, o "aquel de la garganta azul". A través de la contemplación de los dos pies de loto del gurú (el proceso de permitir que coexistan dos perspectivas aparentemente contrarias, sin ingerirlas y sin escupirlas), descubrimos que se disipa el hālāhala del saṁsāra, o el veneno de la existencia condicionada. De esta manera, los dos pies de loto del gurú nos dan amparo cuando experimentamos los dolores emocionales que se asocian con la complejidad de la existencia y el miedo a la transitoriedad de todas las cosas. Estos dos pies metafóricos despiertan la felicidad innata del ser puro. Esto simplemente se traduce en aceptar el estado de las cosas como son.

El *Bhāvana Upaniṣad* ofrece una de las referencias más entendibles acerca del gurú, entre varias de las enseñanzas del yoga. En este texto, el gurú es descripto como la suṣumnā nāḍī, o el canal central del cuerpo yóguico. La suṣumnā nāḍī, que nace en las profundidades del cuenco pélvico, justo por encima del centro del suelo pélvico, corresponde a la línea de la plomada en tu propio cuerpo; puedes tomar contacto con este eje vertical cuando estás de pie o sentado recto. La suṣumnā se eleva, atravesando diferentes planos del cuerpo y pasa por el centro del corazón para luego continuar su ascenso a través de la coronilla de la cabeza. Internamente está hueca, como un junco, y resulta imposible identificar la forma de su centro más profundo. Esto, por supuesto, es solamente una explicación aproximada de lo que significa la suṣumnā nāḍī. Todo pensamiento nace de su centro más recóndito y, por ende, ninguna palabra la puede describir en su totalidad. Así como el corazón del sol, la suṣumnā nāḍī se considera vacía pero simultáneamente está tan plena que continuamente crea un sinfín de experiencias y mundos. Dentro de todas las variantes del yoga tradicional, las prácticas están diseñadas para abrir este canal central del cuerpo y así cultivar una conexión visceral en nuestro interior con una verdad, desde la cual fluye todo lo demás. A través de estas prácticas, empezamos a ver lentamente que la suṣumnā nāḍī posee una gran fuerza gravitacional y una belleza que nos atrae. De esta manera, su esencia es la del gurú. Esta cualidad irresistible nos atrae hacia el canal central y nos rendimos a su magnetismo. Se podría describir como el acto de enamorarse perdidamente de lo desconocido y de entregarse a los brazos del amado que reside dentro del canal central y el núcleo del corazón. Una vez que el aliento interno, el prāṇa, entra en el canal central, la inmensidad de esta gravedad consume el tiempo y el espacio. Descubrimos que el gurú externo, la persona que hemos identificado como nuestro maestro, simplemente nos ha impulsado siempre hacia nuestro propio canal central, con la esperanza de que nos zambulliremos allí adentro. Esta persona podría ser un auténtico gurú tradicional (alguien realizado dentro de las artes formales del yoga) o quizás un maestro con cierta lucidez. Por ende, un buen maestro implementará varios trucos, técnicas o enseñanzas teóricas para liberarte de las mismas cosas que te mantienen atascado en un sistema de creencias basado en la necesidad de saberlo todo. Un buen maestro orienta tu búsqueda en la dirección de la verdad para que ya no puedas sentirte cómodo (o esconderte) en la negación de lo desconocido o en una presentación superficial del momento presente. El gurú te señala el camino necesario para llegar exactamente a aquello que te permitirá estar despierto y así observar todo con la atención pura e ininterrumpida de lo que puede suceder en la experiencia inmediata del "ahora". Se dice que existe una cantidad ilimitada de gurús, o podría decirse que un gurú expresa la misma verdad desde una cantidad ilimitada de idiomas o una variedad infinita de perspectivas. El mensaje que ofrece este conjunto de perspectivas es la misma: el ser verdadero o la naturaleza verdadera de la existencia reside en el corazón de todos los seres y está más allá del pensamiento o del lenguaje. Supera los límites de las formas que se crean, pero tampoco es ajeno a esas formas. Ir más allá del lenguaje es, paradójicamente, el tema primordial de todo lenguaje. No puedes ponerlo en palabras, pero resulta ser la única cosa que vale la pena discutir.

Una pregunta que ocupa las mentes y los corazones de muchos alumnos es la siguiente: ¿qué pasa no si tienes un buen gurú? y, de hecho, ¿cómo sabes si un gurú es de primer nivel? Varios recursos nos pueden ayudar con esta inquietud, sobre todo la intuición. Si alguien proclama ser un gurú (esto siempre es una señal de alarma), debes ser especialmente riguroso en tu evaluación acerca de su capacidad de pensar con lucidez y también observar cómo se relaciona con los demás. Es importante identificar si posee un gran caudal de conocimiento y una buena comprensión de las enseñanzas clásicas, así como sus aplicaciones prácticas. Recuerda que debes cultivar una cuidadosa autorreflexión para ver si el maestro se aprovecha de tu ego como una herramienta para agrandar su figura desde tu mirada, tu adoración y tu entrega. De esta manera, los maestros logran imponerse sobre sus alumnos y esto siempre delata a un maestro inmaduro y torpe. Los buenos maestros no se desapegan del mundo y tampoco parecen estar por encima de los demás. Por el contrario, los gurús verdaderos tienen un sentimiento profundamente arraigado y vasto de la compasión y el discernimiento. A veces es difícil leer correctamente las intenciones del otro, en particular si un maestro quiere atraer a muchos seguidores (de manera consciente o inconsciente). Una parte importante de la tradición del vínculo entre el gurú y el discípulo invita siempre a la indagación y la curiosidad. De esta manera, el alumno no solamente explora la complejidad de los temas de estudio sino que también el vínculo en sí se convierte en la prueba de fuego para discernir si las enseñanzas y el gurú han sido contemplados y considerados como algo que pertenece a un contexto más grande y sabio. Es importante alentar al alumno a pensar en profundidad sobre los temas en cuestión y también a que lea textos originales para reflexionar acerca de su significado. Sobre todas las cosas, es fundamental que reciba instrucción sobre cómo abordar la tradición como un medio para experimentar la esencia de las enseñanzas de primera mano. El maestro es responsable de comunicarse honestamente con el alumno y esa honestidad incluye el estudio y la práctica continuos de parte del gurú. Además, el maestro debe guiar al alumno correctamente hacia la raíz de las enseñanzas, en lugar de opacar su discernimiento para poder sentirse más poderoso y omnipotente. Esta es la base de toda enseñanza fructífera y es crucial para la transmisión del yoga, una tradición que se define por el vínculo.

Dentro de la tradición del yoga, como si fuera una estructura triangular, nos apoyamos en la pluralidad de aquellos que también practican para poder sentir una sensación de mayor orientación en nuestras vidas personales. Según la perspectiva hindú del yoga se dice que seguimos al gurú, al *sādhu* y al *śāstra*. Esto es parecido a dividir el poder gubernamental en las tres áreas: ejecutiva, legislativa y judicial. Esta distribución habilita un sistema equilibrado y seguro. El gurú es el maestro primario y también aporta su conocimiento y foco para profundizar en la metodología particular o el linaje de las enseñanzas en relación a tus circunstancias únicas. *Sādhu* simplemente significa "persona santa" y se refiere a la gran variedad de personas que comparten un linaje o diferentes linajes o hasta otras disciplinas religiosas. Hay una gran similitud entre las personas que tienen prácticas muy distintas (o religiones) pero quienes también ven claramente el paisaje interno del corazón. Esta gente experimenta una conexión con la esencia de la realidad. Se percibe un parecido en el tipo de sonrisa que ves en sus caras y la cualidad de atención reflejada en sus ojos; se muestran abiertos, claros, contentos, compasivos y profundamente conectados con todo lo que sucede en su entorno. Un elemento fundamental para explorar el yoga con profundidad y resiliencia es la oportunidad de descansar en el apoyo tácito de otros practicantes, quienes también están en busca de la verdad. La tercer área es el śāstra, que significa las escrituras. Por supuesto, cada linaje del yoga cuenta con conjuntos específicos de escrituras, pero también existe un gran corpus de textos aceptados por casi todos los linajes (hindúes y budistas). Por ende, para los alumnos que tienen a un buen maestro y la inspiración que ofrecen otros buscadores en el mismo camino, es fundamental que sigan estudiando directamente de los textos originales. Todos tenemos la oportunidad de leer y contemplar el proceso de indagar y teorizar que ha evolucionado a lo largo de miles de años. Dentro del sistema budista, existe un sistema tripartito que sirve de sostén para los practicantes: el Buddha, quien se podría considerar como el arquetipo del gurú; el *saṅgha*, o la comunidad de practicantes y que es equivalente al sādhu; y el dharma, que significa las enseñanzas y la práctica que se manifiestan en los textos o el śāstra de la tradición budista.

Con tres puntos de referencia para encontrar a un gurú y una metodología adecuados, tienes más chances de explorar el sentido de la vida y tu propia práctica desde un lugar más enraizado y estable. No es siempre tan fácil encontrar este sostén triangular. En el mundo moderno, puede que tengamos poco acceso a un sādhu o incluso a otros practicantes del yoga experimentados. A menos que hablemos o leamos sánscrito (o hayamos encontrado buenas traducciones de las enseñanzas tradicionales) puede ser igualmente difícil acceder a los saberes originales del śāstra. Encontrar a un gurú puede ser la tarea más difícil porque los maestros contemporáneos todavía están explorando los temas en cuestión y no han transitado la prueba del tiempo. Otros quizás hayan recibido experiencias místicas a través del yoga y posiblemente hayan logrado dilucidar las profundidades de la realidad, pero todavía nadan con flotadores dentro de las aguas de su linaje particular. Puede que nos encontremos con un maestro que no está especialmente dotado en las artes del yoga pero quien saca provecho del gran deseo de aprender el yoga que manifiestan muchos alumnos. El maestro puede jugar con los egos de sus diferentes discípulos para manipularlos de formas que son poco éticas y hasta crueles. Dentro del contexto del yoga, esta situación es sumamente triste porque muchos alumnos llegan a esta práctica en un momento vulnerable de sus vidas, y necesitan explorar las sutilezas mentales que se presentan mediante la práctica. Estas variantes de maestros poco éticos harán un esfuerzo sistemático para que no tengas acceso a los textos originales, a otros linajes o a otros practicantes que te podrían ayudar a ver a la realidad. Maestros semejantes no alientan a sus alumnos a cuestionar las ideas que enseñan o las acciones y las ideas que presentan. Por el contrario, dan instrucciones acerca de cómo comportarse y en qué creer. Este tipo de comportamiento es la obra de un instructor inmaduro e inexperto que actúa así para inflar su propio ego. Es un problema milenario dentro de todo sistema: maestros jóvenes e inexpertos (o sinvergüenzas que se hacen pasar por maestros) que manipulan a sus alumnos y las enseñanzas de estas maneras. Entonces, ten cuidado y confía en tus instintos cuando busques a un gurú o un linaje.

Recuerda que el yoga es algo real. Como tradición, es una síntesis constante de la experiencia de millones de practicantes; y todos están básicamente en la misma situación, rodeados de sensaciones, sentimientos, pensamientos e inteligencia. Todas las tradiciones del yoga siguen principios notablemente similares desde la raíz, aunque difieran en el idioma o la cultura específica que las rodea. Aunque puede ser bastante difícil encontrar a un buen maestro, hay buenas noticias. Si no tienes a un gurú bueno o si *tienes* a un buen gurú y no lo sabes, si amas a tu gurú a pesar de sus imperfecciones o si no amas a tu gurú a pesar de sus cualidades sobresalientes, no todo está perdido. *Aquello* que prevalece por encima de todo es el *principio* del vínculo, las perspectivas duales que se unen para formar una sola y que siempre están reflejadas por los dos pies de una multiplicidad de gurús, así como ocurre con tu relación con tu maestro en particular. El principio del vínculo con el maestro es exactamente paralelo al principio del vínculo con cualquier otro ser, tanto con tu novia o novio, tu pareja, tus padres, tus hijos, tus mascotas, o hasta con los extraños que te cruzas en la calle. Independientemente de los detalles específicos, este principio del vínculo perdura y es el mismo; la esencia interconectada de todos los fenómenos es idéntica.

Nos encanta poner a nuestro maestro sobre un pedestal. Pasa lo mismo con nuestros amantes, a quienes también colocamos sobre un pedestal. De esta manera, se vuelven el símbolo en nuestro corazón de todo aquello que deseamos; representan nuestras ansias de libertad, belleza e incluso de la vida misma. Experimentamos su presencia de la misma manera en que concebimos la música más hermosa, el cielo azul, los pájaros que trinan, las flores y la primavera. Este es un fenómeno universal. Sea nuestro maestro o nuestro amante, si lo hemos puesto sobre un pedestal, entonces los reducimos a las teorías que hemos confeccionado acerca de quiénes son. Al hacer esto, queremos que sean idénticos a las imágenes de ellos que almacenamos en las profundidades de nuestra mente. Esto no nos permite experimentar honestamente la gravedad inmensa de quiénes son o la sutileza infinita que reside en sus corazones. Este misterio es justamente lo que nos atrajo inicialmente y es la parte más inconcebible e inexpresable. Cuando colocamos al maestro sobre un pedestal, al mismo tiempo nos ubicamos en un pozo. Es como si el pedestal se creara al cavar en la tierra que lo rodea y por ende quedara un espacio vacío por debajo del lugar en que nosotros nos ubicamos. De esta manera, regalamos toda nuestra inteligencia nativa: la mente curiosa, el discernimiento, la astucia y el escepticismo. Mediante este proceso, nos volvemos más ignorantes y dependientes de la imagen de quien creemos que es el maestro, en lugar de inspirarnos en la realidad de las enseñanzas. Bajo estas circunstancias no sostenemos un vínculo auténtico con el gurú (ahora posado sobre el pedestal) porque nos falta una visión inmediata de quién es o la realidad de una conexión inmediata con él o un reconocimiento de la vulnerabilidad de la vida. Ya hemos perdido esta intimidad real con la persona que consideramos nuestro maestro, y es casi imposible que esa persona mantenga un vínculo real con nosotros en estas circunstancias. Las prácticas del yoga han evolucionado a través de esta síntesis insondable de cómo experimentar un vínculo con otro ser. Esto ha ocurrido entre muchos maestros y muchos alumnos, y esta fusión nos permite seguir adelante a pesar del proceso natural de la transferencia de nuestra inteligencia hacia nuestro maestro. El deber primero y principal del maestro es el de devolverte tu inteligencia, de mostrarte el camino de regreso a tu propio corazón y de abrir la puerta hacia tus profundidades. El maestro puede realizar esto al ser auténticamente quien es. Esto requiere que sea totalmente honesto y compasivo con sus alumnos. En un entorno de pura verdad y confianza, descubrimos el proceso real del yoga, una dinámica en la que tanto el maestro como el alumno son honestos acerca de lo que saben y también son capaces de observar *cómo* saben lo que saben. Los alumnos aprenderán a seguir este proceso al seguir a sus maestros. A partir de ese momento, podrán empezar a profundizar auténticamente en el yoga para encontrar la verdad y al gurú que residen en el centro de sus corazones, así como el maestro encontró a su gurú en su propio corazón.

Cuando podemos ver nuestra ignorancia y nuestra capacidad de proyección, el proceso del yoga puede ser hasta vergonzoso. Por ejemplo, aunque posiblemente hayamos asimilado el concepto del gurú como alguien que, a través de sus enseñanzas y acciones, nos señala la verdad que reside en el momento presente y en nuestros corazones, quizás de repente entendamos que hemos tomado una forma (de una persona, una cosa, una técnica) y que nos hemos convertido en idólatras al colocar esa forma sobre un pedestal. ¡Quizás descubramos que hemos hecho esto aun dentro del contexto de la práctica del yoga! La parte vergonzosa surge del hecho de que hemos coartado el despliegue verdadero del yoga para crear la *apariencia* del proceso del yoga en su lugar. Cuando nos hablan del fenómeno del gurú que se vuelve narcisista y que manipula a sus alumnos, seguramente pensamos que nunca seríamos capaces de caer en semejante trampa. Pero de alguna manera ya estamos en sus garras, aunque de formas más sutiles e insidiosas. El afán de los seres humanos de regalar su poder al otro es un fenómeno universal. Es bastante normal transferir algún aspecto de nuestra indagación hacia un maestro, un padre o una madre, un colega. Esta es la definición clásica de la transferencia, o el acto de entregar nuestra potencia a los demás. Hacemos esto para preservar la máscara artificial de un vínculo y, en el proceso, sacrificamos nuestra exploración de lo que es verdadero y real. Bajo estas circunstancias, cuando sostenemos la ilusión de las proyecciones de nuestra mente, la transferencia resulta casi un instinto de autopreservación. Entonces, dejamos de pensar con profundidad, de observar de cerca la verdad y de explorar la esencia de la realidad. Como seres humanos, nos encanta apresurarnos en la toma de conclusiones y en el intento de sellar los bordes de la realidad. No importa si es nuestra realidad particular o la realidad total del universo.

Este proceso del yoga y de relacionarse con un gurú nos lleva a descubrir los mecanismos internos de nuestras mentes. El aspecto de la mente más universal que se desvela a través el yoga es la ignorancia; la podemos definir como el acto de superponer aquello que es limitado, definido por el contexto temporal, por encima de aquello que es ilimitado, infinito y puro. A raíz de esta forma de la ignorancia, proyectamos la esencia hacia afuera y nos apegamos a la forma externa. Por ejemplo, vemos al gurú como infalible y más allá de lo humano. O tenemos una experiencia mística y creemos que esta experiencia nos separa (y nos eleva por encima) del resto de los "mortales", o imaginamos que la forma y la estructura de las prácticas que realizamos representan inequívocamente las esencias de las enseñanzas. El proceso del yoga es la práctica de sumar consciencia y discernimiento a esta función instintiva de la mente que reduce y delimita. Podría decirse que el yoga es el acto de dibujar un círculo que después se borra; y del acto de borrar nace otro círculo que también se desvanece. El yoga es el proceso continuo de crear un espacio sagrado para luego disolver los límites de ese espacio sagrado, antes de definir el espacio sagrado de nuevo en el contexto del momento más reciente y relevante en el tiempo. La ignorancia, o la avidyā, se presenta cuando nos olvidamos de borrar el círculo que hemos creado nosotros en la mente o cuando pensamos que nuestra visión del momento presente es la verdad inamovible. Este es un aspecto sumamente poderoso de la mente. Por ejemplo, si contemplamos una mesa común y corriente y, mediante el poder de la mente, decidimos (y creemos fervientemente) que todas las cosas sobre la mesa son sagradas. La gente hace esto en un plano simbólico todo el tiempo; crea un altar y luego termina atrapada por el poder que ha proyectado hacia los objetos que colocó sobre el altar. Esta capacidad no es del todo negativa. Nos permite enfocar la mente mientras limitamos la complejidad vasta de la existencia a los contornos de símbolos o metáforas sencillas que son fáciles de comprender y abarcar. De hecho, esa es la definición del pensar. Un pensamiento es una idea o algo universal que nos permite meter una gran cantidad de eventos específicos dentro de una caja. Por ejemplo, la idea "silla" es un concepto universal, pero existen miles (y hasta una variedad infinita) de sillas particulares y únicas. Podemos concebir cada silla como algo independiente y, a la vez, podemos apreciarlas todas a través de un concepto universal o una idea que llamamos *silla*. Esta habilidad organizacional y analítica refleja el propósito estructural de la mente, pero nos metemos en problemas cuando seguimos este trabajo de crear categorías y conceptos al pie de la letra. Una vez que hemos creado un espacio sagrado y hemos empoderado ese espacio al definir que su contenido interno es sagrado (mientras que el externo es irrelevante), entonces cometemos el error de interpretar esta definición arbitraria como algo literal. En el proceso de crear un espacio sagrado (o cualquier concepto) es esencial entender cómo se creó el espacio o el espacio sagrado, para luego borrar conscientemente los límites de la definición inicial. Es igual de importante crear límites nuevos siempre y cuando sea apropiado. Esta es la esencia del proceso yóguico. También es la clave de cómo crear un vínculo real con cualquier persona. En todo aquello que hacemos, es de suma importancia observarlo una y otra vez para luego soltar nuestros círculos sagrados en el momento correcto. De esa manera, podemos evaluar nuestros métodos para identificar las situaciones que nos tocan vivir y así entregar nuestras expectativas. En el acto de soltar, puedes entender que tu concepto depende del contexto que has definido dentro del sistema de tu propia mente. Al relajar este agarre mental, es posible que veas las cosas claramente mientras se desenvuelven.

En todos los aspectos y las etapas de una práctica equilibrada del yoga, desarrollamos esta habilidad de definir y soltar. Parte de nuestro entrenamiento es estar cómodos con el no saber. Si cultivamos esta capacidad, a la hora de la muerte podremos permitir que se disuelva el espacio sagrado que definimos como nuestro cuerpo. Si el proceso yóguico está despierto en toda su plenitud, la muerte se puede considerar un acontecimiento excelente, hasta dichoso. Pero si nos identificamos con las formas que hemos creado dentro de nuestras mentes, si nos aferramos a nuestros conceptos acerca del espacio sagrado, un miedo terrible nos invade a la hora de la disolución. Dicho de otra manera, si alguien moribundo identifica el "ser" con las experiencias inmediatas y mentales que se presentan a la hora de la muerte, si una persona identifica el cuerpo físico con el "ser", puede haber mucho miedo ante la posibilidad de su disolución. Este miedo a la disolución del ser y del ego puede ser más agudo en el momento de la muerte, pero también surge a menudo en otras circunstancias menos extremas. Cuando la práctica realmente empieza a funcionar y se empieza a desvanecer nuestra propia imagen como algo separado de todo el resto, desarrollamos una consciencia profunda de los otros seres. Esto puede ser algo positivo, ya que nos conduce al discernimiento y la capacidad de tolerar el no saber. Pero cuando sea que nos encontremos con algo que es ajeno a nuestro sistema (y nuestro sistema se podría definir como nuestros cuerpos, mentes y pensamientos, nuestras emociones y sensaciones) también existe el potencial real de conflicto y la posibilidad de resistencia a la disolución del sistema definido de nuestro "yo" o "ser" que termina en una gran sensación de miedo. Nuestro sistema es el ego, la parte nuestra que consideramos separada y permanente. También es la parte de nosotros que nos ofrece una sensación de seguridad y protección frente a la complejidad del mundo. Por ende, si nos topamos con algo fuera de nuestro propio sistema establecido –por ejemplo, otra persona con un ego prominente, alguien de otra cultura, o una persona involucrada en otra religión– en ese caso, tenemos que desarrollar un vínculo auténtico con ese "otro" para poder interactuar con él o ella. Para que esa relación pueda existir, es *necesario* que disolvamos parte de las estructuras limítrofes de nuestro propio "sistema". Tenemos que ablandar los bordes del ego a tal punto que permitamos que se abran huecos en los límites de nuestros espacios sagrados y en aquellas cosas que nos producen una gran identificación. Solamente de esa manera podemos tener un intercambio real con el otro. Cuando logramos disolver los bordes en un vínculo, nos topamos con la necesidad paradójica de redefinirlos para luego borrarlos una y otra vez.

Así como ocurre en el vínculo con el maestro o el gurú, esta figura se presenta inicialmente como un otro. Cuando ya los hemos incorporado a nuestro sistema –hemos unido la geometría de sus ideas con la nuestra, considerado que su perspectiva es (por lo menos) tan auténtica como la nuestra, cuando hemos compartido risas juntos– en ese momento creemos saber quiénes son y podemos empezar a identificarnos con ellos. Este es, precisamente, el momento en el que debemos redefinir los bordes de nuestro propio "yo" o ser. En esa coyuntura vincular, al gurú le toca el deber de dar un paso hacia atrás y vestirse de nuevo del otro, del desconocido, para así restablecer los límites con la meta de propiciar su disolución. Continuamente debemos borrar y reconectar nuestros espacios sagrados, para luego reestructurar y volver a liberar aquello que se fijó, aquellas cosas con las que nos identificamos.

El yoga se realiza en esa conjunción en la que dos cosas se encuentran. Se dice que cuando el día se encuentra con la noche, cuando la inspiración se une con la exhalación, en *ese* espacio se presenta el yoga. Cada sistema se tiene que disolver para realizar la comunicación inicial que se genera en el encuentro entre dos sistemas. Cada sistema debe soltar su autoidentificación; tiene que abandonar el peso que acarrea para reconsiderar sus técnicas y así entregar todos sus conceptos temporales y los aspectos estrechos que ha delimitado como los fundamentos de su propia existencia separada. Para poder experimentar al otro en profundidad, toda persona, religión, corporación o sistema tiene que apoyarse en su auténtica naturaleza. Es a través de esta conexión con el otro, a través del yoga, que descubrimos nuestra verdadera esencia. Por esta razón, la tradición del yoga se ha pasado de maestro a alumno y de alumno a maestro. Se ha comunicado a través de un vínculo sano con el otro; se nutre a raíz de la búsqueda de la esencia de esa relación entre el maestro y el alumno que revela la esencia de todas las relaciones. No es absolutamente crucial que el maestro de yoga sea perfecto; es decir, no tiene que cumplir con un conjunto específico de normas y estándares. Es más importante que el maestro de yoga pueda crear y disolver espacios sagrados, que pueda abrir su corazón y comprender que lo esencial reside en la unión de las ideas y de los opuestos, en la autenticidad vincular que se puede entablar con los demás. Un buen maestro es capaz de reiniciar su propia práctica en todo momento y volver a lo más elemental. La presencia de un maestro con estas características permite que los demás puedan relajarse y tomar contacto con sus profundidades. Un buen maestro nos deja estar lo suficientemente cómodos para que podamos observar el proceso de nuestra propia mente y su afán de fabricar ídolos, cometer errores, crear superposiciones y transferencias. Al ver este proceso y observarlo bajo la luz, en conjunto con la necesidad del verdadero vínculo, podemos despertar al momento presente si logramos soltar, gradual y continuamente, nuestra maquinaria mental, día a día y momento a momento.

Si eres un maestro, esto significa que precisas uno, y ese maestro también precisa de otro. Se puede visualizar que esta cadena de maestros se extiende infinitamente y, por ende, el maestro de todos los maestros –o el momento presente– es la fuente real de todas las enseñanzas. Estos linajes de maestros muchas veces son representados a través de la imagen del gurú que se sienta dentro de la coronilla del alumno. Esta imagen se profundiza porque dentro de la cabeza de ese maestro hay otro gurú y así sigue en una secuencia interminable de maestros y un enlace infinito de relaciones. Si eres un maestro, debes practicar la entrega. Como maestro, más que ninguna otra persona, estás dispuesto a soltar tus ideas preconcebidas acerca de la realidad para poder simplemente estar maravillado ante un proceso que no entiendes del todo (pero que intuyes que te lleva al centro más íntimo de tu existencia). Entonces, el requisito para ser un maestro es la humildad; entrar en la suṣumnā nāḍī es el proceso de encontrar esa humildad. De esta manera, automáticamente tienes que respetar a tus alumnos y eres capaz de devolver al alumno su centro de forma constante, a pesar de sus intentos de transferir o proyectar aspectos o creencias propios hacia tu figura. Le devuelves todo inmediatamente. Como maestro, en ningún momento te identificas con el papel del "maestro" porque esa identificación te pone en el riesgo de inflar el ego. Para la mayoría (aunque no para todos) es una buena noticia que ser un buen maestro del yoga o un gurú no sea una carrera. El gurú es un arquetipo y es contraproducente si el ego se identifica con ese arquetipo para terminar poseído por su figura.

Si eres un alumno, tener un vínculo con un maestro significa que te has dado cuenta de que el proceso de la vida y el proceso del yoga exceden tu dominio de control. Aunque posiblemente sepas intuitivamente que estás tan cerca de comprender la vida, también sabes desde las profundidades de tu corazón que el misterio verdadero de la vida y del momento presente emerge solamente a través de la entrega, del acto de soltar todo, cuando abandonas tus intentos de control y entras en la gran vía del no saber. La práctica del yoga consiste en la capacidad de descansar en la naturaleza primordial de la existencia, de fundirte en el mero centro del ser sin aferrarte a ninguna creencia, sistema conceptual o forma para así entregar toda esperanza o apego de la búsqueda de la realidad. *Esta* es la esencia del yoga. Para ser un estudiante, uno debe exponerse a ser un tonto, y ser un tonto también te expone a ser un sabio.

Visto desde esta perspectiva, no hay nada que podamos inventar –no importa cuán extraño sea– que exceda el alcance de la práctica del yoga. A través de cultivar una visión clara de la esencia que habita todas las cosas, el yoga es la entrega de todas las cosas. Se dice que la perfección en el yoga se puede adquirir muy rápidamente, hasta de forma inmediata, para alguien que se rinde al gurú. Esto es exactamente lo que Kṛṣṇa le dice a Arjuna en la *Bhagavad Gītā*. Un yogui es quien confía en la verdad del amor puro, quien se sumerge en todas las experiencias que se presentan, quien confía en la esencia del corazón. Estas cualidades ayudan al yogui a ofrecer toda su experiencia (y en particular la experiencia más intrincada de la mente), hacia el fuego de la consciencia. Este fuego de la consciencia es el verdadero gurú. Este tipo de entrega incluye la habilidad de ver que aun nuestros pensamientos y sentimientos más íntimos forman parte de un proceso totalmente natural y compartido. Se dice que todo, y en particular esto (es decir aquello que estás experimentando aquí y ahora), ya sea la sensación en tus rodillas o en tu mano, o los pensamientos específicos que recorren tu mente, *todo* está envuelto por el principio del gurú de los gurús. Cuando te das cuenta de que lo que sea que experimentas -*esto*- no es tuyo, te inunda un alivio inmenso y lo puedes entregar. Puedes observarlo sin aceptarlo o rechazarlo, así como Śiva pudo tomar el hālāhala -el veneno de la existencia- sin tragarlo, pero sin escupirlo. Descubrirás una suma felicidad en este acto de soltar: el placer asombroso de simplemente ser. Encontrarás la dicha natural y radiante que es el yoga.

A veces, después de investigar las distintas variantes de la práctica del yoga, o de escuchar las enseñanzas de los Upaniṣads y de contemplar la profundidad insondable de nuestra existencia, uno puede sentirse perdido acerca de cómo iniciar la práctica del yoga. Esta es una respuesta natural. Pero, de nuevo, puede ser un alivio absoluto dar un paso hacia atrás y aflojar el apego tan fuerte que sostiene nuestra propia identidad. La visión del yoga como una matriz de ideas, pensamientos y experiencias interconectados nos ofrece la imagen de una red entrelazada que nos protege desde abajo. Cada unión de esa red refleja nuestra experiencia del proceso del yoga. Nos da el sostén de saber que todo está conectado, lo cual tiñe de un tono más ameno el acto de retroceder y soltar un poco más. Mientras tanto, nos brinda la oportunidad de empezar de nuevo con un espíritu más curioso y menos abrumado. Esta visión del yoga como una matriz nos deja volver al inicio de la práctica una y otra vez porque no necesitamos acumular adornos para el ego, bajo el disfraz de la práctica del yoga.

Realmente no existe una jerarquía de logros, ranking o niveles de realización en la práctica que debamos tomar muy en serio. No hay mucho que debamos saber de memoria para repetir en el acto, pero *sí existe* algo mucho más esencial en nuestros corazones que el yoga nos inspira: estar presentes y disponibles en donde sea que nos encontremos. A lo largo de nuestra práctica del yoga, muchas veces descubrimos que hemos llegado a un punto en el que nuestro estudio nos ha dejado secos por dentro, como arrojados por la marea a las orillas del mar. Es probable que lleguemos hasta este estado cuando intuimos la vastedad profunda del alcance de la verdad; y podemos sentir que existe un abismo inabarcable entre donde estamos en ese momento y adonde nos imaginamos que el camino nos puede llevar. Quizás sintamos que no existe técnica, mantra, deseo o esfuerzo alguno que pueda hacer de puente sobre la brecha infinita que nos separa de la verdad. Cuando llegamos a este punto, hemos recibido la oportunidad de empezar de nuevo con la práctica, de encontrar cuál ha sido nuestra motivación original para iniciarla en primer lugar. Luego, podemos observar lo que realmente está pasando. Este tipo de punto crítico es una invitación abierta para volver a la respiración. Y por medio de la respiración, accedemos a las sensaciones que surgen en el cuerpo. Al enfocar la mente en esas sensaciones, podemos observar el patrón de nuestros pensamientos, el mismo patrón que constituye nuestro ego, y, una vez más, nos encontramos inmersos en la red que comprende la práctica del yoga.

Muchos alumnos del yoga se confunden a la hora de elegir cuál de las diferentes prácticas es la mejor. Como soy una persona con emociones intensas, ¿debería practicar el bhakti yoga? ¿Debería practicar el jñāna yoga, ya que me encanta pensar y tratar de comprender las cosas? ¿Debería practicar las posturas del haṭha yoga porque las prácticas de postura y respiración son muy tangibles? ¿O debería practicar el tantra yoga porque soy una persona con mucho deseo y me inunda una lujuria insaciable? ¿Sería posible entrelazar todas estas energías en la búsqueda de la verdad de mi existencia? En este libro, a través de esta exploración breve de la tradición del yoga, hemos visto que las múltiples enseñanzas nos demuestran que todo tipo de práctica es, en realidad, una amalgama de otras variantes de la práctica. No importa la etiqueta que te quieras poner o la escuela que decidas seguir, si profundizas en cualquier tipo de yoga, eventualmente descubrirás que estás haciendo todas las variantes distintas a través de la forma que has elegido. Seguramente, esta es la enseñanza más importante de la *Bhagavad Gītā* para los yoguis que se funden en sus prácticas. Te puedes llamar un bhakta, o devoto, un día y al día siguiente describirte como un *jñāni*, o uno que practica el arte de la sabiduría. De la misma manera, si te llamas un haṭha yogui mientras haces posturas, puedes preguntarte qué āsana hacer a continuación; pero mientras progresas en las posturas, puedes empezar a ver que si practicas cualquiera de los āsanas con un espíritu permeable a tus circunstancias, comienzas a ajustar y calibrar el cuerpo en un nivel interno y profundo. Empiezas a ver que la postura específica que eliges o cuánto profundizas en cualquier āsana no es aquello que realmente importa. Lo que resulta esencial es, en cambio, tu grado de consciencia de la respiración y tu capacidad para conectar con los sentimientos y sensaciones internos que te traen de nuevo al corazón de la práctica, estés donde estés. Cuando abarcas una práctica del yoga con la mente abierta y la pasión auténtica de estar presente y receptivo a lo que sea que se presente, sabes que si profundizas en las otras disciplinas, vas a incorporar a todas en simultáneo.

No siempre es tan fácil practicar el yoga. A veces la dificultad más importante es encontrar el momento para hacerlo e iniciar la sesión de tu práctica. Pero te puedes engañar para sobrepasar este obstáculo y muchas veces el truco funciona. Si has delimitado un tiempo para practicar (pero en realidad no tienes ganas), el truco es convencerte de que simplemente vas a pararte en samasthitiḥ y respirar profundamente tres veces. Después te darás permiso para hacer otra cosa, ya que cumpliste con ese ritual sencillo. Al rato de quedarte en samasthitiḥ, muchas veces te surgen las ganas de inhalar profundamente para llevar los brazos arriba de la cabeza y hacer medio saludo al sol. Al haber hecho eso, parece bastante razonable hacer un saludo al sol completo. Y de repente, te encuentras haciendo uno y luego dos saludos al sol. Sin proponértelo, te has enganchado y la práctica continúa. A veces la práctica se puede volver muy difícil porque la mente es un jefe muy exigente, y muchas veces crea imágenes acerca de cómo debe ser la práctica. Los parámetros que tu mente establece para la práctica pueden degradar la base de la práctica en sí. Si no puedes hacer una "buena" práctica, ¿por qué practicar? Puedes pensar que si vas a sentarte para meditar, debes quedarte quieto durante cuarenta y cinco minutos. Si vas a practicar prāṇāyāma, debes hacerlo durante una hora, o si vas a realizar āsanas, debes dedicarles un mínimo de dos horas. Pero, en realidad, si fueras a llevar a cabo cualquiera de estas prácticas con verdadera concentración –incluso por dos segundos– descubrirías el centro profundo del cuerpo, un gran discernimiento y una sensación de libertad. Esta liberación te soltaría de la jaula que has construido en tu mente para definir la esencia de la práctica. Otra vez, nos topamos con la idea de dibujar un círculo (al definir los parámetros de nuestra práctica) para luego borrar el círculo (al ser compasivos con nosotros mismos si no podemos cumplir las metas que nos hemos impuesto). Para los principiantes, establecer parámetros más flexibles con respecto a la estructura y constancia de la práctica puede ser clave para crear una rutina duradera que, una vez que la iniciamos, puede atraerte inexorablemente a la esterilla día tras día y a lo largo de los años. Por supuesto, para los practicantes con mucha experiencia (cuyas mentes ya han incorporado la metáfora de "dibujar un círculo para luego borrarlo"), el tema principal puede ser cultivar la energía para comprometernos con los parámetros que nosotros o nuestros maestros han sugerido. Esta disciplina nos puede ayudar a sostener la práctica durante un tiempo más prolongado antes de borrar el círculo, al evitar las partes que no nos gustan para así sabotear la práctica. Hay un momento para privilegiar la perseverancia y hay otro para soltar las riendas de la mente: un tiempo para adherirse a los parámetros con rigor y otro para reconocer el efecto que las circunstancias de nuestra propia vida ejercen sobre las normas que hemos establecido. Esto también se llama ser consciente de aquello que realmente se está presentando, en lugar de apegarse a lo que nos gustaría que se presente.

Si consideramos que cada variante de práctica es un pozo para cavar, mientras cavamos cada vez más profundo, empezamos a ver que las otras prácticas contribuyen a crear un pozo realmente hondo. Entonces, podemos empezar con la práctica del haṭha yoga y comprometernos con la apertura del cuerpo, el acto de extender el prāṇa, de unir el prāṇa y el apāna para abrir el canal central con el propósito de que nuestra respiración fluya libremente y con suavidad. Al profundizar aun más en la práctica del haṭha yoga, nos volvemos más sensibles y pronto descubrimos que, en realidad, estamos practicando tantra. La práctica del tantra nos trae de nuevo a la proximidad o la identificación con nuestra deidad amada, y nos enfocamos en el bhakti, indiferentes a la kuṇḍalinī y el mantra. El bhakti yoga nos muestra que los diversos āsanas y prāṇāyāmas sintetizan nuestros vínculos con nuestros maestros y con las otras personas y cómo interactuamos con el mundo que nos rodea. Al profundizar más en cómo nos relacionamos con los demás, descubrimos que estamos practicando jñāna yoga, porque los vínculos nos obligan a explorar quiénes son los demás. Para sostener esta comprensión de la naturaleza verdadera de los demás, nos damos cuenta de que es fundamental soltar nuestro apego a los conceptos que confeccionamos acerca de ellos; esto liberará nuestros vínculos de las ideas preconcebidas que los dificultan. Al profundizar aun más en el jñāna yoga, nos encontramos practicando haṭha yoga de nuevo. Así como pensamos, sentimos. Así como nos sentimos, articulamos el cuerpo. Si rearticulamos el cuerpo (en posturas nuevas, por ejemplo) y renovamos nuestra percepción del cuerpo y de la respiración, descubrimos que renovamos la mente, y por ende somos capaces de revelar las raíces emocionales y habituales de nuestros patrones del pensar. Y así sigue el ciclo interminablemente. No solamente terminamos practicando todas las diferentes variantes del yoga, sino que practicamos todas las ramas diferentes del aṣṭāṅga yoga y las combinaciones y secuencias diversas de práctica que existen dentro de esas variantes y ramas.

Al enfocar nuestra atención en la forma particular del yoga que estamos practicando, mientras profundizamos en la práctica verdadera, empezamos a descubrir que todo está posado dentro de un nido y que depende de su contexto. Al principio, aprendemos a enfocar la mente. Si prestamos atención a la acción de la rótula en una postura del yoga o a la presencia dominante de la respiración en una de nuestras narinas o si enfocamos la mente en un patrón emocional o del pensar, una suerte de tensión surge de este foco mental. Esta tensión es lo que conocemos como tapas, o calor. Incluso en la vida cotidiana, puedes sentir la acumulación interna de este calor cuando realmente te concentras en lo que sea que estás haciendo. A través de la práctica, observamos que si sostenemos el tapas sin una sensación fuerte de repulsión o deseo, se revela el contexto alrededor de nuestro objeto de meditación o contemplación. Esencialmente, empezamos a entender que todo foco posible de nuestra consciencia es parte de un trasfondo interconectado que penetra todo lo demás que podemos llegar a pensar, sentir o percibir. Este es un principio fundamental de una práctica del yoga: cuando enfocamos la mente (no importa el contexto del foco particular), con el tiempo el contenido que hemos elegido para nuestra atención empieza a revelar su trasfondo. Esto es fácil de entender si contemplamos el proceso de enfocar la mente en la punta de un iceberg. Enseguida, intuimos que es simplemente el punto más alto de algo mucho más profundo. Como el objeto de nuestra atención, el iceberg, se entrelaza con todo lo demás. Ocurre lo mismo si elegimos un punto de intersección en una red, y luego descubrimos que ese mismo punto se enlaza con otras conexiones que se extienden a la red en su totalidad. En la mitología, la red enjoyada de Indra cuenta con una joya en cada punto de intersección de la red. Esta joya refleja todas las demás, así como todos los otros puntos de intersección. Este mito ofrece una imagen bella del funcionamiento auténtico del mundo, de la cualidad interconectada de todos los posibles aspectos de la vida. Con un poco de práctica, empezamos a ver que todo aquello que parece separado (nuestra experiencia en este mismo momento) no está separado en absoluto. Cuando prestamos atención de una forma meditativa a nuestra experiencia actual, podemos apreciar su cualidad interdependiente de todo lo demás. Al permitir que la mente se aquiete y se establezca en el momento presente, somos capaces de ver que nuestra experiencia "separada" está acunada por la red vasta que llamamos vida. De esta forma, la práctica del yoga siempre revela su contexto y, ante esta revelación, nace una sensación increíble de soltura y relajación. Es como si algo o alguien se ocupara de todo. Podemos ver que la responsabilidad por el cuidado del cuerpo, la mente y, de hecho, el mundo entero, ya no pesa sobre los hombros frágiles del ego. Esta base se ocupa de todo, cuida todo. La naturaleza de estos cimientos ha sido el objeto de contemplación de la teoría del yoga durante siglos.

Al reformular continuamente nuestras teorías acerca de lo que es el medio real en el que trabajamos, algunas escuelas de filosofía india han propuesto que se puede descansar en la comprensión pura de que la matriz es, en realidad, Brahman o la consciencia pura. Brahman tiene las cualidades de *sat*, que significa "verdad" o "permanencia"; cit, que es "consciencia"; y ānanda, o "dicha". Metafóricamente, podríamos decir que el universo es como un tapiz tejido con miles de hilos que se entrecruzan en una infinidad de puntos de contacto. Si observamos cualquiera de esos hilos de cerca, descubriremos que el centro del hilo está hueco, como si fuera un tubo. Descubrimos que la naturaleza de ese hilo vacío (y, de hecho, la naturaleza del espacio dentro de ese hilo, aquello que encauza el fluir de la vida) es vínculo. Así resulta que el vínculo es el único aspecto del yoga que mantiene la práctica enraizada. Puedes adquirir gran maestría en las posturas del yoga, en su filosofía o en prāṇāyāma, pero cuando se trata de relacionarte con otra persona, aún puedes ser un principiante. Esto es cierto para todos. Somos todos *siempre* principiantes en el arte del vínculo. Relacionarse con otro ser que reside fuera de los sistemas de nuestra mente y del ego nos pide suspender temporalmente esos mismos sistemas con los que nos identificamos tan estrechamente. Tenemos que volver al punto de partida, al inicio. Es esencial soltar nuestras teorías para poder conectarnos con otro ser en el momento presente.

Es importante reconocer que, mediante la conexión con los demás, nos enaltecemos naturalmente, y volvemos a la fuente de nuestros propios sistemas de conocimiento; debemos seguir utilizando las estructuras del ego para vincularnos con los demás. Pero también es fundamental soltar estos sistemas. Si vivimos dominados por nuestras estructuras, nos volvemos incapaces de interactuar fuera de los confines de nuestro ego y no podemos fundirnos en la red de apoyo que nos ofrece el yoga. En esta incapacidad, terminamos presos de la experiencia de la separación, el miedo y el sufrimiento. Casi siempre, lo que tememos es la verdad. Tenemos miedo de la visión lúcida que se revela a través del yoga: que el cuerpo y la mente son simplemente vibraciones. Puede ser confuso –hasta temible– contemplar la noción de que todas las cosas que identificamos como inherentes a nuestra identidad, así como todas las cosas que consideramos propias, en realidad no están separadas en absoluto. No existe ningún "nosotros", sino que hay un aspecto interconectado entre cada *quien* y cada *cosa*. Cuando asimilamos la existencia como un individuo identificable que también forma parte de todo lo demás, en ese entonces podemos ver –así como Arjuna pudo ver a través del lente de la *Bhagavad Gītā*– que el universo es una suerte de máquina letal cuyo contenido es íntegramente transitorio. Inicialmente, esta visión nos aterra y deja su huella en el principio de una práctica profunda del yoga (cuando surge la comprensión visceral de que todos estamos en el mismo barco, con respecto a nuestras mentes y cuerpos). En cada momento, nos enfrentamos con la muerte: la muerte de nuestro cuerpo, así como la transformación de todas las personas y todas las cosas que conocemos. Esta es la enseñanza fundacional de la *Bhagavad Gītā* y es la clave para iniciar la instrucción del yoga como vínculo.

Se dice que alguien se vuelve un verdadero practicante del yoga cuando es capaz de ver al ser auténtico, el ātman, en todos, mientras simultáneamente ve a todos en el ātman. Por ende, la esencia de nuestra visión del yoga es que, en un sentido tan profundo como radical, somos el mismo ser. Este destello existe dentro de una capa de nuestra consciencia que guarda su misterio, ya que habita un plano que excede las formulaciones de la mente y el reino de lo perceptible. Puede ser bastante alarmante contemplar el grado de nuestra interrelación con los otros seres y todos los aspectos mundanos. Vemos que el cuerpo que consideramos como "nuestro" es un punto diminuto, atravesado por esta red biológica y sumamente delicada que recubre la superficie del planeta temporalmente; y si miras de cerca, verás que esta situación es muy inestable y transitoria. Empezamos a ver que hasta nuestras propias percepciones multifacéticas y nuestros deseos profundos son simplemente parte de una red cultural, una trama compartida que no es la propiedad exclusiva de nuestro ego. Resulta que las peores conclusiones que la mente condicionada realiza acerca de la realidad nos ofrecen el impulso para despertar. Cuando descubrimos que somos el otro y que nuestro adorado cuerpo está entramado en el tejido mismo del universo, la mente suelta sus focos multidireccionales y se produce un foco claro y unidireccional que el *Yoga Sūtra* define como samādhi *pariṇāma*, o el samādhi de la transformación. Esto inicia el descubrimiento de la esencia de la matriz: una libertad absoluta, un éxtasis radiante e ilimitado que se describe como la soledad absoluta y la sensación de estar conectado a todo lo que hay. Entonces, en simultáneo, estamos totalmente separados de todo e íntimamente conectados a la totalidad. Como hemos observado en nuestra lectura del *Yoga Sūtra*, se dice que el sufrimiento está arraigado en la avidyā, o en la ignorancia que nace de confundir la consciencia pura con aquello que es transitorio y limitado. Esta es la ignorancia arraigada en la identificación con un ser falso. La última raíz del sufrimiento, abhiniveśa, se produce mediante la ignorancia cuando nos aferramos irracionalmente y espontáneamente a la vida. Se dice que abhiniveśa se presenta hasta en las mentes de los más sabios. Al dejar que nos inunde el miedo que produce la idea de existir en una red universal, descubrimos que la vibración que nace de este discernimiento es la luz cristalina de la realidad. Aquello que nos parecía el aspecto más aterrador de la realidad, nos otorga la máxima alegría. El tema del que nos cuesta tanto hablar o contemplar, pero que es la única seguridad real que tenemos en esta vida (que nos vamos a morir), es justamente lo que verdaderamente puede traernos al momento presente. Nos parte en dos el corazón y nos regala el vínculo verdadero porque revela la naturaleza misteriosa y profunda del vínculo como un aspecto fundacional de la realidad.

Si practicamos el yoga toda la vida, si memorizamos los Upaniṣads y realizamos cada postura del yoga que existe, si podemos retener el aire durante tres horas y adquirimos una gran variedad de títulos como maestros del yoga, incluso si nuestra práctica nos hace famosos en los tres mundos, ¿dónde se radican estos logros al final de nuestra vida? A la hora de la muerte, cuando te atragantas con moco, ¿en dónde se encuentra tu prāṇāyāma? Cuando colapsa el sistema nervioso central, ¿cuán importante es estirar esos isquiotibiales flexibles que has cultivado durante tantos años? Cuando nos enfrentamos a la muerte, estas cosas revelan su verdadera naturaleza: que están entrelazadas en una matriz entretejida con todo aquello que constituye la vida y que abarca el alcance infinito del universo. *Esta* es nuestra oportunidad, sea en el momento de la muerte o ahora mismo. Este es el momento en el que podemos volver a empezar nuestra práctica del yoga. Siempre está disponible la oportunidad de empezar desde cero, pero en general no la vemos. Podemos construir los edificios del ego en la mente durante años y años, antes de ver que están hechos de aire, pero estas estructuras de la mente pueden ser el objeto mismo de nuestra meditación. Pero finalmente, nuestra práctica revela el contexto. Al practicar, al empezar de nuevo, el contexto que rodea el foco de nuestra práctica queda cada vez más en evidencia. Este es un proceso gradual. Al principio, quizás nos enfrentemos a los juegos en los que estamos metidos cada cinco años. Más adelante, logramos ver las ilusiones de nuestras mentes un par de veces al año, luego cada dos semanas volvemos a una realidad arraigada, una práctica auténtica del yoga. Con el tiempo, podemos salir de nuestros juegos mentales dos o tres veces al día y volver al momento presente. Gradualmente esta frecuencia se agudiza hasta que podemos renovar nuestra perspectiva cada cinco minutos; o si somos realmente habilidosos, cada dos o tres segundos seremos capaces de emerger de nuestro teatro de preconcepciones y la negación del momento presente. Una y otra vez, exploramos la realidad con ojos nuevos e inocentes, con los oídos abiertos y el corazón permeable. Así seguimos hasta que el proceso del despertar se convierte en un zumbido de fondo que abarca toda la existencia, la frecuencia que invade absolutamente todo. A nivel metafórico, el acto de fundirse en las circunstancias del momento presente se asemeja al zumbido de la sílaba *oṁ*. Esa misma cualidad de la mente suelta la mente. Este es el tema del tantra: la mente libera a la mente. Lo conocible nos conduce a lo desconocido.

Las cosas inmediatas que suceden en tu vida (y muchas de las cosas que están sucediendo están profundamente arraigadas en la confusión y el sufrimiento) son las mismas cosas que serán el remedio para poner fin a tu sufrimiento.

Una vez que adquirimos una visión más clara acerca de la naturaleza del ser y de la mente, no importa cuán esotéricos o avanzados nos volvemos en el estudio del yoga; todavía queda claro que nuestra liberación depende de la práctica y el acto de soltar esa práctica en un ciclo incesante. En un cierto nivel de comprensión, tenemos que ver claramente lo que estamos haciendo hasta que reconozcamos que todo se trata de los guṇas de prakṛti que actúan sobre los guṇas de prakṛti. Entender este punto no significa que lo entendimos todo y, por ende, que deberíamos abandonar nuestra práctica (aunque muchas veces ese es el instinto que surge en esta etapa de la práctica). En realidad, la práctica es una expresión de la matriz y también es justamente la actividad de la vida misma. Al mismo tiempo, en una práctica saludable del yoga no debemos perdernos dentro de los detalles o permanecer encadenados a nuestras teorías. Soltamos, profundizamos y refinamos la práctica para no identificarnos excesivamente con ella o para usarla con fines egoístas. Por eso, puede ser muy útil ubicar tu práctica del yoga dentro de un contexto de servicio hacia los demás. Esto pone todo en perspectiva.

Incluso aunque no realicemos una práctica formal del yoga, todos ya estamos practicando y en actividad constante. Esta es una de las grandes ironías del yoga: siempre estamos haciendo yoga, nos guste o no. Todo el tiempo creamos ídolos en nuestras mentes, nos ponemos a su servicio y cada tanto los derrumbamos para luego construir una nueva generación de figuras. Todo aquel que posee una mente hace esto sin cesar. Desde esta perspectiva, considerando que ya estamos practicando, una práctica formal del yoga simplemente nos ralentiza lo suficiente para que podamos ver lo que está sucediendo. Mientras perfeccionamos la habilidad de enfocarnos en las sutilezas del momento presente, el puruṣa (la consciencia pura) se va despertando en la observación ininterrumpida de un proceso que ya está en curso. Vemos que la cualidad interconectada de todas las cosas que componen el campo que nos rodea es la tierra madre de la práctica, y así comprendemos verdaderamente que el centro de la práctica está constituido por esta visión: el vínculo es el corazón de cada aspecto de la existencia. Esta comprensión inevitablemente baja la práctica a tierra y la enraíza en la honestidad. En realidad, el yoga es una actividad muy humana. El progreso no se mide en términos de *siddhis*, o poderes mágicos, ni por la fama o el poder político. En cambio, el progreso en el yoga se mide en la honestidad, en la capacidad de explorar los fundamentos de la sabiduría que reside en el centro del corazón. También se mide por vairāgyam, o el desapego, la capacidad de soltar, de dejar ir. Así como el sol entrega su energía en todo momento, así también el practicante avanzado del yoga está constantemente dedicado a entregar su filosofía y sus creencias mientras que sigue activo en sus prácticas, cultivando una soltura continua y radiante. Un practicante avanzado del yoga no tiene por qué aparentar intocable y exótico o soberanamente único. En cambio, alguien profundamente inmerso y dotado en la práctica se vuelve cada vez más accesible, más normal y común, más humano en todos los posibles aspectos.

Por lo tanto, cuando observamos la práctica del yoga, sea la nuestra o la de otro, sabemos que el jñāna, o la sabiduría, y el vairāgyam, o el desapego, son los frutos de la práctica verdadera. Sabemos posiblemente que alguien puede caminar sobre el agua, que puede ser reconocido y famoso y que puede pontificar sobre filosofías esotéricas que son incomprensibles, pero ninguno de estos atributos tiene valor alguno en el reino del vínculo verdadero, el yoga auténtico. Por ende, podríamos preguntarnos cuál es la importancia de la filosofía y por qué deberíamos preocuparnos por estudiarla en absoluto. La respuesta es que la filosofía no se limita a las teorías que se han debatido y grabado en los textos antiguos; es una actividad humana innata en la que todos participamos en todo momento. Siempre estamos pensando. Siempre estamos creando teorías sobre el mundo, luego las ensayamos y hasta las revisamos de vez en cuando. Todos somos filósofos, aun si el tema académico nos resulta repulsivo e incluso si no somos eruditos. La filosofía es el catalizador esencial para la práctica del yoga, ya que es una función de la mente. Cuando estudiamos filosofía vemos que no es realmente una opinión o una teoría, sino más bien que la filosofía abarca la naturaleza del mundo tal como es; es el estudio de cómo las cosas son en el mundo real. Cuando estudiamos cualquier variante del yoga, en realidad estamos practicando filosofía y, mediante este esfuerzo, aprendemos a cultivar la destreza de soltar la práctica para que (si estamos haciendo una postura del yoga o filosofando acerca de la vida), aprendamos a empezar de cero, una y otra vez. La tarea de la filosofía nos permite experimentar el cuerpo tal como es, ver la mente en su estado natural, ver a los demás como son, y ver el mundo alrededor así como es. Una buena filosofía nos impulsa a considerar una multiplicidad amplia de perspectivas, y nos permite también explorar nuevas avenidas de conocimiento para que podamos liberarnos del acto de filosofar en sí.

La palabra *filosofía* es, en realidad, un compuesto de dos palabras griegas: *filo*, que significa "amor", y *sofía*, que significa "sabiduría". Entonces puedes imaginar que la filosofía es la sabiduría del amor o el amor a la sabiduría. Al unirse, ambas perspectivas nos dan libertad. Es fácil dejarse llevar por ideas o fantasías, pero cuando nos damos cuenta de que la red enjoyada del cuerpo es, en realidad, el cuerpo humano –nuestro cuerpo humano–, nuestras perspectivas pueden seguir cambiando, pero nuestra mente tiene la posibilidad de aquietarse. Al entrar en la red enjoyada, todas nuestras ideas, percepciones, sentimientos y sensaciones pueden volver a su origen a través de aquello que nos resulta lo más inmediato y real. De esta manera, recibimos una experiencia directa y tangible de qué se trata el yoga en su esencia. Entonces, cuando hablamos de unir la sabiduría y el amor, o de unir la joya de lo conocido con la matriz del desconocido, o la forma con su contexto, lo podemos experimentar verdaderamente de una forma arraigada, práctica y real. Si consideramos por un momento el enlace entre el prāṇa y el apāna, los patrones que enraízan y florecen, podemos ver que son totalmente interdependientes. Esta unión de los patrones de inhalar y exhalar nos permite sentir el residuo que cada uno deja en el otro para así acceder al centro del cuerpo y la suṣumnā nāḍī que reside allí. Al sentir ese eje central, podemos acceder a la emoción profunda y podemos experimentar nuestros pensamientos que están arraigados en la sensación, el sentimiento y la memoria profunda. De esta manera, es a través de estos movimientos de prāṇa y apāna que la mente se manifiesta como *nuestro* cuerpo. Similarmente, los hábitos de percepción que residen en el cuerpo, así como los movimientos del cuerpo, ejercen un poder profundo y constante sobre las fluctuaciones y los patrones de la mente. Esto significa que el yoga se puede practicar en toda circunstancia. Quizás no sea el tipo de práctica del yoga por la que tu mente se alaba a sí misma; quizás te encuentres en la cama de un hospital, o como Arjuna, podrías estar involucrado en una crisis política de alta complejidad. Pero aún puedes hacer yoga.

El cisne y la vasija de la barriga (8)

El cisne representa al ātman liberado. Flota sobre el lago cristalino y calmo de la mente iluminada. Cuando el cisne duerme, su cabeza descansa sobre su corazón, en samādhi. La forma ilustrada aquí está constituida por la práctica de *mūlabandha*, *uḍḍiyāna bandha* y *jālandhara bandha*. Estos bandhas unen el prāṇa y el apāna, que luego se entremezclan y se despliegan para crear esta forma integrada que abre la parte posterior del diafragma como si tuviera alas, mientras el centro del corazón se abre como un sol ascendente. Esta integración y suspensión de la inhalación y la exhalación enciende un fuego por debajo de la vasija de la barriga. Se abre el tubo vacío y brillante del canal central y permite que la mente descanse en su propia naturaleza resplandeciente, sin la opacidad de los conceptos que la recubren.

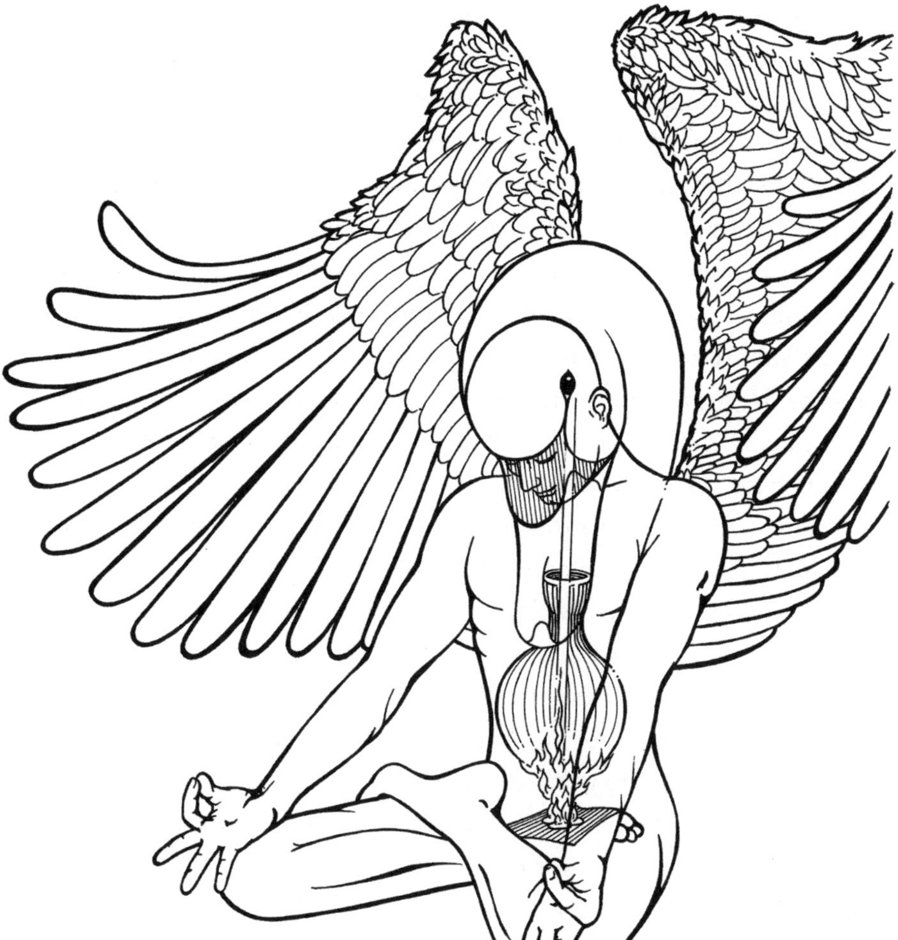

La pura presencia de tu respiración y de tu cuerpo es una de las cosas más asombrosas del universo, y te ofrece la oportunidad constante para empezar de nuevo. Esta consciencia nos permite recomenzar el proyecto entero de nuestra vida, para así volver a tejer todos los hilos de nuestro pensar, anclando todo en la experiencia inmediata de nuestro cuerpo. Qué alivio increíble comprender que el más apreciado destino de peregrinación resulta estar en el centro de nuestro propio corazón. Entender este hecho sencillo de la existencia de nuestro propio cuerpo puede ser la fuente de una dicha grandiosa, aunque sepamos que el cuerpo está sujeto al nacimiento, la enfermedad, la vejez y la muerte. A pesar del hecho de que el cuerpo está entrelazado con una red de dependencia biológica, de apegos, odio y ego (todo encapsulado en una visión totalmente falsa de quiénes somos) el cuerpo *aún* es una fuente de inspiración y un misterio hermoso. Nuestros cuerpos no son aquello que creemos que son. Bajo la lupa del samādhi, es posible que revelen las cualidades únicas de sat, cit y ānanda.

Entonces, cada vez que practicamos yoga, siempre volvemos a observarlo. Contemplamos, como por primera vez, nuestra respiración y sentimos cómo fluye por nuestras narinas. Examinamos nuestros pulgares, los dedos de las manos y de los pies, nuestros brazos, los pies y piernas. Abrimos la boca y percibimos la piel que recubre todo el cuerpo. Miramos de nuevo a quién tenemos frente a nosotros, al mundo y la mente. Vemos todo con ojos frescos y sin los rótulos que heredamos de experiencias pasadas. Al mirar dentro del espejo del yoga, vemos que existe algo profundo y totalmente misterioso, extraordinariamente dichoso y –sobre todas las cosas– muy familiar.

Agradecimientos

Este libro es el producto de la bondad y la paciencia infinita de las personas maravillosas que me rodean y me inspiran. Entre todas ellas, primera y principal está mi amada esposa y musa, Mary Taylor, quien ve lo mejor en mí y quien ha trabajado incansablemente para organizar y editar este texto. Mary encendió la llama para la creación del *Yoga Matrix*, las grabaciones que forman la base de este libro. También ofrezco mi gratitud a Tami Simon y al equipo de Sounds True, quienes supieron crear el *Yoga Matrix* desde mis ideas y obras. Estoy agradecido a Sara Bercholz de Shambhala Publications, quien ha demostrado un entusiasmo constante por mi trabajo, así como a los demás integrantes del grupo Shambhala que me han ayudado a editar y producir este libro. Elizabeth Gregg hizo la transcripción original de los CD y tipea con la rapidez de un relámpago. Ofrezco mi gratitud infinita para Gabe Freeman por nunca dejarse reducir a ninguna teoría o idea.

Mi gurú principal, Śrī K. Pattabhi Jois de Mysore, unió los diferentes yogas en uno solo. Śrī B. K. S. Iyengar me ayudó a plasmar la emoción transmutada en el cuerpo. Desde el marco del zen, Matsuoka Roshi de Chicago fue mi inspiración inicial y me ofreció la estructura de la simplicidad desafiante del yoga. A. C. Bhaktivedanta Swami me enseñó los pormenores de las paradojas del pensamiento religioso. El trabajo de Chögyam Trungpa Rinpoche, así como la profundidad y luz brillantes de las enseñanzas budistas, siempre renuevan e inspiran mi mente.

Le debo un agradecimiento especial a Susan Chiocchi por las ilustraciones maravillosas, que son dibujos de aquello que no se puede ilustrar.

Por último, quisiera reconocer a todos los alumnos e instructores del Yoga Workshop en Boulder, Colorado. Gracias por escuchar con tanta atención durante todos estos años.

Guía de pronunciación del sánscrito

El sánscrito es la lengua que se utilizó para componer los himnos de la India antigua, los Vedas y los miles de textos y epopeyas posteriores. Aunque ya no se considera una lengua hablada, se emplea extensivamente en varias de las tradiciones del yoga de Asia como un lenguaje sagrado para la entonación, el mantra y el estudio de la filosofía. La palabra *sánscrito* significa "construido", "pulido" o "perfeccionado". La pronunciación, la gramática y las reglas para ligar las palabras fueron confeccionadas y afinadas para crear y sostener un tono unificador y resonante de fondo; esta cualidad resulta encantadora y dichosa para el cantante experimentado. Requiere una articulación precisa de la lengua y la utilización de la respiración, así como del tono, para crear los sonidos correctamente. La presente guía brinda una aproximación a la correcta sonoridad. Las vocales simples (*a, i, u*) pueden ser breves (durando un tiempo y escritas en el alfabeto latino sin una marca superior) o largas (durando dos tiempos y escritas con una línea horizontal superior: *ā, ī, ū*). Los diptongos (*e, ai, o, au*) también son largos (duran dos tiempos). Las consonantes son clasificadas de acuerdo con su punto de articulación: gutural, palatal, cerebral, dental o labial. Los sonidos sánscritos no se corresponden en su totalidad con los sonidos del idioma castellano ni con los representados por el alfabeto latino. Por esta razón, para indicar la totalidad de estos sonidos mediante el alfabeto latino se añaden signos diacríticos (ā, ī, ū, ṛ, ṝ, ṭ, ḍh, ṇ, ṅ, etc.).

Vocales

a - Se pronuncia semejante a la “a” en *oasis* (de pronunciación más cerrada que la ā).

i - Se pronuncia como la “i” en *quitó*.

u - Se pronuncia como la “u” en *curó*.

ā, ī, ū - Considérense los sonidos largos que surgen de expresiones como “a Amalia”, “mi inglés”, “tu uva”.

ai - Se pronuncia como en castellano (por ejemplo, en *estáis*).

e - Se pronuncia como en castellano, pero larga porque es diptongo (por ejemplo, en *lees*).

o - Se pronuncia como en castellano, pero larga porque es diptongo (por ejemplo, en “no otra”).

au - Se pronuncia como en castellano (por ejemplo, en *auto*).

Consonantes

Las consonantes están agrupadas de acuerdo con su punto de articulación en el aparato fonatorio. Estos puntos de articulación son cinco y cada uno incluye, a su vez, cinco sonidos. El segundo y el cuarto sonido de cada punto de articulación son aspirados. El quinto es el sonido nasal “mm”, articulado en el punto correspondiente.

Guturales: ka, kha, ga, gha, ṅa

El sonido se articula en la parte posterior de la garganta y la lengua no toca el paladar.

Palatales: ca, cha, ja, jha, ña

El sonido es articulado por el cuerpo de la lengua elevado hacia el paladar.

Cerebrales: ṭa, ṭha, ḍa, ḍha, ṇa

Se pronuncian de modo semejante a las dentales pero con la punta de la lengua vuelta hacia atrás y tocando el paladar.

Dentales: ta, tha, da, dha, na

El punto de articulación se realiza con la lengua tocando la parte posterior de los dientes superiores frontales.

Labiales: pa, pha, ba, bha, ma

El sonido se articula con los dos labios, no interviene la lengua.

Signos comunes que hallamos en la transliteración:

h después de una consonante - el sonido aspirado que se produce en español cuando se pronuncia una "j" suave, sin oclusión.

c - Se pronuncia como la "ch" en castellano (por ejemplo, en *charco*).

ṛ - No disponemos de este sonido en la lengua castellana. Suena similar a la sílaba "ri" en *Enrique*, aunque más apagado el timbre "i".

s - Se pronuncia como la "s" castellana (por ejemplo, en *casta*).

ś - Como en la palabra inglesa *show*.

ṣ - No disponemos de este sonido en la lengua castellana. Es semejante al sonido "sh" pero con la punta de la lengua apuntando hacia el paladar.

ñ - Se pronuncia como la "n" de *ancho*.

ṅ - Se pronuncia como la "n" de *ancla*.

jñ - La pronunciación antigua de este conjunto de consonantes es discutida entre los especialistas y actualmente varía de acuerdo con la región de la India. En algunas regiones su pronunciación se acerca a “gui” en *guiarse*.

h - La aspirada “h” se pronuncia como una *j* suave, sin oclusión.

ḥ - se pronuncia con un eco suave de la vocal precedente.

El canto

El canto de mantras y textos es una parte integral de la tradición del yoga. Puede ser transformador contemplar el significado de las palabras que entonamos, mientras el sonido resuena en todo el cuerpo. Los cantos tradicionales ortodoxos son védicos. Esto significa que su fuente proviene de la era temprana de los Vedas y que el practicante debe seguir pautas muy precisas y específicas cuando los canta. Además de aplicar las reglas generales de la pronunciación del sánscrito (el largo de las vocales, la ubicación de la lengua, etc.), el canto védico solamente utiliza tres tonos: el tono fundamental, un semitono hacia arriba y un tono completo hacia abajo. Esta variación en el tono se llama el svāra y está predeterminado. Las otras formas clásicas del canto cuentan con un margen más amplio para ejercer la creatividad con respecto a la melodía, pero no en cuanto a la pronunciación. Hemos realizado una grabación de audio de los siete cantos siguientes. Algunos son védicos, otros no. Se puede descargar desde: www.shambhala.com/mirrorofyoga.

Mantra para Gaṇeśa

ga̱ṇānāṁ̎ tvā ga̱ṇa̍patigaṁ havāmahe
ḵaviṁ ka̍vī̱nāmu̍pamaśra̍vastamam |
jy̱eṣṭa̱rājaṁ̱ brahma̍ṇāṁ brahmaṇaspata̱ ā na̍ḥ
śṛ̱ṇvannū̱tibhi̍ssīda̱ sāda̍nam ||
Oṁ

Te invocamos a ti, el más grande de todos los anfitriones. El más sabio de todos los sabios.
El más erudito de todos los eruditos, quien posee tesoros inestimables. El rey de
la brillantez. Quien guía a todos en el canto de las oraciones. Ven con tus bendiciones,
escucha nuestras plegarias. Siéntate en nuestro espacio sagrado.

Invocación al Gurú y a Patañjali

vande gurūṇāṁ caraṇāravinde
sandarśita svātma sukhāva bodhe
niḥśreyase jāṅgalikāyamāne
saṁsāra hālāhala moha śantyai
Oṁ

Me inclino ante los dos pies de loto de [la pluralidad] de gurús, quienes despiertan el discernimiento
de la felicidad del ser puro, que nos conducen hacia la dicha absoluta,
el chamán de la selva, eliminando la ilusión
causada por el veneno del saṁsāra (la existencia condicionada).

ābāhu puruṣākāraṁ
śaṅkha cakrāsi dhāriṇam |
sahasra śirsaṁ śvetaṁ
praṇamāmi patañjalim ||
Oṁ

Me postro delante del sabio Patañjali quien tiene miles de radiantes cabezas
blancas (en la forma de la serpiente divina Ananta) y quien, hasta sus
brazos, ha asumido una forma humana que sostiene una caracola de mar
(el sonido divino),
una rueda (un disco de luz o del tiempo) y una espada (la discriminación).

Meditación sobre la serpiente del infinito

maṇi bhrātphaṇā sahasravighṛtaviśvaṁ
bharāmaṇḍalāyānantāya nāgarājāya namaḥ

Saludos el rey de los Nagas
Al infinito, al portador del maṇḍala,
quien encauza el universo con miles de cabezas encapuchadas,
cada una engarzada con joyas ardientes y refulgentes.

Dos versos de la Gītā Dhyānam

vasudeva sutaṁ devaṁ kaṁsa cāṇūra mardanaṁ |
devakī paramānandaṁ kṛṣnaṁ vande jagadgurum || 5

Adoro a Kṛṣṇa, el dios e Hijo de Vasudeva, el destructor de Kamsa y Canura.
La dicha suprema de Devaki y el Gurú de toda la creación.

mūkaṁ karoti vācālaṁ paṅguṁ laṅghayate girim |
yatkṛpā tamhaṁ vande paramānanda mādhavaṁ || 8

Me inclino ante el Madhava, la dicha suprema, cuya gracia hace que el tullido pueda cruzar las montañas y que el mudo hable con elocuencia.

Verso de la Bhagavad Gītā sobre el fuego

brahmārpaṇaṁ brahma havir
brahmāgnau brahmaṇā hutam |
brahmaiva tena gantavyaṁ
brahmakarmasamādhinā
Oṁ

Brahman es la ofrenda; Brahman es la oblación que Brahman vierte en el fuego de Brahman. Brahman es alcanzado por quien contempla la acción de Brahman.

El corazón de la Gītā

ahaṁ sarvasya prabhavo
mattaḥ sarvaṁ pravartate
iti matvā bhajante māṁ
budhā bhāvasamanvitāḥ

Yo soy el origen de todo.
De Mí, todo fluye.

Al saber esto, los seres despiertos [buddhas],
dotados con un estado meditativo, Me adoran.

maccittā madgataprāṇā
bodhayantaḥ parasparam
kathayantaśca māṁ nityaṁ
tuṣyanti ca ramanti ca

Con toda su mente engarzada en Mí, su prāṇa encauzado hacia Mí,
se alegran y se regocijan al despertarse mutuamente
y hablar constantemente de Mí.

teṣāṁ satatayuktānā,
bhajatāṁ prītipūrvakam
dadāmi buddhiyogaṁ taṁ
yena mām upayānti te

Para ellos, quienes están siempre unidos en el Yoga,
cuya devoción goza de afecto,
a ellos le doy el yoga del discernimiento [buddhi yoga],
que es una vía hacia Mí.

teṣāṁ evānukampārtham
aham ajñānajaṁ tamaḥ
nāśayāmy ātmabhāvastho
jñānadīpena bhāsvatā

Desde la compasión que les tengo,
Yo, al morar en sus corazones,

destruyo la oscuridad que nace de la ignorancia
con la linterna brillante del conocimiento [jñāna].

Canto de cierre

svasti prajābhyaḥ paripālayantām
nyāyena mārgeṇa mahīṁ mahīśāḥ |
gobrāhmaṇebhyaḥ śubhamastu nityaṁ
lokāsamastā sukhino bhavantu ||
kāle varṣatu parjanyaḥ pṛthivī sasyaśālinī |
deśoyaṁ kṣobharahito brāhmaṇā santu nirbhayāḥ ||

Que toda la humanidad sea feliz y que tenga bienestar.
Que los grandes señores nobles sigan el camino de la virtud para proteger la tierra de todas las formas posibles.
Que los que conozcan la naturaleza verdadera de las cosas experimenten una dicha perpetua.
Que todos los mundos sean felices.
Que las lluvias caigan a tiempo y que la tierra ofrezca sus frutos con abundancia.
Que este país esté libre de disturbios y que quienes conocen la verdad se liberen del miedo.

Glosario

ahaṁkāra. La función del ego, el "yo soy".

ahiṁsā. Bondad o no violencia. El primero de los yamas.

ākāśa. Cielo, amplitud, espacio ininterrumpido.

Anāhata, chakra. "La rueda del sonido no golpeado" o el chakra del corazón.

ānanda. Dicha, felicidad, la naturaleza intrínseca de la consciencia pura.

anusvāra. El punto que se coloca sobre las letras en la escritura sánscrita (Devanagari) para indicar la disolución del sonido nasal "mmm"; proviene de un lugar encima del paladar suave.

apāna. El patrón del aliento de la vida interna que gobierna la exhalación. Los patrones físicos y neurológicos dentro del cuerpo que están asociados con el descenso, echar raíces, la relajación, la estabilidad y la eliminación de desechos.

apas. Agua, río.

āsana. La disposición y la alineación del cuerpo que propicia la meditación. La tercera de las ocho ramas del sistema del aṣṭāṅga yoga.

aṣṭāṅga. Ocho ramas, en referencia al camino de las ocho ramas del yoga que nos guía hacia el discernimiento consciente y la liberación. El yoga del Aṣṭāṅga Vinyasa es un método muy reconocido de la práctica de āsana en el que una práctica fluida y meditativa de posturas y movimiento se entrelazan en conjunto con la respiración, los bandhas, la mudrā y la mirada.

ātman. El Ser, consciencia pura.

avidyā. No saber o ignorancia, la causa primordial del sufrimiento porque se confunde aquello que es transitorio con la consciencia pura.

Bhagavad Gītā. La "Canción de Dios", la historia de Arjuna, un guerrero que recibe las enseñanzas del yoga de su carrocero, Kṛṣṇa.

bhakti. Devoción, la práctica de la devoción. Bhakti es una escuela del yoga que pone énfasis en la entrega, la contemplación y el servicio a Dios como el Amado supremo.

bindu. Gotita, punto, o semilla.

Brahman. La totalidad, la naturaleza verdadera de todas las cosas, el fundamento del Ser, consciencia pura, dicha y verdad. En la escuela del Vedānta es la verdad absoluta.

buddhi. La inteligencia, el principio de la mente que revela el contexto y las conexiones, el creador del contexto.

canal central del cuerpo. La línea central, la línea de la plomada que recorre el cuerpo y corresponde a la sutil suṣumnā nāḍī y está considerada como el canal principal, o nāḍī, del cuerpo sutil.

chakra. Rueda o centro de energía que aparece a lo largo del canal central, un punto al que la mente puede acceder fácilmente al contemplar la corriente de sensación asociada con la cualidad particular del chakra.

cit-acit granthi. El nudo de aquello que es inconsciente con lo que es consciencia pura; otro término para el proceso del ego.

citta. La mente, en su sentido más inclusivo.

devatā. una diosa o dios.

dharma. Deber, obligación, religión, la cualidad fundamental de una cosa, la vocación que uno tiene en la vida, aquello que mantiene el orden de las cosas, los factores constituyentes que se aúnan para dar forma a una experiencia particular.

dhyāna. La meditación, el nivel de contemplación en el que la atención fluye suavemente hacia su objeto, cuando desaparece el conflicto con el trasfondo del objeto.

duḥkha. Sufrimiento, frustración; literalmente un "agujero malo" en una rueda, aquello que te hará transitar una experiencia difícil.

Gaṇeśa. El dios con cabeza de elefante de la mitología india que está asociado con la inteligencia aguda y la eliminación de obstáculos. Es la representación de las enseñanzas esotéricas y secretas del haṭha yoga y del yoga tántrico. Él posee la llave del inasible mūlabandha.

guṇas. Cada uno de los hilos de energía creativa que se entretejen entre sí en distintas proporciones para formar la estructura subyacente de todas las cosas. Cada hilo tiene una característica distintiva. Tamas (tamásico) es fijo, lento, perezoso, grosero: la tesis. Rajas (rajásico) es pasional, fuerte, rápido y activo: la antítesis. Sattva es estable, suave, integrado, equilibrado y dulce: la síntesis.

haṭha yoga. Una denominación general para describir las formas del yoga que incluyen prácticas físicas. *Ha* significa "sol" y *ṭha* significa "luna"; haṭha yoga es la unión e interconexión de los patrones opuestos. Esotéricamente, haṭha es la fricción entre el prāṇa y el apāna para despertar a la kuṇḍalinī.

Haṭha Yoga Pradīpikā. Un texto fundacional del yoga, se estima que fue escrito entre los siglos XIV y XVI d. C., y describe las prácticas técnicas para el despertar de la kuṇḍalinī y la absorción de la mente en el samādhi.

iḍā. El canal lunar (nāḍī), o narina, que es asociado con la respiración cuyas cualidades son femeninas y pluralistas.

indriyas. Los sentidos.

jñāna. Conocimiento; en última instancia, el conocimiento de la realidad.

karma yoga. El yoga de la acción.

kuṇḍalinī. La gran serpiente que sustenta; yace enrollada y dormida justo sobre el centro del suelo pélvico. En su estado latente, impide que el aliento interno entre al camino central liberador.

Mahābhārata. La gran historia épica de la mitología india que incluye a la *Bhagavad Gītā* como uno de sus componentes.

mahāśakti. La gran śakti o energía creativa.

manas. La mente en su función organizadora de la percepción; produce construcciones unificadas (*saṅkalpa*) y construcciones divididas (vikalpa).

maṇḍala. Patrón circular geométrico que se utiliza como un espacio sagrado o templo para la meditación, o que reúne las cualidades particulares de una deidad.

mantra. Una frase o sonido que es entonado de manera repetida y que se utiliza para encauzar la atención hacia la concentración o la meditación, con el objetivo de aclarar y enfocar la mente.

mudrā. Un sello o la presión mutua para crear una forma autosuficiente o la corriente de un patrón ideal para la meditación. Las mudrās pueden formarse con los dedos de la mano o con el cuerpo, a través de las expresiones y los gestos de profundos estados internos. Las mudrās internas se utilizan para abrir el canal central.

Mūlādhāra, chakra. El chakra o centro de energía asociado con el suelo pélvico. Es el "poseedor de la raíz" y está asociado al elemento tierra.

niyamas. Las prácticas y obediencias internas. En el *Yoga Sūtra* se mencionan cinco.

Patañjali. El autor del *Yoga Sūtra*. Se considera que Patañjali es en parte la serpiente divina Ādi Śeṣa y en parte humano. Su cuerpo inferior se representa como la cola de una serpiente, y su cuerpo superior como el de un hombre con cuatro brazos. Desde atrás, tiene el cuerpo de una cobra que se levanta a lo largo de su espalda y forma una capucha de infinitas cabezas radiantes.

piṅgalā. El canal solar (nāḍī) que comienza en la narina derecha y que se asocia al enfoque preciso y singular, y con el calor dentro del cuerpo.

prakṛti. La energía creativa universal que forma todos los objetos de la percepción, incluso los más sutiles. Prakṛti no es consciencia, y sus productos son siempre transitorios.

prāṇa. El aliento vital o interno que organiza todas las percepciones e influye en las instancias de la mente. Tiene muchas funciones internas. Las más evidentes son la inhalación, que es controlada por el prāṇa (una subcategoría con el mismo nombre) y la exhalación controlada por el apāna.

prāṇāyāma. Prácticas de respiración meditativas que de forma gradual reeducan los hábitos respiratorios y los patrones asociados con una mente distraída. Las prácticas alargan o extienden la inhalación, la exhalación y las suspensiones entre ellas, permitiendo que las sensaciones y emociones que están asociadas con cada fase se conviertan en los objetos de la meditación.

pratyāhāra. Cuando los sentidos ya no están aferrados a los objetos, la mente deja de sostener la apariencia de objetos separados e ininterrumpidos dentro del campo de la percepción. Esta es la cuarta rama del sistema de las ocho ramas del yoga.

pṛthivī. Tierra, tanto en la forma externa que todos compartimos y sobre la cual nos establecemos; como en su forma interna, esto se traduce en la cualidad de la estabilidad, fijación y cohesión completa.

puruṣa. Consciencia pura, la entidad real en cuyo servicio existe la energía creativa en el sistema del Sāṁkhya.

rajas (rajásico). El componente de energía creativa que es pasional, fuerte, rápido y activo y que forma la antítesis de lo opaco y lo estable.

Rāmāyaṇa. La gran epopeya que narra la historia de Rāma.

rasa. Jugo, esencia, sabor, proporción.

red enjoyada de Indra. La red de la ilusión que es arrojada sobre la humanidad por el dios Indra; una red que causa confusión acerca de lo que es real, perenne (consciencia pura, o puruṣa) con lo que es irreal y transitorio (la energía creativa y sus formas, o prakṛti). Uno puede librarse de la red al contemplarla con escrutinio.

ṛṣis. Los sabios que cantaron la poesía descriptiva y lírica que se convirtió en los himnos de los Vedas.

sahasrāra. El loto de los mil pétalos al cual se accede a través de la coronilla de la cabeza. No se considera un chakra, sino que existe por encima del campo corporal como el enorme despliegue de seres y reinos iluminados. En su base, justo sobre la raíz del paladar, hay un receptáculo en forma de luna o un océano, que es un reservorio de néctar.

Sāṁkhya. Probablemente el primer gran sistema de pensamiento filosófico completo que apareció en el período post védico, durante la composición de los primeros Upaniṣads. Inicialmente enseñado por el sabio Kapila, Sāṁkhya propone la idea de que el puruṣa (consciencia pura) y el prakṛti (energía creativa o todo lo manifestado: pensamientos, sentimientos, sensaciones, objetos, seres sensibles, ideas y todo lo demás) están separados; sin embargo, prakṛti existe para sujetar a puruṣa y luego revelarla.

Sāṁkhya Kārikā. El texto principal de la filosofía Saṁkhya, y también el más detallado, escrito por Īśvara Kṛṣṇa.

saṁsāra. La existencia condicionada, representada como una rueda de sufrimiento que gira debido al incesante fluir de los hábitos ignorantes, del karma y de las reacciones.

saṁskāra. Los patrones habituales dentro del cuerpo y de la mente (y por ende activos). Se forman cuando patrones de sensación profundos dentro del prāṇa se superponen con memorias y conceptos.

saṅkalpa. Pensar o imaginar en forma de componentes integrados, de intenciones, de deseos y de aspiraciones.

sánscrito. El lenguaje sagrado, construido y refinado en el cual están escritos la mayoría de los textos del yoga y la filosofía antigua. A pesar de que todavía se utiliza en las tradiciones hinduistas y del yoga para el estudio y el canto, generalmente no se utiliza como una lengua oral.

sattva (sáttvico). El estado del Ser, o estable, suave, equilibrado, brillante, integrado.

sudhā. El néctar de la inmortalidad.

sukha. Felicidad, facilidad, derivado del concepto de un agujero apropiado en el eje de una rueda.

suṣumnā nāḍī. El canal central del cuerpo, el esotérico camino del medio que se visualiza como un brillante junco hueco o un tubo. Cuando se abre para que el prāṇa pueda fluir por su centro, consume el tiempo y el espacio.

tamas (tamásico). Lento, perezoso, grosero, fijo como en una tesis.

tantra (tántrico). Un gran grupo de prácticas y escuelas que han existido en las escuelas védicas ortodoxas y alrededor de ellas.

tapas. Calor, el calor que es producto del trabajo.

Upaniṣads. Los textos filosóficos principales que siguieron a los Vedas. Hay diez Upaniṣads principales que son considerados esenciales para el estudio del yoga. Definen la época temprana del Vedānta, o el final del período védico en la filosofía india. Los Upaniṣads posteriores, compuestos durante un ciclo de doscientos cincuenta años, superan el número de ciento ocho.

vairāgyam. Desapego, dejar ser, dejar ir, soltar.

vāyu. Viento, con frecuencia se refiere a las diferentes formas del prāṇa dentro del cuerpo.

Vedānta. Las diferentes formas de la filosofía del no dualismo que se refieren a la experiencia directa de la verdad y la liberación de la existencia condicionada. El Vedānta surgió en el período de exploración filosófica posterior a los Vedas.

Vedas (Védico). Himnos antiguos que son memorizados y cantados por los sacerdotes hasta el día de hoy. Forman las bases para los rituales, sacrificios, filosofías y patrones culturales que actualmente conforman el amplio término *hinduismo*.

vikalpa. Separar en categorías; la función de la mente que imagina todo tipo de construcciones.

viveka khyātiḥ. Discernimiento consciente. La habilidad de discriminar entre lo que es real, permanente (que se considera consciencia pura) y aquello que es irreal, transitorio (que se considera energía creativa).

yamas. Principios éticos de una práctica del yoga equilibrada; delineados en varios textos sobre el yoga, incluyendo el *Yoga Sūtra*.

Yoga Sūtra. Un texto del yoga fundacional constituido por una colección de aforismos organizados en cuatro libros (pādas) y que describe el proceso del yoga. Se dice que fue compuesto por el sabio Patañjali.

Índice analítico*

abhiniveśa (aferrarse a la vida): 239-40, 241, 292
abhyāsa (práctica repetitiva): 219-20, 232
Ādi Śeṣa: 213
ahaṁkāra (función del ego): 132-37, 143, 170, 313
ahiṁsā (no violencia): 100-02, 245-46, 247, 313
ākāśa (espacio): 137-40, 313
akliṣṭa: 215, 219
alabdha bhūmikatva (incapacidad de arraigarse): 232
ālasya (pereza): 229
alimentación: 191
amor/compasión: 95, 160-61, 182-83, 234, 248, 260-61, 296-97
véase también bhakti; relaciones
amṛta (néctar): 196
aṅgas (ramas del yoga): 232, 244-45, 252-56
anāhata, chakra: 75, 96, 313
ānanda (dicha innata): 187, 222, 289, 313
anātman: 23-24
anavasthitatvāni (inestabilidad): 232
anusvāra: 45, 313
apāna (exhalación): 72-79, 82, 88-91, 95, 151, 286, 298, 313
aparigraha (no aferrarse): 247-48
apas (agua): 138, 140, 313
Arjuna: 155-63, 166-69, 173-74, 177-83, 187-88, 282, 290, 297

* Las referencias en negrita indican ilustraciones.

asaṃprajñāta samādhi: 223, 225-26
āsana (posturas): 313
aprender y practicar: 69-71, 226
en el aṣṭāṅga yoga: 19-20
características de: 250
consciencia del cuerpo/mente y: 47-54, 131-32
enfrentar miedo e incomodidad y: 203
en el haṭha yoga: 18
postura de samasthitiḥ: 52-53
como una rama del yoga: 244-45
asmitā (Yo soy): 222-23, 238, 241
aṣṭāṅga yoga: 19-20, 244, 259, 262, 287, 313
asteya (no robar): 246-47
ātman (consciencia del ser): 314
naturaleza no dual de: 151
percibir el: 114-15, 177-78, 291-92
permanencia de: 161
sacrificio yóguico y: 170
significado de: 23-24
avidyā (ignorancia): 314
asmitā y: 223, 276
curación a través de la práctica: 257, 275-76
sufrimiento y: 109-10, 114, 238-43, 292
yoga tántrico y: 200, 205
avirati (anhelo): 230-31

Bhagavad Gītā: 132, 155-63, 166-74, 177-83, 186-89, 205, 282, 284, 290-91, 310, 314
bhakti (devoción): 314
jñāna yoga y: 286-87
prácticas asociadas con: 20-21, 187-89, 191-92
relaciones y: 179, 182-83, 186-87
Bhāvana Upaniṣad: 266-67
bhrānti darśanam (perspectiva errónea): 231-32
bindu (semilla): 44-45, 143-44, 207, 314
brahma nāḍī: 247
brahmacarya (celibato): 247
Brahman: 114, 119, 171, 247, 263, 289, 310, 314
Buddha: 23-24, 105-06, 107, 194, 271
buddhi (inteligencia): 314
discernimiento a partir de: 129-33
proceso de despertar y: 144-45, 188, 218, 220-21
sacrificio del yoga y: 169-70
budismo:
evolución de textos del: 26-27

Mahāyāna: 213-14
tradición del yoga y: 23, 214
tres joyas del: 270-71

Canto de cierre: 312
cantos: 307-12
en el bhakti yoga: 20-21
himnos védicos: 26-27, 307
mantras: 193, 201
propósito de los: 44-45, 48-49
saludos: 99-100
en el yoga tántrico: 22
chakras, sistema de los: 67-68, 75, 93, 150, 222, 314
cinco M, práctica de las: 208-10
cisne en la vasija de la barriga: 298, **299**
cit-acit granthi (proceso del ego): 23, 54-55, 132, 183-86, 205, 314
citta (mente): 71, 96, 204-05, 215-16, 223-25, 229, 251, 314
Corazón de la Gītā: 310-12

dhāraṇā (concentración): 20, 244, 251, 253-55
dharma: 158, 166-69, 188, 314
dhyāna (meditación): 20, 173-78, 242, 244, 251, 254-55, 315
dhyāna yoga: *véase* dhyāna
dogma, evitar el: 162
dos pies del gurú, meditación sobre los: 262-66
Dos versos de la Gītā Dhyānam acerca del fuego: 309-10
dualismo: 121, 147-48, 263
duḥkha (sufrimiento): 102-03, 105, 107-09, 315
dveṣa (repulsión): 238-39, 245

eje central del cuerpo: *véase* uṣumnā nāḍī
eka tattva, práctica de: 233
elementos, cinco: 136-40
entrega:
capacidad de enraizar y: 136
a Dios: 226-27, 236-38, 249
al gurú: 266-67, 280-81
relaciones y: 113, 157, 179
éticos, principios: *véase* yamas

Gaṇeśa: 79, 233-34, 315
Gaṇeśa, mantra a: 307-08
Gītā Govinda (Jayadeva): 191
guṇas (hilos de energía creativa): 122-27, 129, 134, 137, 141, 256, 294, 315
gurú (maestro):
alumno y: 271-75, 278-81
dos pies del: 262-66, **264**
elegir y evaluar: 267-71, 281
función del: 259-62

maestros del: 280-81
rendirse ante el: 280-81
suṣumnā nāḍī y: 266-67

hālāhala (veneno): 265-66, 282
Hanūmān: 134-35
haṭha yoga: 315
consciencia y: 68-69, 76-80, 93-96
Gaṇeśa y: 79
prácticas asociadas con el: 17-18, 47-49, 84-86, 91
tantra en el: 198, 204, 286-87
Haṭha Yoga Pradīpikā: 67, 86, 198, 207, 315

iḍā nāḍī (canal lunar): 81, 82, 86-87, 94, 315
inacción, camino de la: 170-71, 175-76
indagación, valor de la: 25, 29, 159, 219, 222, 265, 269
india, religión:
práctica yóguica en la: 270-71
tabúes en la: 208-09
véase también Vedas
Indra, red enjoyada de: 38, 40-41, **41**, 51, 288, 318
indriyas (sentidos): 140, 253, 315
interconexión:
consciencia e: 71, 290-91
experimentar la: 31-40, 57-58, 239, 282-83, 288-89, 295
no dualismo e: 114-15
práctica del yoga e: 51-55, 205-06
relaciones e: 100, 188
tres guṇas e: 126-27
Invocación al Gurú y a Patañjali: 308-09
invocaciones: 259, 262, 308-09
Īśvara Kṛṣṇa: 116
Īśvara praṇidhāna (entrega a Dios): 227-27, 236-38, 249

jālandhara bandha: 298
jñāna (conocimiento): 316
acción y: 171-73
experimentar: 93
haṭha yoga y: 287
prácticas asociadas con: 18-19, 162

kaivalya (soledad): 257
kāma (lujuria): 205-06
Kapila: 116
Karma Mīmāṁsā, escuela: 168-69
karma yoga: 316
acción-inacción y: 170-71
dharma y: 166-69

prácticas asociadas con el: 22-23, 163-66, 174
sacrificio y: 168-69
kleśas (tormentos): 238-42, 252
kliṣṭa (pensamientos que nos afligen): 215, 219
kriyā yoga (yoga de la acción): 236-39
Kṛṣṇa:
como arquetipo del gurú: 156-57, 159, 282
como ātman: 177-78, 187
bhakti y: 186-89
enseñanzas de: 161-74, 177-83, 187-89
manifestaciones físicas de: 178-81
Rādhā y: 151, 199
kuṇḍalinī: 316
chakra: 82, **83**
Gaṇeśa como símbolo de: 79
práctica de yoga y: 175
saludo a: 67-68
soltar: 88-95
en el yoga tántrico: 198, 204-07

laghu (peso pluma): 261

Mahābhārata: 26, 154-55, 316
mahāvrata (gran voto): 248
Maitrī Upaniṣad: 99
manas (mente): 135-37, 143, 150, 316
maṇḍala de prakṛti: 142-47, **146**, 189
mantras: 27, 179, 193, 201, 307, 316
meditación:
en el aṣṭāṅga yoga: 20
en los cinco elementos: 139-40
consciencia y: 35, 46-48, 177-79, 218-19
en los dos pies del gurú: 262-66
ramas contemplativas de: 251-52
tanmātras de los cinco sentidos: 140
trabajo que involucra la: 173-78
véase también dhyāna
metapatrones: *véase* interconexión; yoga, matriz del
mindfulness: 174, 228
mitología india: 25-26, 40, 49, 113-14, 134-35, 151, 153-54, 202-03, 265-66, 288
mudrā (presión mutua): 196, 198-99, 209, 316
muerte:
aceptación de la: 104, 207-08, 211, 278
práctica del yoga y: 292-93
relaciones y: 104-07
resistencia y miedo a la: 239-40, 277-78

significado de la vida y: 100
yoga tántrico y: 202-03
mūla prakṛti (núcleo de la experiencia): 121-22
mūlabandha: 196, 298
mūlādhāra, chakra: 75, 88, 316

nabhi, chakra: 82
nāda, cuerpo tántrico del: 96, **97**
nāḍīs (pequeños ríos):
limpieza de: 95
visualización de: 80-81, 84-85, 88-89
Nāgarāja: 43-44
néctar de la luna: 196
neti neti, metodología: 115
nidrā (sueño): 217-18
nirodha (quietud de la mente): 214-15, 217, 219-20
niyamas (disciplinas internas): 316
āsana: 250
en el aṣṭāṅga yoga: 20
dhāraṇā: 253-55
pratyāhāra: 252-53
como rama del yoga: 244
saṅtoṣa: 249
śauca: 248-49
svādhyāya: 249
no dualismo: 114-15, 149, 151, 199, 263
no violencia: 100-02, 245-46

oṁ: 44-45, 227, 259, 293

pañcamakāra, práctica de: 208-09
paradoja:
de la acción-inacción: 170-71
de la autorreferencia: 58-59
disolución de los límites: 277-79
relaciones y: 262-66
de la tortuga: 145
en el yoga: 125-26, 149, 216, 225
Paramārtha (verdad suprema): 263
Patañjali: 11, 213, 215, 224-27, 232, 234-36, 246, 252, 259-60, 308-09, 317
véase también *Yoga Sūtra*
piṅgalā nāḍī (canal solar): 81, 82, 86-87, 317
prajñā (discernimiento): 226
prakṛti (energía creativa): 317
buddhi y: 129-33
dependencia del contexto y: 188-89, 239
disolución y transformación de: 161
naturaleza fluida de: 161-62, 206

proceso del despertar y: 141-49, 171, 255-56, 294
relación con puruṣa de: 147-51, 225, 256-57
representaciones cambiantes de: 151-52
en el Sāṃkhya: 117-21, 127
vivir en el presente y: 294
pramāda (delirio): 229
pramāṇa (percepción verdadera): 216
prāṇa (aliento): 50, 71-79, 82, 88-91, 172, 175, 317
prāṇāyāma (práctica de la respiración): 317
alternar la dominancia y: 86-87
en aṣṭāṅga yoga: 20
en la consciencia: 47, 50, 57, 63, 85-91, 174-75, 200, 232
esfuerzo necesario para: 226
en el haṭha yoga: 18-20, 78-79
limpieza de las nāḍīs: 82, 91
maṇḍala de prakṛti y: 142-47
prácticas asociadas con: 250-52, 256, 287
como una rama del yoga: 244-45
como sacrificio yóguico: 172
pratiprasava (revertir la corriente): 241
pratyāhāra (soltar los sentidos): 20, 244, 251, 252-53, 317
pṛthivī (tierra): 138, 317
puruṣa (consciencia humana): 318
buddhi y: 129-33, 147
conceptualizar: 141-42
proceso de despertar y: 147-49, 171, 215, 295
relación con prakṛti: 147-51, 225, 256-57
en el Sāṃkhya: 117-21, 140-42
como un término védico: 114
transitoriedad y: 161
véase también *escuelas y prácticas específicas*

Rādhā: 151, 199
rāga (deseo): 238, 245
rajas: 122-26, 137, 318
Rāma: 134-35, 151
Rāmāyaṇa: 26, 134, 318
rasas (esencia): 195-96, 198, 318
Rāvaṇa: 134-35
red enjoyada de Indra: *véase* Indra, red enjoyada de
relaciones:
ahiṁsā: 100-02
entre alumno y gurú: 271-75, 278-81
experiencia yóguica y: 151-52

con los gurús: 262-66
principios éticos y: 100-02
proceso de despertar y: 234-35, 287, 289-91
sufrimiento y: 102-03
transitoriedad y: 104-08
respiración: *véase* prāṇāyāma
ṛṣis (videntes): 113, 318

sacrificio yóguico: 169-70
Sādhana Pāda: 236-39
sādhu (santo): 270-71
sahasrāra (loto de los mil pétalos): 68, 82, 196, 318
Śakti: 151, 199-200, 263
saludos: 99-100
véase también cantos
samādhi (meditación profunda):
en aṣṭāṅga yoga: 20
con y sin contenido: 223-26
definición de Patañjali: 224-25
discernimiento consciente y: 221
entrega y: 226-27, 249
en kriyā yoga: 238
nidrā (sueño) y: 217-18
niveles de: 221-23
como rama del yoga: 244, 251
saṃprajñāta: 223
de la transformación: 291-92
en el yoga tántrico: 22
samasthitiḥ, postura: 52-53, 285
Sāṃkhya, filosofía del: 116-17, 318
acción e inacción en la: 170-71
ahaṁkāra en la: 132-33
cinco elementos en la: 136-40
cinco sentidos en la: 140
comprender y aplicar la: 149-52
contexto histórico de la: 141-42
dualismo en la: 121, 147-48, 199
mente en la: 135-37, 184
puruṣa y prakṛti en la: 117-21, 147-51
tres guṇas en la: 122-27
yoga del buddhi y: 129, 161-63
Sāṃkhya Kārikā: 116, 148-49, 319
saṁsāra (existencia): 265-66, 319
saṃśaya (duda): 228-29
saṁskāras (patrones): 61-66, 69, 77, 80, 232, 234, 319
saṁyama (reunir): 255-56
saṅgha (comunidad de práctica): 271
saṇkalpa (mente que unifica): 135-36, 319
sánscrito, idioma: 27, 48, 271, 303-06, 319
saṅtoṣa (contentamiento): 249
śāstra (escrituras): 270-71

sattva: 122-26, 130, 137, 319
satya (veracidad): 246, 247
śauca (pulcritud): 248-49
sensación:
al cantar: 45
consciencia y: 68-69
patrones habituales y: 59-60
práctica de āsana y: 71
prāṇāyāma y: 87-89
véase también yoga, práctica del
serpiente del infinito, meditación sobre la: 309
sexual, energía: 203-05
Sītā: 134-35, 151
Śiva: 151, 199-200, 206, 263, 266, 282
smṛtayaḥ (memoria profunda): 218
smṛti (memoria): 226
soma, elixir de: 48-49
śraddhā (confianza): 226, 229
sthira (enraizado): 250
styāna (opacidad): 228
sudhā (néctar de la inmortalidad): 68, 319
sufrimiento:
aliviar el: 45-46
Buddha y el: 107
causas del: 214-15, 238, 241-43, 292
véase también avidyā; duḥkha
sukha (felicidad): 102-03, 250, 319
suṣumnā nāḍī (canal central): 314, 319
acceder al: 81
brahma nāḍī y: 247
comprensión del cambio y: 111
despertar la energía de: 67-69, 86-88, 95-96
gurú como: 266-67
ubicación en el cuerpo: 21-22
véase también kuṇḍalinī
sūtras: 26-27
svādhyāya (autorreflexión): 236, 249
svāra (fluir de la respiración): 87, 307

tamas: 122-26, 137, 138, 319
tanmātras: 140
tantra: 319
abuso de: 201-02
contexto histórico del: 194
despertar de kuṇḍalinī y: 204-07
como haṭha yoga: 198
ideas equivocadas acerca del: 193, 200-01
ignorancia y: 200
miedos y: 202-03

prácticas asociadas con el: 21-22, 26-27, 194-211
sexualidad y: 203-05, 208-10
transitoriedad y: 205, 207-08, 211
yoga del bhakti y: 286-87
tántrico, yoga: *véase* tantras
tapas (calor): 64-65, 236-37, 249, 288, 319
tejas (fuego): 138, 140
Tejo Bindu Upaniṣad: 47, 250
trabajo: *véase* dharma; karma yoga
transitoriedad:
aceptar la: 34-35, 92-93, 107, 161, 290-91
en la *Bhagavad Gītā*: 156-58
miedo a la: 239-40
no dualismo y: 115
relaciones y: 104-07
en el tantra yoga: 205, 207-08, 211
trikoṇāsana (postura del triángulo): 70, 72, **73**

uḍḍiyāna bandha: 298
Upaniṣads: 26, 113-16, 119, 144, 149, 194, 201, 282, 292, 319-20
upāya (habilidad): 177-78
vairāgyam (desapego): 93, 219-20, 232, 295-96, 320
vāyu (viento): 138, 140, 320
Vedānta: 113-14, 116, 320
Vedas: 320
escrituras y textos sagrados: 25-26
himnos y cantos: 25-26, 48, 113, 182, 201, 303, 307
orígenes del budismo y: 23
rituales y sacrificios: 48-49, 170-71, 208
Verso de la *Bhagavad Gītā* sobre el fuego: 310
vicāra (indagación profunda): 222
vikalpa (dividir en categorías): 135-36, 217, 320
viparyaya (percepción errónea): 216, 229
vīrya (vigor): 226
Viṣṇu: 181, 213
vitarka (concentración profunda): 221-22
viveka khyātiḥ (discernimiento consciente): 147, 220-21, 224, 232, 320
vṛtti (mente): 63-64, 215-19, 225, 241-42
vyādhi (enfermedad): 227-28

yajña (sacrificio): 169-70
yamas (ética): 20, 100-01, 244-47, 251-52, 320
yantra: 129, 193, 201
yoga, escuelas de:
contexto histórico: 103-04, 153-54
elegir un abordaje: 24-35
interconexión de las: 282-87
véase también *escuelas y prácticas específicas*
yoga, matriz del: 30-35, 51, 250, 282
yoga, práctica del:
barreras/obstáculos en la: 183-84, 227-34, 243-44
comenzar una sesión: 285-86
consistencia de la: 28-36, 248, 285-86
elegir un abordaje: 243-45, 283-84
estudios iniciales de la: 49-55, 282-83
gurús y: 259-60, 266-70
observación y: 59-65
como proceso dialéctico: 57-58
razones para estudiar la: 45-46, 56-57, 296-97
relación alumno-maestro en la: 271-75, 278-81
somnolencia y: 217-18
trabajo involucrado en la: 174-75, 177-78
transmitir las tradiciones de la: 279-80
véase también *escuelas y prácticas específicas*
Yoga Sūtra: 11, 201, 213-57, 260, 291-92, 320
abhyāsa y vairāgyam: 219-20
atha en el: 11
causas del sufrimiento: 239-40, 292
cinco yamas: 245-48
contexto histórico: 213-14
frase de apertura: 214
kaivalya: 257
mahāvrata: 248
nirodha: 214-15
niveles del samādhi: 221-23
niyamas: 248-55
obstáculos para la práctica: 227-34, 243-44
ochos ramas del conocimiento: 243-45
Samādhi Pāda: 235-36
viveka khyātiḥ: 220-21

Biografía de la ilustradora

Susan Chiocchi, BFA (Licenciada en Bellas Artes), ha trabajado durante muchos años como ilustradora profesional. Actualmente lleva adelante una consultoría privada de sanación en Boulder, Colorado, donde vive con su familia. Practicante y estudiante del yoga desde hace más de veinte años, ha sido alumna de Richard desde 1986 y da clases en el Yoga Workshop. Susan está certificada como Reiki Master y tiene un título del Instituto Brennan Healing Science. Continúa sus estudios del cuerpo humano energético en relación a la sanación, al yoga y a la consciencia a través del yoga y el budismo bön.